全国高等医药院校教材

供医学影像学、医学影像技术、临床医学等专业用

医学影像实训教程

主　编　王志强　李　涛

副主编　佘华龙

编　者（按姓氏笔画排序）

王吉旭（湘南学院）　　　　　　王志强（湘南学院）

王　健（湘南学院）　　　　　　田　华（湘南学院）

田宗武（长沙医学院）　　　　　朱　晟（湘南学院）

李　涛（湘南学院）　　　　　　李　毅（深圳龙华区妇幼保健院）

吴　涛（湘南学院）　　　　　　佘华龙（湘南学院）

张英俊（湖南医药学院）　　　　陈　凯（深圳市第四人民医院）

胡　芳（湘南学院）　　　　　　聂　林（湘南学院）

梁　琪（中南大学湘雅三医院）　彭　松（中南大学湘雅三医院）

谢江平（中南大学湘雅医院）　　颜文婷（湘南学院）

电子工业出版社

Publishing House of Electronics Industry

北京·BEIJING

图书在版编目（CIP）数据

医学影像实训教程 / 王志强，李涛主编 . —北京：电子工业出版社，2020.12
ISBN 978-7-121-40471-9

Ⅰ . ①医⋯ Ⅱ . ①王⋯ ②李⋯ Ⅲ . ①影像诊断 – 教材 Ⅳ . ① R445

中国版本图书馆 CIP 数据核字 (2021) 第 010996 号

责任编辑：汪信武
印　　刷：北京七彩京通数码快印有限公司
装　　订：北京七彩京通数码快印有限公司
出版发行：电子工业出版社
　　　　　北京市海淀区万寿路 173 信箱　　邮编：100036
开　　本：880×1230　　1/16　　印张：16.75　　字数：428 千字
版　　次：2020 年 12 月第 1 版
印　　次：2024 年 7 月第 7 次印刷
定　　价：52.00 元

凡所购买电子工业出版社图书有缺损问题，请向购买书店调换。若书店售缺，请与本社发行
部联系，联系及邮购电话：（010）88254888，88258888。

质量投诉请发邮件至 zlts@phei.com.cn，盗版侵权举报请发邮件到 dbqq@phei.com.cn。

本书咨询联系方式：QQ 20236367。

前　言

　　医学影像学是在传统放射学的基础上，伴随着现代医学信息、人工智能、物理学和材料学等学科的飞速发展，以及影像新技术不断涌现、影像诊断的范畴及应用不断扩展而发展起来的一门学科。医学影像学已成为临床医学中发展最快、不可或缺的学科之一。

　　目前国内鲜有集影像技术、影像诊断、影像报告为一体的综合性、实操性医学影像教材，为了培养适应新时代"新医科"发展需求的应用型、创新型、复合型人才，我们组织多所高等院校的医学影像专业教师编写了这本《医学影像实训教程》。在写作过程中我们努力遵循"三基"（基本理论、基本知识、基本技能）、"五性"（思想性、科学性、先进性、启发性、实用性）和"三特定"（特定对象、特定目标、特定限制）的教材编写原则，以医学影像学专业《医学影像诊断学》《医学影像检查技术学》和临床医学专业《医学影像学》等规划教材为参考，以临床常见病、多发病的影像诊断及检查技术为重点，突出临床实践及临床应用。

　　全书共分九个章节，第一章介绍了各种常用影像检查方法及临床应用、影像诊断原则、影像报告书写等基础知识，第二至九章分别针对中枢神经系统、头颈部、呼吸系统、循环系统、消化系统、泌尿生殖系统、乳腺、骨骼肌肉系统等系统和部位，按照影像检查方法、正常影像表现、常见病影像表现的顺序进行了精要阐述。全书的篇幅重在"影像"，编者收集、拍摄了大量影像图片，基本涵盖了常用的 X 线摄影体位图片。每种疾病均以典型的临床病例及影像资料为基础，以"影像诊断要点""影像（X线、CT、MRI）报告示范""影像印象"等知识点来阐述疾病的影像表现，条理清晰、简明扼要、重点突出，以求达到科学严谨、特色鲜明、实用性强的目的。文中涉及的部分专业术语因在上述三种参考的规划教材中已给出了英文全称，因此在本书中只提供英文缩写。

　　本教材既可作为医学影像学、医学影像技术及临床医学等专业学生学习医学影像课程的配套教材，也可作为年轻医生在临床工作中的辅导用书。

　　由于编者的水平有限，不足甚至错误之处在所难免，恳请专家和广大师生们批评指正。

王志强　李　涛

2020 年 10 月

目 录

第一章 总 论

随着现代医学影像技术迅猛发展，影像设备的不断更新，影像学的临床应用范围大大扩展，提高了诊断的敏感性和特异性。目前，影像学已从单一的形态诊断向集形态、功能和代谢改变为一体的综合影像诊断体系方向发展，医学影像学已成为临床医学中不可或缺的学科之一。

第一节 X线检查技术

一、普通检查

（一）透视

透视可从不同方位观察器官，能同时观察器官的形态和动态变化。主要用于胃肠道造影检查、骨折复位等。

（二）X线摄影

X线摄影应用范围较广，常需摄取正侧位片，必要时需加照斜位或切线位片。普通X线摄影不能了解器官的动态变化，动态数字化X线摄影（DR）可以弥补。

二、造影检查

造影检查是将对比剂引入器官内或其周围，人为地使组织之间产生密度差别而形成影像。对比剂有易被X线穿透（阴性对比剂）和不易被X线穿透（阳性对比剂）两类。对比剂引入体内的方法有直接引入和间接引入两种。使用对比剂应注意副反应，使用碘剂前应做碘过敏试验。

三、X线检查技术的基础知识

（一）X线的基准线（图1-1）

1.**听眶线** 即解剖学上颅骨基底线，外耳孔上缘与同侧眼眶下缘的连线。听眶线与解剖学水平面平行。

2.**听眦线** 为外耳孔中点与同侧眼外眦的连线，与同侧听眶线呈12°~15°角。

3.**听鼻线** 为外耳孔中点与同侧鼻前棘的连线，与同侧听眦线约呈25°角。

4.**听口线** 为外耳孔中点与同侧口角间的连线，与同侧听眦线约呈35°角。

5.**听眉线** 为外耳孔中点与同侧眶上缘的连线，与同侧听眦线约呈10°角。

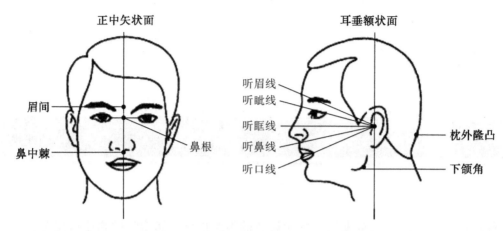

图 1-1 头部摄影基准点、线、面示意图

（二）常用摄影体位

1. 前后位 探测器置于受检者背后，X线呈矢状方向从受检者前方射入，从后方射出达探测器。

2. 后前位 探测器置于受检者前方，X线呈矢状方向从受检者后方射入，从前方射出达探测器。此位置与前后位统称正位。

3. 侧位 探测器置于受检者身体的一侧，X线呈冠状方向从一侧射入，经身体的另一侧射出达探测器。右侧靠近探测器时为右侧位。

4. 切线位 X线中心线与被检者肢体局部边缘相切投射。

四、摄影注意事项

（一）摄影前准备

（1）在摄影前，应先观察机房的温度、湿度，了解机器的性能及运行情况。

（2）头颅、胸部、四肢等部位无须特殊准备。拍摄腹部、下部脊柱、骨盆等部位平片时，必须清除肠道内容物。

（二）摄影步骤

（1）阅读申请单，认真核对受检者姓名、年龄、性别，了解病史，明确摄影部位和检查目的。

（2）摄影前除去衣物或身体上可能影响图像质量的任何异物（如发卡、纽扣、胸罩、饰物、膏药等）。

（3）训练呼吸动作：胸部、腹部等易受呼吸运动影响的部位，在摄影前做好呼气、吸气和屏气动作的训练，要求受检者配合。

（4）摆位置、对中心线：根据检查目的摆好相应体位。中心线对准摄影部位的中心。

（5）做好X线辐射防护，特别是性腺部位的辐射防护。

（6）选择合适的源-像距离，按部位要求选择X线管与探测器的距离，胸部为150~180cm，心脏为180~200cm，其他部位为90~100cm。

（7）滤线设备的选择，一般以骨质结构为主，厚度超过10cm的部位或管电压超过60kV时，如腹部、脊柱、骨盆和头颅等，都需要滤线栅。

（8）选择适当曝光条件，如焦点大小、时间等摄影条件。

（9）摆好位置、测量中心线、开动机器曝光。

（10）对摄影部位的图像进行后处理，调节窗宽、窗位，使图像的密度和清晰对比度符合临床要求。图像处理满意后，传到图像存储与传输系统（PACS）。

第二节　CT 检查技术

一、普通扫描

普通扫描又称平扫，是CT检查中使用最多的一种方法，是指不通过血管内注射对比剂的扫描。一般CT检查都需先做平扫（图1-2a）。

二、增强扫描

增强扫描是指静脉注射水溶性有机碘对比剂后的扫描（图1-2b）。增强检查前需做碘过敏试验，尽量采用非离子型对比剂。注射对比剂后，血管和血供丰富的组织器官或病变组织碘含量高，而血供少的病变组织则含量较低，使正常组织与病变组织之间碘的浓度产生差别，形成密度差，有利于发现平扫未显示或显示不清的病变，同时根据病变的强化特点，有助于病变的定性。

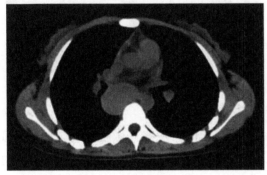 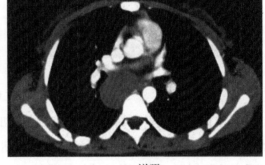

a. 平扫　　　　　　　　　　　　　　　　b. 增强

图 1-2　胸部 CT 轴位（纵隔窗）图

（一）常规增强扫描

常规增强扫描是指静脉注射水溶性有机碘对比剂后按普通扫描的方法进行扫描。

（二）动态增强扫描

动态增强扫描是指静脉注射对比剂后在短时间内对兴趣区进行快速连续扫描，动态扫描可分为动态单层扫描和动态多层扫描。

（三）"两快一长"增强扫描

"两快一长"增强扫描是动态增强扫描的一种特殊形式，"两快"是指注射对比剂速度快和起始扫描的时间快，"一长"是指扫描持续的时间要足够长。主要用于肝海绵状血管瘤、肝内胆管细胞型肝癌的诊断和鉴别诊断。

（四）延迟增强扫描

延迟增强扫描是指一次大剂量注射对比剂后延迟 4~6 小时后的增强扫描，能提高肝脏小病灶的检出率。

（五）双期和多期增强扫描

双期和多期增强扫描是利用螺旋CT扫描速度快的优点，在一次静脉注射对比剂后根据检查器官的血供特点，分别于强化的不同时期对检查的器官进行两次或多次完整的螺旋扫描，目的是发现小病灶并了解被检查器官及病灶的强化特点，提高病灶的检出率和定性能力。

1.肝脏双期和多期增强扫描　在注射对比剂后25~30秒开始对全肝快速扫描，为肝动脉期，于对比剂注射后50~60秒行全肝扫描为门静脉期（图1-3），延至2分钟则为平衡期。因正常肝实质20%~25%由肝动脉供血，75%~80%由门静脉供血，肝动脉期扫描时肝实质尚未明显强化，而此时以肝动脉供血为主的病灶（如原发性肝细胞癌）则明显强化呈高密度。肝脏门静脉期扫描时正常肝实质已明显强化，密度增高，而此时门静脉血供较少及只有肝动脉供血的病灶密度下降至低密度，两者的密度差也增大，因而肝脏的双期增强扫描既能了解肝内病灶的供血情况，又可提高肝内病灶的检出率。

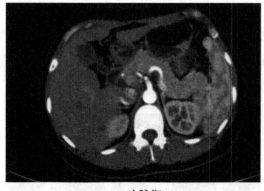 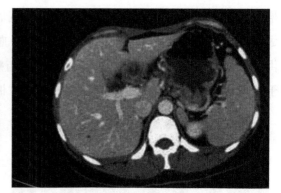

a.动脉期　　　　　　　　　　　　　　　　　b.门脉期

图1-3　肝脏CT轴位增强图

2.胰腺双期增强扫描　扫描时间与肝脏双期增强扫描相同，一般只做胰腺动脉期和实质期扫描。动脉期正常胰腺的强化程度明显高于实质期。胰腺动脉期扫描有利于发现胰腺的小病变，也有利于观察胰腺周围血管和淋巴结的情况。

3.肾脏双期和多期增强扫描　对比剂注射后25~30秒做第一次扫描为肾皮质期（图1-4a），70~120秒为肾实质期（图1-4b），5~10分钟为肾排泄期（图1-4c）。肾皮质期对显示多血供的小肾癌、肾血管及肾肿瘤的动脉供血情况优于肾实质期。而肾实质期皮、髓质均已强化，使强化程度低的病灶与肾实质间有良好的对比，因而对强化不明显的小病灶的发现率高于肾皮质期。肾排泄期则对了解肾的排泄功能和协助肾盂、肾盏病变的诊断有较大的帮助。

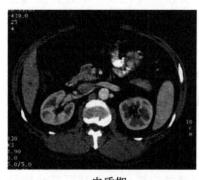 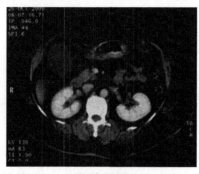 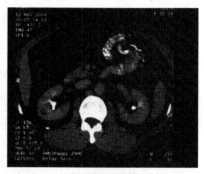

a.皮质期　　　　　　　　　b.实质期　　　　　　　　　c.排泄期

图1-4　肾脏CT轴位增强图

三、CT 特殊检查

（一）高分辨率 CT 扫描（HRCT）

通过薄层扫描、高输出量、足够大的矩阵、骨算法和小视野图像重建，获得良好的组织细微结构及高图像空间分辨率的 CT 扫描方法，称为高分辨率 CT 扫描。临床上这种扫描方法主要用于观察小病灶的细微结构变化。观察骨的细微结构，如内耳耳蜗和中耳听小骨等。观察肺内的细微结构和微小的病灶，早期的间质改变和各种小气道病变，如肺部的弥漫性、间质性、结节性病变以及支气管扩张症（图 1-5）。

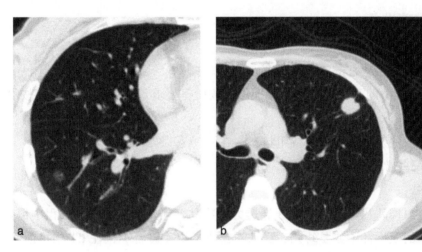

图 1-5 肺部高分辨率 CT 图（a、b）

（二）定量骨密度测定

定量骨密度测定是利用 X 线对人体组织的吸收衰减，并借助于已知密度的专用人工或软件的计算，最后得出人体某一部位的骨密度值。它是确定有无骨质疏松的一种常用的检查手段。

（三）CT 灌注成像

CT 灌注成像的原理是经静脉灌注对比剂后，在对比剂首次通过受检组织的过程中对选定层面进行快速、连续扫描，而后利用灌注软件测量所获图像像素值的密度变化，并采用灰度或彩色在图像上表示，最终得到人体器官的灌注图像。

（四）心脏门控成像

目前多层螺旋 CT（MSCT）对心脏的检查成像采用了前瞻性的心电图（ECG）触发和回顾性的 ECG 门控技术两种成像方法。

1. 前瞻性的 ECG 触发 前瞻性的 ECG 触发是根据被检者心电图 R 波的出现预先设定一个延迟时间，然后曝光扫描，心脏容积数据的采集是用了序列扫描的"步进式曝光"技术。

2. 回顾性的 ECG 门控技术 回顾性的 ECG 门控技术采用螺旋扫描连续采集全部心脏的容积数据，同时记录被检者的心电图，供回顾性重建选择。64 层以上螺旋 CT 和双源 CT 的临床应用完全解决了心脏和冠脉的成像。

（五）CT 导向穿刺活检

在常规 CT 扫描基础上，确定出病灶的位置，然后在病灶区所对应的体表贴上进针的定位标记，并在此区域选定适当的层厚和层间距平扫几层，找到病灶的中心层面所对应的体表标志的进针点；然后根据 CT 图像处理软件确定进针的深度和角度，进针完毕后还需在进针点再扫描 1~2 个层面，以观察针尖是否到位。

（六）低剂量 CT 扫描

低剂量 CT 扫描是指在满足诊断要求的前提下，降低扫描条件，既能清楚地显示病变，又可降低 X 线球管的消耗，而且还能降低被检者的辐射剂量。该方法主要用于肺癌的高危人群的普查。

四、CT 扫描注意事项

（一）扫描前准备

1. 设备准备

（1）检查室需提供适宜的温度和湿度。

（2）依照 CT 设备的开机要求按步骤操作。按设备要求预热 X 线管。定期按设备要求进行空气校正。

（3）确保高压注射器处于完好待用状态。

（4）CT 室配备常规急救器械和药品。

2. 受检者准备

（1）去除金属饰品及可能影响 X 线穿透力的物品，嘱受检者在扫描过程中保持体位不动。

（2）不合作的受检者（如婴幼儿、躁动不安或意识障碍者），在 CT 扫描前给予镇静药物。

（3）根据检查部位做好检查前的相关准备。胸、腹部检查前进行屏气训练；胃肠道检查前饮水；颈部和喉部检查前告知受检者不能做吞咽动作；眼部检查前告知患者闭上双眼，尽量保持眼球不动，不能闭眼者让其盯住正前方一个目标。

（二）CT 扫描

1. **受检者基本资料的录入**　包括受检者的姓名、性别、出生年月、CT 号和检查部位等；选择扫描方向和体位；增强扫描需注明。

2. **受检者体位处置**　摆体位时将受检者准确、舒适地按照检查要求安置在检查床上。

3. **扫描前定位**　定位的目的是为了确定扫描范围，可采用两种方法。

（1）扫描定位片法：利用 CT 扫描软件中的定位功能确定扫描的起始线和终止线。这一方法比较直观、准确，大多采用此法。扫描定位片的作用除了确定扫描范围外，还相当于常规 X 线检查的一张平片，具有一定的诊断、定位意义。

（2）直接摆体位法：此方法是在摆体位时，利用定位指示灯直接从被检者的体表上定出扫描的起始位置。

4. **扫描**　扫描方式有横断扫描（轴位扫描）、螺旋扫描和其他的一些特殊扫描。扫描的具体步骤是：先确定扫描方式，扫描定位片并确定扫描范围，然后选择扫描条件和按下曝光按钮曝光扫描。

五、CT 后处理技术

（一）多平面重组（MPR）和曲面重组（CPR）

MPR 是在横断面 CT 图像上按需要任意画线，然后沿该画线将一系列横断层面重组，即可获得该画线平面的二维重建图像，包括冠状面、矢状面和任意角度斜位面图像。MPR 可较好地显示组织器官内复杂的解剖关系，有利于病变的准确定位（图 1-6）。CPR 可将扭曲重叠的血管、支气管等结构伸展拉直显示在同一平面上，较好地显示其全貌，是 MPR 的延伸和发展（图 1-7）。

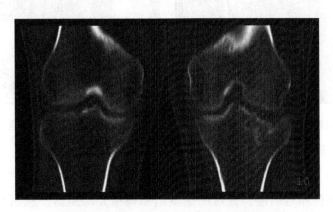

图 1-6　双膝关节冠状位重组（骨窗）图

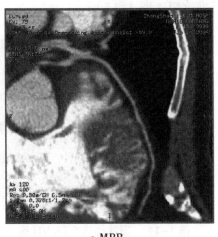
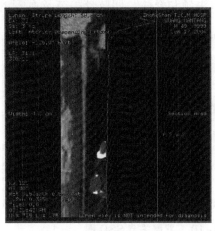

a.MPR　　　　　　　　　　　　　　　b.CPR

图 1-7　心脏冠脉 CTA 图

（二）多层面容积再现（MPVR）

MPVR 是将一组层面或称为一个厚片的原始容积资料，采用最大、最小投影法进行运算，得到重组二维图像的方法。这些二维图像可以从不同角度（3D）观察和显示。

1. **最大密度投影**（MIP）　MIP 是通过计算机处理，从不同方向对被观察的 CT 扫描体积进行数学线束透视投影，每一线束所遇密度值高于所选阈值的像素，被投影在与线束垂直的平面上重组成二维图像，其投影方向可任意选择。MIP 在临床上常用于显示具有相对较高密度的组织结构，例如注射对比剂后显影的血管、明显强化的软组织肿块、骨骼等（图 1-8）。

2. **最小密度投影**（MinIP）　MinIP 是对每一线束所遇密度值低于所选阈值的像素投影重组二维图像，主要用于胃肠管、支气管等气道的显示（图 1-9）。

3. **表面遮盖显示**（SSD）　SSD 是通过计算被观察物体的表面所有相关像素的最高和最低 CT 值，保留所选 CT 阈值范围内像素的影像，但超出限定阈值的像素被透明处理后重组成三维图像。此技术用于骨骼系统、空腔结构（支气管、血管等）、腹腔脏器（肝脏、肾脏等）和肿瘤的显示，其空间立体感强，解剖关系清晰，有利于病灶的定位（图 1-10）。但阈值选取不当则容易造成假

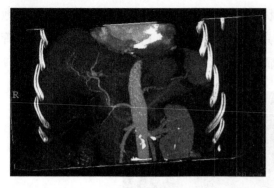

图 1-8　腹主动脉 CTA MIP 图

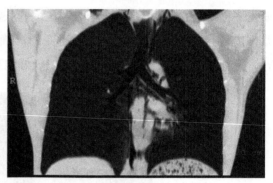

图 1-9　气管支气管 MinIP 图

象，目前提倡使用容积再现技术代替 SSD。

4.容积再现（VR）　利用容积扫描的所有体素数据，根据每个体素的 CT 值及其表面特征，使所有体素均有不同颜色和透明度，通过图像重组和模拟光源照射，从而显示出具有立体效果的器官或组织结构的全貌，并且还可根据需要显示器官内部任意层次的形态。VR 技术应用范围较广，多适合于显示头颅和脊柱、四肢骨关节及血管的三维重组（图 1-11）。

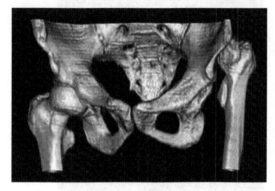

图 1-10　双髋关节 SSD 图

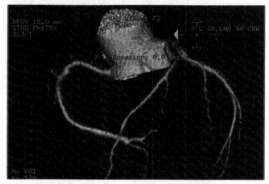

图 1-11　冠状动脉 CTA VR 图

5.CT 仿真内窥镜成像技术（CTVE）　利用计算机软件功能，将容积扫描获得的图像数据进行后处理，重建出空腔器官内表面的立体图像，类似纤维内窥镜所见。CTVE 目前多用于观察气管、支气管、大肠、胃、鼻腔、鼻窦、鼻咽、喉、膀胱和主动脉等（图 1-12）。

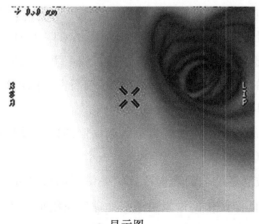

a.显示图

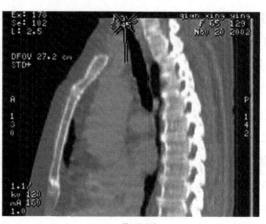

b.位置图

图 1-12　气管 CTVE 图

六、临床应用范围

CT 检查基本上可以用于全身的部位检查，是一种重要的检查手段。

（1）对中枢神经系统的诊断价值较高，应用普遍。对颅内肿瘤、脑脓肿与肉芽肿、脑寄生虫病、外伤性脑损伤、脑出血与脑梗死以及椎管内肿瘤等诊断较为可靠。CT 血管造影（CTA）可以获得比较精细和清晰的血管重建图像。

（2）对头颈部疾病的诊断也很有价值。如对眶内病变、乳突及内耳病变、耳先天性发育异常，鼻窦及鼻腔的炎症和肿瘤，鼻咽部肿瘤尤其是鼻咽癌、喉部肿瘤、甲状腺肿瘤、颈部肿块等病变有较好的定位及定性价值。

（3）对胸部疾病的诊断。HRCT 的应用日益显示其优越性，肺内实质性或间质病变可以得到较好的显示。CT 对 X 线平片检查较难显示的部分，例如同心脏大血管重叠的病变的显示更具有优越性。对胸膜、膈、胸壁也可以显示清楚。增强扫描能明确纵隔和肺门有无肿大淋巴结或者肿块、支气管有无狭窄或者阻塞，对纵隔肿瘤、淋巴结结核、中央性肺癌等的诊断，有较大的帮助。

（4）心脏及大血管的观察。64 排及以上的 MSCT 对心包病变的诊断，心腔及心壁的显示，冠状动脉的显示及钙化的评价，大血管壁的钙化、夹层及动脉瘤改变等，均可以很好地显示。

（5）腹部及盆腔病变。CT 检查主要用于肝、胆、胰、脾，腹膜腔及腹膜后间隙以及泌尿和生殖系统的疾病诊断，尤其是占位性病变、炎症性和外伤性病变等。向腔外侵犯的胃肠病变以及向邻近和远处转移的肿瘤等，CT 检查也很有价值。

（6）骨关节病变，多数情况可以通过简便、经济的 X 线检查来确诊，但 CT 检查对微细、隐匿的病变以及软组织显示较好，可以作为 X 线检查的补充。

第三节　MRI 检查技术

一、特点

MRI 是通过对人体施加特定频率的射频（RF）脉冲，使人体组织中的氢质子受到激发而发生核磁共振现象，当停止发射 RF 脉冲时，利用氢质子在弛豫过程中感应出的 MR 信号而成像的。与其他影像技术相比，MRI 具有以下显著的特点：

（1）无电离辐射，因而对人体安全、无创。

（2）对脑和软组织分辨力极佳，能清楚地显示脑灰质、脑白质、肌肉、肌腱、脂肪等软组织以及软骨结构，解剖结构和病变形态显示清楚、逼真。

（3）多方位成像，能对被检查部位进行轴、冠、矢状位以及任何倾斜方位的层面成像，便于再现器官解剖结构和病变的空间位置以及相互关系。

（4）多参数成像，通过分别获取 T1 加权像（T1WI）、T2 加权像（T2WI）、质子密度加权像（PDWI）以及 T2*WI、重 T1WI、重 T2WI 等，取得正常组织之间、正常组织与病变之间在 T1、T2、T2* 和质子密度等的信号对比，对显示解剖结构和病变敏感，常较其他影像检查能更早发现病变。

（5）除了能进行形态学研究外，还能进行功能、组织化学和生物化学等方面的研究。

二、主要内容

MRI 检查技术大致可分为影像显示技术、MR 功能成像和生化代谢分析技术三个方面。

影像显示技术主要由脉冲序列、成像参数的选择和图像质量控制、流动现象的补偿技术、伪影补偿技术、对比剂应用技术和一系列特殊成像技术所组成。其中主要的特殊成像技术包括 MRA、MR 水成像、MR 心脏成像、磁敏感性加权成像（SWI）等。在检查方法上还分为普通扫描和静脉内注入对比剂后的增强扫描。此外，MRI 检查技术还涉及心脏门控、呼吸门控以及各种线圈选择应用等。

MR 功能成像主要包括 MR 灌注加权成像（PWI）、弥散加权成像（DWI）、弥散张量成像（DTI）、脑功能定位即功能性 MRI（fMRI）等。

生化代谢分析技术是指磁共振波谱（MRS）分析，用于提供组织的化学成分的信息。

三、MRI 检查前准备

（一）适应证与禁忌证

1. **适应证**　适用于人体大部分解剖部位和器官疾病的检查，应根据临床需要以及 MRI 在各解剖部位的应用特点选择。

2. **禁忌证**　①体内装有心脏起搏器，除起搏器为新型 MRI 兼容性产品的情况；②体内植入电子耳蜗、磁性金属药物灌注泵、神经刺激器等电子装置；③妊娠 3 个月内；④眼眶内有磁性金属异物。

有下列情况者，需在做好风险评估、成像效果预估的前提下，权衡利弊后慎重考虑是否行 MRI 检查：①体内有弱磁性置入物（如心脏金属瓣膜、血管金属支架、血管夹、螺旋圈、滤器、封堵物等）时，一般建议在相关术后 6~8 周再进行检查，且最好采用 1.5T 以下场强设备；②体内有金属弹片、金属人工关节、假肢、假体、固定钢板等时，视金属置入物距扫描区域（磁场中心）的距离，在确保人身安全的前提下慎重选择，且建议采用 1.5T 以下场强设备；③体内有骨关节固定钢钉、骨螺丝、固定假牙、避孕环等时，考虑产生的金属伪影是否影响检查目标；④可短时去除生命监护设备（磁性金属类、电子类）的危重患者；⑤癫痫发作、神经刺激症、幽闭恐怖症患者；⑥高热患者；⑦妊娠 3 个月及以上；⑧体内有金属或电子装置植入物者，建议参照产品说明书上的 MRI 安全提示。

（二）MRI 对比剂使用注意事项

（1）核对受检者基本信息及增强检查申请单要求。

（2）评估对比剂使用禁忌证及风险，受检者签署对比剂使用风险及注意事项知情同意书。

（3）按药品使用说明书正确使用对比剂。

（4）增强检查结束后，受检者需留观 15~30 分钟，无不良反应方可离开。

（5）孕妇一般不宜使用对比剂，除非已决定终止妊娠或权衡病情需要而定。

（6）尽量避免大量、重复使用钆对比剂，尤其对于肾功能不全患者，以减少发生迟发反应及肾源性系统纤维化的可能。

（7）虽然钆对比剂不良反应发生率较低，但仍需慎重做好预防及处理措施。

四、临床用途

1. **中枢神经系统** MRI对于脑瘤、脑血管病、颅内感染性疾病、脑变性疾病和脑白质病、颅脑先天发育异常等，均具有很高的临床应用价值，在发现病变方面优于CT。对于颅颈交界区、颅底、后颅窝及椎管内病变和脊髓病变则为首选检查技术。MRI还是目前唯一能在活体上显示和研究脑组织存活性、白质纤维束的走行、脑功能活动定位和脑组织生化成分变化的影像技术。

2. **头颈部** MRI的应用改善了眼、鼻窦、鼻咽腔以及颈部软组织病变的检出、定位、定量与定性。磁共振血管造影（MRA）已成为头颈部以及全身其他部位血管病变的主要检查技术之一。

3. **肌肉骨骼关节系统** MRI对于软组织病变、关节及关节周围病变、股骨头缺血性坏死、松质骨细微结构的破坏、骨小梁骨折以及骨髓腔内病变，均具有重要的临床实用价值。

4. **心血管系统** 可用于评价心脏大血管解剖学形态、心肌与瓣膜功能、血流动力学变化、心肌存活性，是理想的无创性检查心血管系统疾病的影像技术；可对大血管病变如主动脉瘤、主动脉夹层、大动脉炎、肺动脉栓塞以及大血管发育异常等进行诊断；也用于诊断心肌病、心脏大血管肿瘤和心包病变。

5. **其他** MRI技术对乳腺肿瘤、纵隔肿块、腹腔及盆腔器官如肝、胰、脾、肾、肾上腺、前列腺病变的诊断与鉴别诊断也具有临床实用价值。

五、限度

目前MRI检查仍存在一定的限度，主要体现在：对带有心脏起搏器或体内带有铁磁性物质的患者的检查受到限制；对质子密度低的结构如肺、致密骨显示不佳；对钙化的显示远不如CT；由于检查时间相对较长，危重症患者不宜进行检查；超高场强设备的噪声、伪影和特殊吸收率（SAR）引起的问题有待进一步克服；设备昂贵，检查费用相对较高。

第四节 影像检查诊断原则

一、X线影像观察与分析

在观察分析X线影像时，应首先注意摄影条件和体位是否满足临床诊断需要。其次要按一定的顺序，全面系统地观察X线片，并结合临床表现，着重观察分析靶区。例如，在分析胸片时，应注意按序观察胸廓、肺、纵隔、心脏及大血管、膈肌，其中肺要观察整个肺野和肺门。在分析骨骼X线片时，着重观察骨皮质、骨松质、骨髓腔和周围软组织，同时也要观察邻近骨关节解剖结构是否正常。

二、CT观察与分析

在观察分析CT图像时，应先了解扫描的技术与方法，是平扫还是对比增强扫描。需合理应用窗技术，分别调节窗位（L）和窗宽（W）。对每帧图像要进行细致观察，结合一系列多帧图像的观察，可立体地了解器官的大小、形状和器官间的解剖关系。根据病变密度分为高密度、低密度、等密度及混杂密度病变。发现病变要分析病变的位置、大小、形状、数目和边缘，还可测定CT值以了解其密度的高低。如行对比增强扫描，则应首先明确检查技术，是单期或多期增强扫描，还是动态增强扫描，并分析病变有无密度上的变化，即有无强化。强化程度不同，形式各异，可以是均匀强化或不均匀强化，或只是病变周边强化即环状强化。对强化区行 CT 值测量，并与平扫比较或各期 CT 值比较，可了解强化的程度及随时间所发生的变化。

综合分析器官大小、形状的变化，病变的表现以及邻近器官受累情况，就有可能对病变的位置、大小与数目、范围以及病理性质做出判断。与其他成像技术一样，还需要与临床资料结合，并同其他影像资料综合分析，才可做出正确诊断。

CT 在查出病变、确定病变位置及大小与数目方面较为敏感而且可靠，但对病理性质的诊断，也有一定的限制。

三、MRI 观察与分析

在观察分析 MRI 图像时，应先了解扫描的技术与方法，能够识别出不同的成像序列，对每一个成像序列都要进行细致观察，结合多序列分析，尽可能地了解病灶多的信息，余大致同 CT。

四、医学影像诊断原则

1. 熟悉正常影像表现　人体各个系统和部位常常存在一些解剖上的变异，在不同性别和年龄组的器官和结构之间也可存在差异。熟悉这些正常影像是辨认异常表现的先决条件。

2. 辨认异常影像表现　在熟悉正常影像表现的基础上，发现受检器官和结构的形态、密度是否发生改变，从而发现病变。

3. 异常影像表现的分析归纳　确定为异常影像表现后，要进行分析和归纳，明确它们所反映的病理变化和意义。分析时应注意病变的下列要点：①位置和分布；②数目；③形状；④边缘；⑤密度；⑥邻近器官和组织改变；⑦功能的改变。

4. 疾病的综合诊断　依据图像上的异常影像表现，通过评估这些异常影像表现所反映的病理变化，可以提出初步的影像学诊断，进一步还需结合临床资料进行综合诊断。由于存在"异病同影""同病异影"，需注意鉴别诊断。

第五节　影像学检查报告书写规范

影像学检查报告是临床医生诊断和确定治疗方案的重要依据之一，又是重要的医疗文件。报告的书写质量代表科室的诊断水平。要求客观、如实地反映照片所见。分析和结论具有逻辑性和科学性。

一、书写前的准备工作

1. 仔细审核影像学检查申请单　申请单记录着患者的姓名、性别、年龄等一般资料，以及临床病史、症状、体征、实验室检查和其他影像检查结果。此外，还包括临床拟诊情况、本次影像学检查的要求和目的等。

2. 认真审核影像学图像　包括检查技术和检查方法是否合乎要求、图像质量是否符合标准、图像所示一般资料是否与申请单相符。

3. 相关资料要准备齐全　包括与疾病有关的各种实验室检查、各种功能检查和其他辅助检查，还包括其他影像学检查。

二、填写影像学检查报告的具体要求

1. **姓名** 填患者的全名，遇到急症患者，如昏迷患者，可先写"无名氏"。

2. **性别** 对某些疾病的诊断有参考意义。

3. **年龄** 填实际周岁数，婴儿可写月份数（如 3/12）。

4. **病区床号** 填写清楚，以免报告书被送错。

5. **片号** 认真核对清楚，以免张冠李戴。

6. **检查日期和报告日期** 年、月、日写清楚，遇上病情变化快的患者如活动性脑出血、肠梗阻等疾病，还要写上具体时间，便于前后对比观察病情的变化。

7. **检查方法** 包括 X 线投照的位置；CT 扫描范围、层厚、层距；MRI 扫描范围以及所选择的扫描序列。

8. **片序** 可写第 1~2 片，也可用英文缩写№：①~②。

9. **对比剂** 写清对比剂的名称、浓度、剂量、给药方法。

10. **医生签名** 写上医生全名，以示对报告负责，报告须上级医生复审签名。经科内或院外医生会诊的报告可注明会诊报告。

三、影像学检查报告的内容要求

（一）描述

1. **分清主次** 先描写主要病变，包括病变部位、外形、边界、大小、数量、密度，如有增强扫描，先描述病变增强的表现，再依次描写病变对周围的影响，确定病变是否侵犯邻近结构。最后可描述与主要病变无关的其他表现。

2. **描写顺序** 按具体部位选择，如由外到内描写（胸片，胸廓—肺—肺门—心—纵隔—膈），由里到外（骨关节片，骨髓腔—骨皮质—骨膜—周围软组织—关节），按器官解剖行程（消化道，食管—胃—十二指肠—空肠—回肠—阑尾—结肠）、（泌尿系，肾—输尿管—膀胱—尿道），或按造影剂走向（子宫输卵管造影片，子宫腔—输卵管—卵巢—周围腹腔）、（胆道造影片，肝管—肝总管—胆囊—胆囊管—胰管—胆总管—十二指肠）。

（二）诊断结果

有些医院写"印象"或"意见"，是对照片所见征象下的结论。对病变肯定时，应按"主要→次要→其他病变"的顺序编号写出，每一个疾病诊断为一个号码；对相同部位有前片的，应对病变的大小、形态、部位、数量、密度与前片做对比。

医学影像学结果有三种情况：①肯定性诊断，即通过检查可以确诊；②否定性诊断，即通过影像学诊断排除了某些疾病；③可能性诊断，即经过检查发现了某些征象，但并不能根据这些征象确定病变性质，而列出几个可能性，遇到这种情况，除综合应用其他影像学方法外，同时可结合其他临床检查资料，如内镜、活检等，或者可进行随访、试验性治疗后复查等措施来得出最终的诊断结果。

第二章　中枢神经系统

第一节　检查技术

一、X线检查

1. 头颅后前位

【摄影体位】受检者俯卧于摄影台上。头颅正中矢状面垂直于台面并与台面中线重合。下颌内收，额及鼻尖部置于台面中线上，听眦线垂直台面，两外耳孔距台面等距（图 2-1a）。照射野和探测器包括含下颌骨的整个头部。

【中心线】中心线垂直对准枕外隆凸，经眉间射入探测器中心。

【照片显示】图 2-1b 为头颅正位影像。顶部及颞部包括完整，距照片边缘等距，矢状缝、鼻中隔影像居中，两眼眶等大对称，颞骨岩部投影于眶内，内耳道呈横位管状影，在岩骨上缘下方。

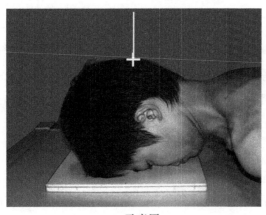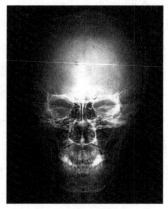

a. 示意图　　　　　　　　　　b. 显示图

图 2-1　头颅后前位摄影

2. 头颅侧位

【摄影体位】受检者俯卧摄影台上，头侧转，被检侧靠近台面，同侧上肢内旋置身旁，对侧肩部略抬高，上肢屈肘握拳垫于额下（摄取全头颅时垫以棉垫）。近台侧下肢伸直，对侧下肢屈曲以支撑身体。头颅矢状面与台面平行，瞳间线与台面垂直，下颌稍内收，听眦线与台边垂直（图 2-2a）。照射野和探测器包括含下颌骨的整个头部。

【中心线】经外耳孔前、上各 2.5cm 处投射，垂直射入探测器中心。

【照片显示】图 2-2b 为头颅侧位影像。上部为顶骨，后方为枕骨，后下方突出部为枕外隆凸，前方为额骨，双侧颞骨重叠。骨皮质、骨缝、板障静脉沟、窦、导静脉、蛛网膜粒、脑回压迹等都可清晰显示。颅底诸骨在颅腔下部显示重叠的影像。

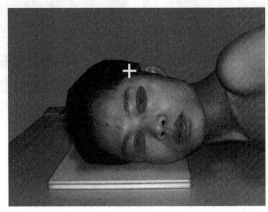
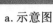
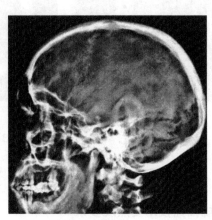

a.示意图　　　　　　　　　　　　　　b.显示图

图 2-2　头颅侧位摄影

二、CT 检查

1.**体位和扫描范围**　横断层面扫描（图 2-3a）：扫描的基线常用听眦线或称眶耳线（OML），即眼外眦与外耳道口的连线。

头颅横断层面扫描常规取仰卧位，使头部两侧对称。定好定位基线后，按设定好的层厚、层距，由基线开始依次连续由下至上逐层扫描，直至脑实质全部扫完为止。

2.**参数**　管电压 100~120kV，有效管电流 200~250mA，根据机型选择不同探测器组合（16mm × 1.500mm、32mm × 1.200mm、64mm × 0.625mm、128mm × 0.600mm、320mm × 0.500mm 等），一般行逐层扫描，层厚 5~6mm，层间距 5~6mm。如果病灶较小，依病灶部位可用层厚 1~3mm 薄层扫描。

3.**增强扫描**

（1）常规增强扫描：扫描参数与常规平扫相同。采用高压注射器经静脉团注对比剂，流率每秒为 1.5~2.0ml（观察动脉瘤、动静脉畸形等血管病变时，流率每秒可达 3.0~4.0ml），用量为 50~70ml。根据病变的性质设置头部增强的延迟扫描时间，血管性病变延迟 25 秒，感染、囊肿延迟 3~5 分钟，转移瘤、脑膜瘤延迟 5~8 分钟。

（2）颅脑 CTA：采用对比剂（流率每秒为 4.0~5.0ml，用量为 60~80ml）+ 生理盐水（流率每秒为 4.0ml，用量为 30ml）的注射方式。体弱或体质量指数（BMI）<18kg/m^2 的受检者，对比剂用量酌减。

4.**窗宽和窗位**　一般脑实质取窗宽 80~100HU，窗位 35HU 左右（图 2-3b）；如需观察颅骨结构，则需改为窗宽 1000~1500HU，窗位 250~350HU（图 2-3c）。

5.**常规三维图像重组**　用薄层横断面数据进行 MPR，可获得脑组织的冠状面、矢状面、斜面图像。运用表面遮盖法（SSD）显示颅骨的骨折线、病变与周围解剖结构的关系等。

6.**CTA 三维图像重组**　头部血管图像后处理常包括 MPR（CPR）、MIP、VR 及 SSD。

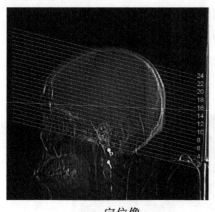
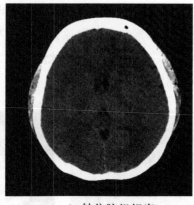
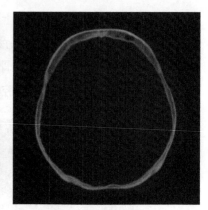

a. 定位像   b. 轴位脑组织窗   c. 轴位骨窗

图 2-3 颅脑 CT 扫描图

三、MRI 检查

1. 常规扫描技术要点及要求

（1）线圈：头线圈或头颈联合线圈。

（2）体位：仰卧位，头先进。定位中心对准眉间及线圈中心。

（3）方位及序列：以轴面（图 2-4a）为主，矢状面（图 2-4b）或冠状面为辅。

平扫序列包括：①轴面 T2WI、T1WI、FLAIR-T2WI 序列，T1WI 有异常高信号时，加扫 T1WI 脂肪抑制（fs）序列。扫描基线平行于前 - 后联合连线（AC-PC 线）。扫描范围覆盖枕骨大孔至颅顶。②矢状面和冠状面 T2WI、T1WI 序列，矢状面扫描基线平行于大脑矢状裂，冠状面垂直于大脑矢状裂并平行于脑干。③功能性 MRI（fMRI）、弥散加权成像（DWI）、磁敏感加权成像（SWI）、MR 波谱分析（MRS）等根据病变选择性使用。急性脑卒中患者必须扫描 DWI 序列。

增强扫描序列：采用轴面、冠状面和矢状面 T1WI 序列，当病变紧邻颅底或颅盖骨时，增强后应加扫 T1WI 脂肪抑制。

（4）技术参数：层厚 5~6mm，层间隔 ≤ 层厚 × 20%，FOV（200~240）mm ×（200~240）mm，矩阵 ≥ 256×192。TR、TE、TI 等与序列特征相对应。增强钆对比剂一般采用手推静脉注射，剂量遵药品使用说明书。

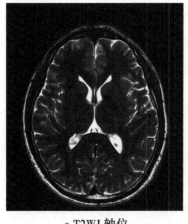
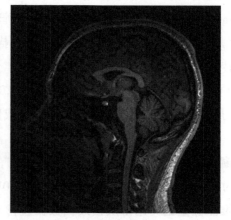

a. T2WI 轴位   b. T1WI 矢状位

图 2-4 颅脑 MRI 图

2. 对比剂增强扫描检查（图2-5） 在正常人，对比剂不能穿透完整的中枢神经系统血-脑屏障，不能使正常脑组织的信号强度明显增加。当中枢神经系统发生病变，血-脑屏障被破坏，对比剂进入脑内使病灶强化，破坏区对比剂浓度增高，T1时间缩短，强化病灶的信号强度增加。中枢神经系统 MRI 检查应用对比剂的指征为：①鉴别肿瘤与其他病变，为定性诊断提供依据；②对感染性病变和脱髓鞘疾病做早期诊断；③检出微小病变，如内听道的微小听神经瘤、垂体微腺瘤等；④诊断血管性疾病；⑤可疑病变多发时，通过增强扫描发现 MRI 平扫未能显示的病灶，如脑转移瘤。

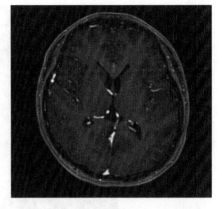

图2-5 颅脑 T1WI 轴位脂肪抑制增强图

3. 磁共振血管成像（MRA） 目前主要的成像方法有时间飞跃法和相位对比法。如果使用 Gd-DTPA 对比剂，可以提高对比度，显示更小的血管。MRA（图2-6）技术不断改进，对血管病变的显示与常规血管造影有较好的一致性。

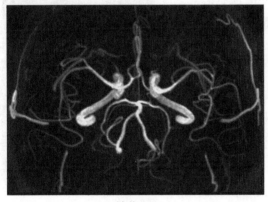
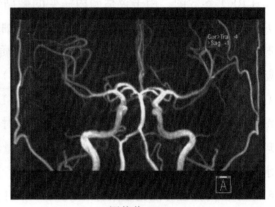

a. 轴位 MIP　　　　　　　　　　b. 冠状位 MIP

图2-6 颅脑 TOF-MRA 图

4. 液体衰减反转恢复序列（T2 FLAIR，图2-7） 液体衰减反转恢复序列又称水抑制序列。它将自由水（如脑脊液）的高信号抑制为零，有 T2WI 序列对病灶检出敏感的优点，广泛应用于颅脑病变，尤其是多发性硬化、腔隙性脑梗死、脑肿瘤及炎症病变。

5. 弥散加权成像（DWI） 弥散是分子在媒介中的一种随机热运动。DWI 是目前在活体上进行分子弥散测量与成像的唯一方法。在梯度磁场中，游离水分子的弥散运动导致 MR 信号衰减，衰减程度取决于弥散系数及梯度磁场强度。弥散效应在常规 MRI 序列可忽略不计，在成像序列中加入强梯度磁场，突出弥散效应，即可获得 DWI。DWI 的图像对比主要取决于组织间的弥散系数，就如同 T2WI 的对比取决于组织的 T2 值。在 DWI 图像上（图2-8a），水分子弥散快（ADC 高）的结构 MR 信号衰减大，呈灰黑色；

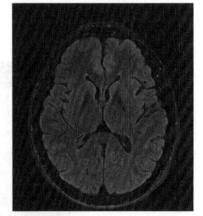

图2-7 颅脑 T2-FLAIR 轴位图

水分子弥散慢（ADC 低）的结构 MR 信号衰减小，呈白色；而 ADC 图（图2-8b）则正好与 DWI 图信号相反。评价病变时，应同时观察 DWI 及 ADC 图，必要时测量病变及对侧相应部位的 ADC 值。

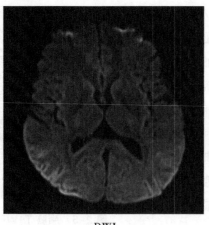
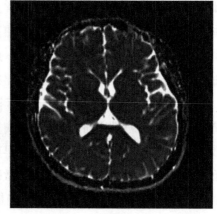

a.DWI　　　　　　　　　　　　　　　b.ADC

图 2-8　颅脑弥散加权成像图

6. 灌注加权成像（PWI）　目前常见的方法有动态对比增强磁敏感加权灌注成像（DSC），或对动脉血进行自旋磁标记（ASL）法。两者都可获得局部脑血流量（rCBF）参数图，用于评估颅内病变的微循环灌注状态。

7. 磁共振频谱（MRS）　MRS 可用来观察细胞代谢变化，能够同时检出多种微量碳氢化合物和一些神经递质，如 N- 乙酰天门冬氨酸盐（NAA）、胆碱（Cho）、肌酸（Cr）、谷氨酸/谷氨酰胺（Glu/Gln，总称 Glx）、乳酸（Lac）、脂质（Lip）、肌醇（mI）等（图 2-9）。活体 MRS 是目前唯一无创性实时提供组织在生理或病理状态下代谢物动态变化、空间分布和能量状态的方法，从分子水平反映活体组织的生物学信息。

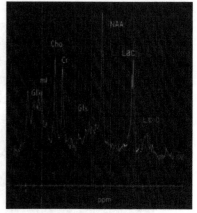

图 2-9　脑磁共振波谱图

8.MRI 各向异性弥散张量成像（DTI）　DTI 技术依据脑白质纤维束内水分子活动的各向异性，使平行于白质纤维束长轴方向的水分子弥散运动表现为高信号，实现白质纤维束显像(图 2-10)。在脑白质纤维束中水分子弥散活动存在各向异性。除平行于神经突触长轴方向外，其他各方向的运动因受到轴突膜和细胞细丝骨架的限制，幅度减弱。MRI 观察到的分子位移可以间接反映组织形态、结构及几何排列信息。

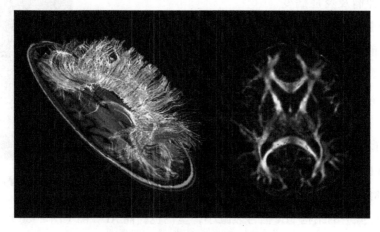

图 2-10　脑白质纤维束 DTI 图

9.**磁敏感性加权成像（SWI）** SWI 是一个反映组织间磁敏感性差异对比的序列（图 2-11）。尤其适合显示非血红素铁（如铁蛋白），对比度好于其他序列的 MRI。SWI 是一个三维采集、完全流动补偿、高分辨率、薄层重建的梯度回波序列，可充分显示组织之间内在的磁敏感特性差别，如静脉血、出血（红细胞不同时期的降解成分）、铁离子沉积等。在SWI，出血灶呈极低信号。SWI 显示微小出血灶更清楚，表现为多发点状低信号。此外，与常规 T2WI 比较，SWI 显示脑实质内静脉畸形、海绵状血管瘤等病灶更敏感，并可应用 SWI 获取正常脑静脉图像。

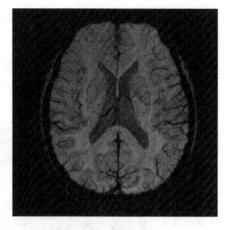

图 2-11 颅脑 SWI 图

第二节 正常影像表现

一、平扫 CT 图像（图 2-12）

1.**颅骨及含气空腔** 颅骨密度高，而含气空腔呈现低密度影。

（1）颅底：颈静脉孔、卵圆孔、破裂孔、枕大孔、蝶窦、筛窦及乳突气房均可见到。

（2）颈静脉结节：在枕骨大孔上一层面，位于岩骨后缘的内后方，呈"八"字形高密度影。

（3）蝶骨小翼与岩骨：在横断层面上，于蝶鞍处呈 X 形交叉。

（4）蝶鞍：鞍背为横行高密度影，其前方为前床突，上方层面可见后床突。

（5）颅盖骨：用骨窗可显示内、外板及冠状缝和人字缝。

（6）额窦、蝶窦、筛窦与乳突气房皆呈低密度影。

2.**蛛网膜下腔** 脑室、脑裂、脑池与脑沟等腔内含脑脊液，为低密度区，CT 值为 0~22HU。脑脊液腔因年龄增长而扩大。

（1）枕大池：在小脑后方，有时枕大池较大。

（2）第四脑室：呈马蹄形，居后颅凹中线。第四脑室受压、变形、移位与闭塞对确定幕下占位病变有很大帮助。

（3）桥小脑角池：双侧对称，呈三角形。脑桥及小脑萎缩时可扩大。

（4）脑桥前池：居脑桥前方，此池扩大时，说明脑桥变小。

（5）鞍上池：在脑桥前方呈五角星形，在中脑前方呈六角星形，有时为四角星形。鞍上池前方为额叶直回，两侧为颞叶海马回。

（6）脚间池：中脑前方正中为脚间池，双侧为环池。天幕上方压力增高初期患侧环池增大，对侧消失；发生天幕下疝时，双侧消失。环池上方与四叠体池、大脑大静脉池相续。

（7）四叠体池：位于四叠体后方。幕上疝时变窄消失，小脑萎缩时扩大。

（8）大脑大静脉池：在松果体后方，由 V 形天幕尖围绕。

（9）第三脑室：位于两丘脑之间，呈前后走行的长裂隙状。

（10）外侧裂池：在双颞叶内侧呈 V 形或菱角形。

（11）大脑纵裂池：为正中线细长形纵行低密度影。其中有大脑镰。脑萎缩或小儿硬膜下积液时扩大。大脑镰正常时可显示为线状高密度影。

（12）侧脑室：可见其前角，中间为透明隔。体部呈香蕉状，左右对称。幕上占位易造成侧脑室受压移位。大脑萎缩可引起侧脑室扩大。胼胝体缺如，则两侧侧脑室分离。

（13）脑沟：以中央沟、前中央沟、后中央沟三条平行走向的脑沟最清楚，其中中央沟最长。

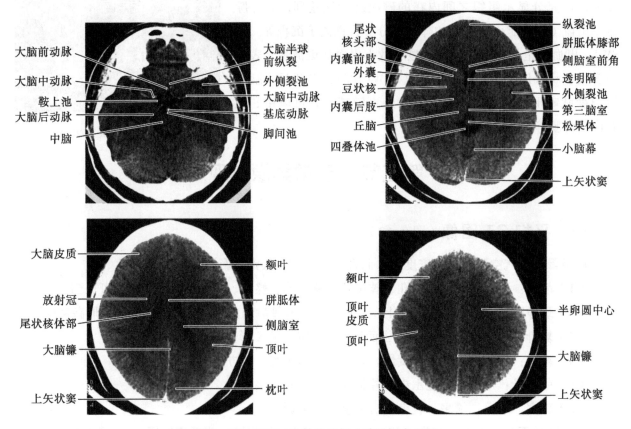

图 2-12　颅脑 CT 轴位平扫（脑组织窗）图

3. 脑实质

（1）脑实质分为皮质与髓质，两者 X 线吸收系数相差较大，可在 CT 图像上分辨。

（2）基底节：由尾状核、豆状核、屏状核、杏仁核组成。尾状核头部密度略高，由侧脑室前角与内囊前肢围绕，有时可钙化。豆状核：为内囊前、后肢和外囊包绕的凸透镜形区，其外侧为壳核，内侧为苍白球，随年龄增长可发生钙化。是高血压性脑出血的好发部位。

（3）丘脑：丘脑外侧为内囊后肢，内侧为第三脑室，上方为侧脑室体部。也是高血压性脑出血的好发部位。

（4）内囊：在基底节内，将尾状核及丘脑同豆状核分开，左侧呈"<"形，右侧呈">"形。分为前肢、膝、后肢。

（5）外囊：位于豆状核外侧，不易辨认。

（6）放射冠：额顶叶层面可见放射冠，是侧脑室旁的白质区。

4. 钙化

（1）松果体钙化：位于大脑大静脉池内。

（2）脉络丛钙化：以侧脑室内脉络丛钙化常见。

（3）硬膜钙化：大脑镰、天幕游离缘钙斑易确认，60 岁后易见到。

（4）基底节钙斑：苍白球和尾状核可钙化，高龄出现，多为生理性；青年人则应考虑为甲状旁腺功能低下所致。

（5）小脑齿状核钙化：偶可见到。

二、增强 CT 图像（图 2-13）

（1）增强扫描时，正常脑组织略有强化。因为血脑屏障存在，脑内血管内皮细胞联合紧密，基底膜完整、连续，从而阻止造影剂从血液进入脑质中。

（2）硬膜、脉络丛、垂体、松果体等缺少血脑屏障，造影剂从血管内扩散到细胞间隙中，从而引起密度增高，即出现强化。

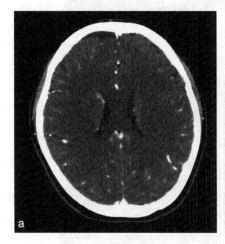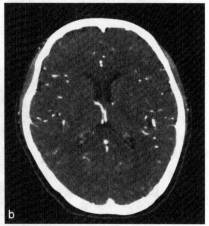

图 2-13　颅脑 CT 轴位增强（a、b）图

（3）脑血管可强化，常可显示下列血管：

1）基底动脉：在脑桥前方，呈点状高密度影。同时可见到左、右大脑后动脉和小脑上动脉。

2）大脑中动脉：水平段均可显示，凸面分支不易显影。

3）大脑前动脉：水平段和纵行段均可显影。

4）静脉与静脉窦：静脉在正常 CT 图像上只有深静脉可显影。大脑大静脉均可显影，居正中线上。静脉窦、上矢状窦均可强化显影。横窦强化后呈强化带与枕骨内板相连。直窦在大脑大静脉后方，居正中线上，可全程显影。海绵窦与颅底邻近，居鞍旁。

三、正常 MRI 表现（图 2-14）

1. 脑实质

（1）脑髓质（脑白质）：T1WI 信号稍高，T2WI 信号稍低。

（2）脑皮质（脑灰质）：T1WI 信号稍低，T2WI 信号稍高。

（3）基底节—丘脑区：在大脑半球中是一个非常重要的部位，其内靠脑室，外邻外囊，在豆状核与尾状核、丘脑之间有内囊走行，在 MRI 图像中此区结构显示得非常清晰。

2. 脑室、脑池、脑沟　在 T1WI 上呈明显低信号，在 T2WI 上呈明显高信号。MRI 可清晰地显示出各脑室、脑池和脑沟、脑裂的位置、形态、大小、内部结构以及与周围组织的毗邻关系。

3. 脑血管　MRI 尤其是 MRA 可以直接显示颅内血管的位置、分布与形态。

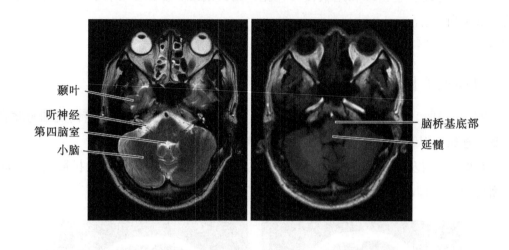

颞叶
听神经
第四脑室
小脑

脑桥基底部
延髓

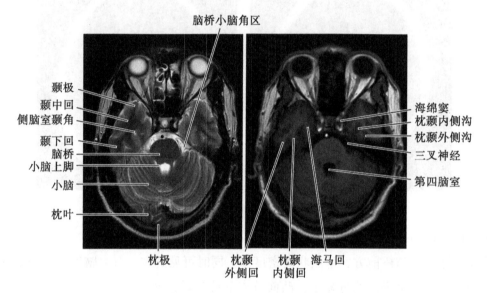

脑桥小脑角区

颞极
颞中回
侧脑室颞角
颞下回
脑桥
小脑上脚
小脑
枕叶

枕极

枕颞
外侧回

枕颞
内侧回

海马回

海绵窦
枕颞内侧沟
枕颞外侧沟
三叉神经
第四脑室

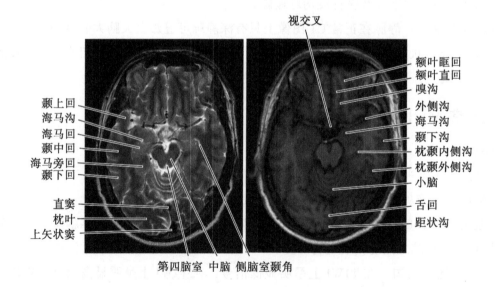

视交叉

颞上回
海马沟
海马回
颞中回
海马旁回
颞下回

直窦
枕叶
上矢状窦

第四脑室 中脑 侧脑室颞角

额叶眶回
额叶直回
嗅沟
外侧沟
海马沟
颞下沟
枕颞内侧沟
枕颞外侧沟
小脑
舌回
距状沟

图 2-14　正常颅脑 MRI 图

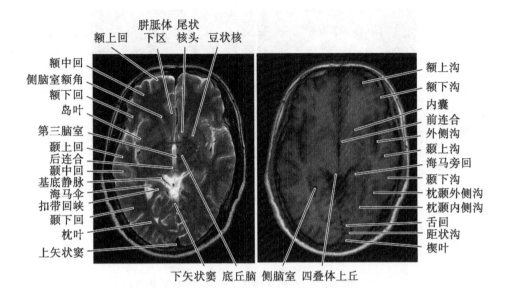

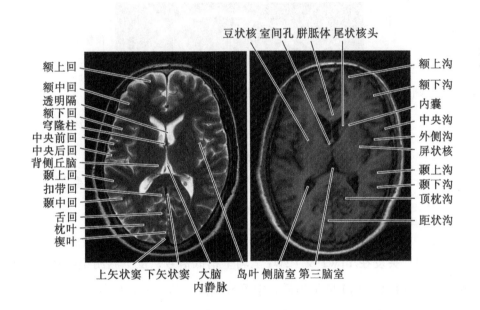

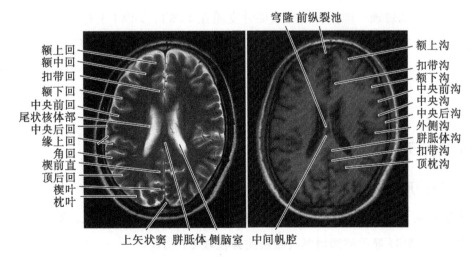

图 2-14（续）　正常颅脑 MRI 图

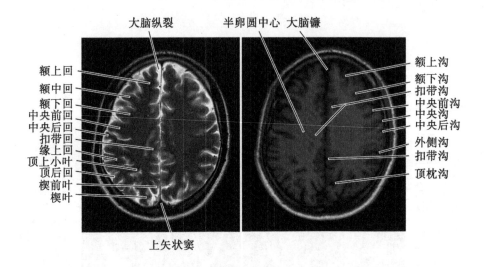

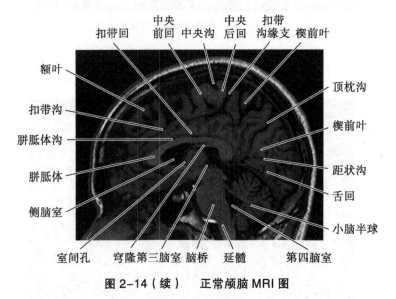

图 2-14（续） 正常颅脑 MRI 图

4. 颅骨与软组织 头皮在 T1WI 及 T2WI 上均呈稍低信号；皮下脂肪组织在 T1WI 及 T2WI 上呈高信号；肌肉在 T1WI 及 T2WI 可呈稍低、中等或稍高信号；颅骨内外板、硬脑膜、乳突气房、含气鼻旁窦腔等结构均呈明显低信号；颅骨板障因含脂肪，在 T1WI 和 T2WI 上均表现为高信号。

5. 正常脊椎、脊髓表现 椎体和椎弓表面骨皮质在 T1WI、T2WI 上都呈明显低信号，骨髓在 T1WI、T2WI 上呈中等或高信号。脊髓在椎管内，在 T1WI、T2WI 上呈中等信号。

第三节 常见病诊断

一、颅脑先天性畸形与发育异常

（一）脑裂畸形

【影像诊断要点】CT、MRI 表现：横跨大脑半球的脑裂为本病的特征。脑裂附近脑回增厚，室管膜下灰质异常，MRI 显示脑回增厚及脑灰质异位较 CT 明显。

【病例】患者，男，11岁，智力障碍（图2-15）。

【CT报告示范】左额叶可见带状低密度影由侧脑室体部贯穿直达颅骨内板下，其密度与脑脊液一致，边缘可见增厚的脑灰质结构，左侧脑室明显扩大，中线结构无明显偏移。

【影像印象】左额叶脑裂并脑室穿通畸形。

（二）蛛网膜囊肿

【影像诊断要点】CT表现：蛛网膜囊肿常见于外侧裂、大脑纵裂、大脑表面或底部等处。为脑外边界清晰、光滑的圆形或椭圆形囊性病变，CT值为0~20HU，无强化。MRI表现：T1WI呈明显低信号，T2WI呈明显高信号，一般与脑脊液信号完全一致，但当囊液内蛋白质和脂类成分较高时，在T1WI上，其信号可稍高于正常脑脊液。

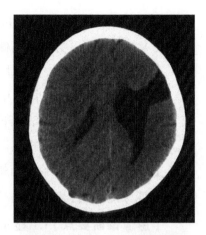

图2-15 颅脑CT轴位平扫图

【病例1】患者，男，19岁，反复头痛（图2-16）。

【CT报告示范】左颞极部可见一大小约6.3cm×4.4cm的椭圆形低密度影，CT值约为6.5HU，边缘光滑；左颞叶体积受压缩小。余所示无异常改变。

【影像印象】左颞部蛛网膜囊肿。

【病例2】患者，男，3岁，癫痫发作数次（图2-17）。

【MRI报告示范】右颞部可见约3.9cm×2.7cm大小不规则异常信号灶，边界清晰，T1WI呈明显低信号，T2WI呈明显高信号，T2-FLAIR呈均匀低信号；左侧颞叶受压、体积缩小；中线结构居中。

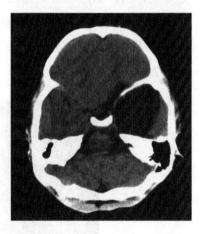

图2-16 颅脑CT轴位平扫图

【影像印象】右颞部蛛网膜囊肿。

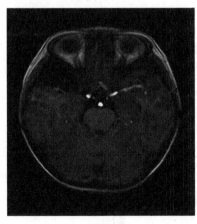
a.T1WI

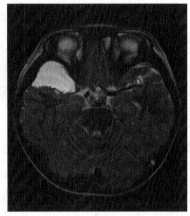
b.T2WI

图2-17 颅脑MRI轴位图

（三）脑膜膨出

【影像诊断要点】CT表现：显示颅骨缺损和由此向外膨出具有脑脊液密度的囊性肿物，如合并脑膨出则为软组织密度，膨出的包块呈圆形或椭圆形。MRI表现：颅骨缺损，有脑脊液样信号强度的囊性肿物向外膨出，如有脑膨出同时伴有脑组织信号，脑室受牵拉、变形，并移向病侧。

【病例】患者，女，2个月，颈部囊性肿物（图2-18）。

【CT报告示范】枕骨正中部分缺损，可见由此向外膨出较大囊状肿物，外缘光滑，其内可见脑组织密度及脑脊液密度影，基底部以窄颈与颅内相连。

【影像印象】枕部脑膜脑膨出。

（四）Chiari畸形

【影像诊断要点】CT显示不佳。MRI表现：小脑扁桃体变尖呈舌状，超过枕骨大孔之下5mm，延髓及第四脑室位置下移。20%~25%合并有脊髓空洞，有时可见幕上脑积水。

【病例】患者，男，30岁，四肢麻木、乏力、胀痛4年，加重2个月（图2-19）。

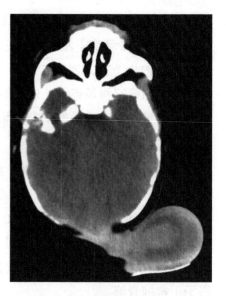

图2-18　颅脑CT轴位平扫图

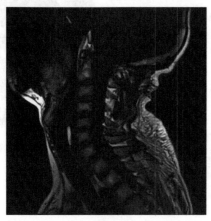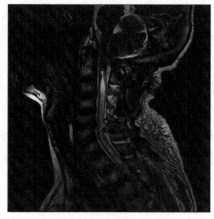

a.T1WI　　　　　　　　　　　　b.T2WI

图2-19　颈髓MRI矢状位图

【MRI报告示范】小脑扁桃体呈舌状，向下超过枕骨大孔约7mm，进入颈椎椎管。颈2~胸8椎体层面脊髓中央管明显扩张，呈条带状，T1WI呈明显低信号、T2WI呈高信号。

【影像印象】Chiari畸形并颈2~胸8椎体层面脊髓空洞。

（五）胼胝体发育不良

【影像诊断要点】CT表现：两侧脑室明显分离，侧脑室后角扩张。合并脂肪瘤时，可见负CT值的低密度影。MRI表现：矢状位显示胼胝体发育不良最清楚。横断位及冠状位显示双侧侧脑室前角分离，后角可扩大而前角变小，形成蝙蝠翼状外形，第三脑室抬高。合并脂肪瘤时，T1WI及T2WI均呈高信号。

【病例】患者，女，14岁，反复意识丧失发作，再发2小时入院（图2-20）。

【MRI报告示范】矢状位T1WI示胼胝体体部、压部未见显示。横断位T1WI、T2WI及T2-FLAIR显示双侧侧脑室分离，双侧脑室狭小；第三脑室前移及抬高。

【影像印象】胼胝体发育不良。

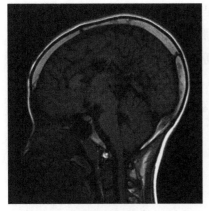 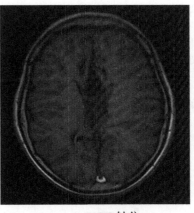 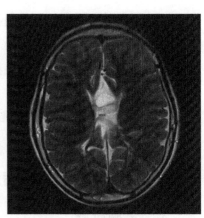

a.T1WI 矢状位   b.T1WI 轴位   c.T2WI 轴位

图 2-20 颅脑 MRI 图

（六）神经纤维瘤病

【影像诊断要点】神经纤维瘤病在 CT 和 MRI 上均可发现多发神经纤维瘤的瘤体及所引起的占位效应。Ⅰ型主要分布于脊神经、皮肤，伴皮肤色素斑（牛奶咖啡斑）；Ⅱ型以颅内双侧听神经瘤最多见，其次是三叉神经和颈静脉孔神经纤维瘤。脑膜瘤也较常见；偶发胶质瘤，也可存在脑发育畸形。颅外肿瘤有多发神经纤维瘤、椎管内脊膜瘤、脊髓室管膜瘤等。

【病例】患者，女，18 岁，皮肤可见多发结节（图 2-21）。

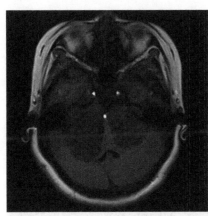 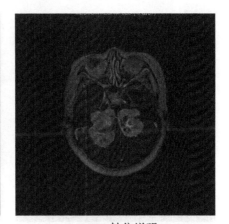

a.T1WI 轴位平扫   b.T1WI 轴位增强

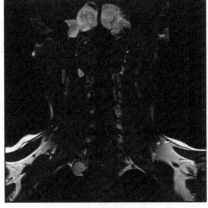 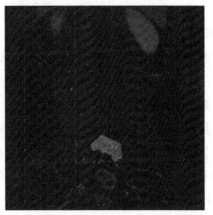

c.T1WI 轴冠状位增强   d.T2WI 脂肪抑制冠状位平扫

图 2-21 颅脑 MRI 图

【MRI 报告示范】双侧桥小脑角区见软组织团块影，T1WI 呈低信号，T2WI 呈等信号或高信号，边界清晰，双侧内听道扩张，双侧小脑半球受压移位，第四脑室受压变窄；增强扫描病灶呈不规则明显强化；双侧颈神经根处及腰骶部神经根见多发大小不等的结节状明显强化的软组织影，边界清晰。

【影像印象】符合神经纤维瘤病（Ⅱ型）：双侧听神经瘤，双侧颈神经根及腰骶部神经根多发纤维瘤。

二、颅脑感染性疾病

（一）脑脓肿

【影像诊断要点】CT 表现：急性炎症期呈大片低密度灶，边缘模糊，伴占位效应，增强无强化；化脓坏死期，低密度区内出现更低密度坏死灶，轻度不均匀性强化；脓肿形成期，平扫见等密度环，内为低密度（有时可见气泡影），增强扫描呈环形强化，其壁完整、光滑、均匀，或呈多房分隔。MRI 表现：急性炎症期 T1WI 呈大片低信号，T2WI 呈大片高信号，边缘模糊；脓肿形成期可见脓肿壁在 T1WI 上呈相对等信号或略高信号，T2WI 上相对低信号，此可能与巨噬细胞吞噬顺磁性自由基和出血有关。增强扫描壁显著强化，可分辨脓腔、壁、水肿带。脓液在 DWI 像可呈高信号，ADC 图低信号。

【病例 1】患者，女，64 岁，头痛伴发热 1 个月（图 2-22）。

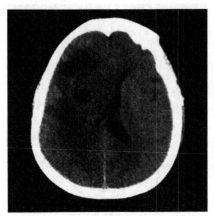 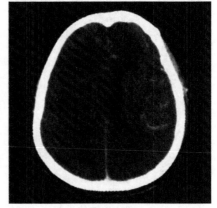

a. 轴位平扫　　　　　　　　　　　b. 轴位增强

图 2-22　颅脑 CT 图

【CT 报告示范】平扫于右放射冠区见一大小约 1.8cm×2.0cm 的类圆形稍低密度影，其周围见大片状稍低密度影，增强扫描病灶呈环状强化影，周围片状稍低密度水肿区无强化。右侧脑室三角受压变窄；中线结构向左侧偏移。

【影像印象】右放射冠区脑脓肿。

【病例 2】患者，男，47 岁，上呼吸道感染 2 月余，头痛 1 月余（图 2-23）。

【MRI 报告示范】左侧额顶叶可见类圆形 T1WI 低信号、T2WI 高信号灶，DWI 呈明显高信号，边缘可见 T1WI 高信号、T2WI 稍低信号环，病灶周围脑实质可见 T1WI 稍低信号、T2WI 高信号水肿灶，增强扫描病灶呈明显环形强化，中部及边缘水肿区无强化；中线结构轻度右偏。

【影像印象】左侧额顶叶区脑脓肿。

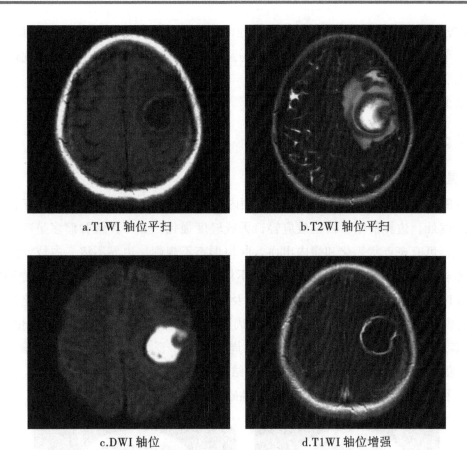

a.T1WI 轴位平扫　　　　　　　　b.T2WI 轴位平扫

c.DWI 轴位　　　　　　　　　　d.T1WI 轴位增强

图 2-23　颅脑 MRI 图

（二）颅内结核

【影像诊断要点】CT 表现：脑底池大量炎性渗出时，其密度增高，失去正常透明度；增强扫描脑膜广泛强化，形态不规则。肉芽肿增生则见局部脑池闭塞并呈结节状强化。脑结核球平扫呈等或低密度灶，呈结节状或环形强化。MRI 表现：脑膜炎以脑底部为重，视交叉池和桥前池结构分辨不清，T1WI 信号增高，T2WI 信号更高，磁共振造影剂（Gd-DTPA）增强显示异常强化。结核瘤 T1WI 信号低，包膜为等信号，T2WI 多数信号不均匀，包膜信号可低可高。

【病例】患者，男，32 岁，有肺结核病史，头痛，谵妄（图 2-24）。

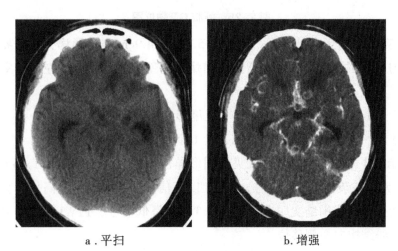

a．平扫　　　　　　　　　　　b.增强

图 2-24　颅脑 CT 轴位图

【CT报告示范】平扫于鞍上池、脚间池、环池内见等密度影填充，增强扫描邻近脑膜可见强化。左额叶、基底节、脑干等处见片状低密度影，增强扫描病灶内可见多发小环形强化灶。双侧脑室呈对称性扩大。中线结构无明显偏移。

【影像印象】颅内结核。

三、颅内肿瘤

（一）星形细胞瘤

【影像诊断要点】星形细胞瘤是最常见的颅内原发肿瘤。CT表现：病变多位于白质。Ⅰ级肿瘤通常呈低密度灶，边界清晰，占位效应轻，无或轻度强化。Ⅱ～Ⅳ级肿瘤多呈高、低或混杂密度的囊性肿块，可有斑点状钙化和瘤内出血，肿块形态不规则，边界不清，占位效应和瘤周水肿明显，多呈不规则环形伴壁结节强化，少数呈不均匀性强化。MRI表现：Ⅰ级肿瘤通常T1WI呈低信号，T2WI呈高信号，信号强度均匀，水肿及占位程度较轻，Gd-DTPA无强化。Ⅱ级：随着肿瘤生长，瘤内发生小囊变，信号开始不均匀，周围水肿增多，Gd-DTPA有轻度强化。Ⅲ～Ⅳ级：肿瘤血管增多，瘤内发生大片坏死并有出血，周围水肿广泛，占位效应明显，信号混杂，Gd-DTPA强化明显，呈斑片状、线条状、花环状或结节状。

【病例1】患者，女，37岁，头痛，经常性癫痫发作（图2-25）。

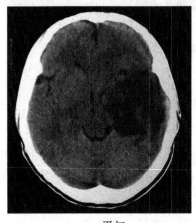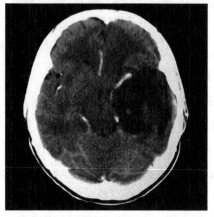

a. 平扫　　　　　　　　　　　b. 增强

图2-25　颅脑CT轴位图

【CT报告示范】平扫于左颞叶见一直径约5.8cm×4.9cm类圆形病变，边界较清，平扫呈低密度，密度欠均匀，周围无明显水肿，增强扫描病灶内部分轻度强化，左侧脑室受压变窄，中线结构略偏向右侧。

【影像印象】左颞叶占位：考虑为Ⅰ～Ⅱ级星形细胞瘤。

【病例2】患者，男，59岁，左上肢无力近1个月（图2-26）。

【MRI报告示范】平扫于右侧额顶叶见类圆形异常信号，大小约5.5cm×6.4cm，信号混杂，T1WI以稍低信号为主夹杂少许稍高信号，T2WI以等信号为主夹杂少量高信号，增强扫描病灶呈明显不规则花环状强化；周围脑实质受压，可见T1WI呈低信号、T2WI呈高信号水肿灶；右侧侧脑室受压变形；中线结构向左侧移位。

【影像印象】右侧额顶叶占位：考虑星形细胞瘤（Ⅲ～Ⅳ级）。

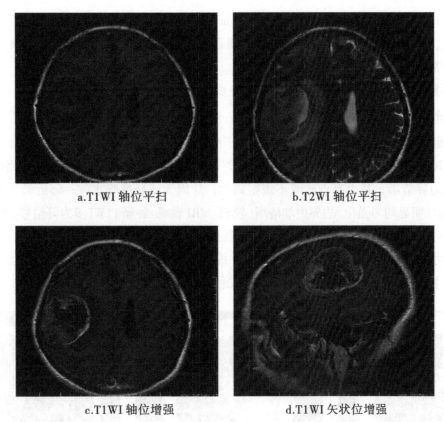

a.T1WI 轴位平扫　　　　　　　　　　　　　b.T2WI 轴位平扫

c.T1WI 轴位增强　　　　　　　　　　　　　d.T1WI 矢状位增强

图 2-26　颅脑 MRI 图

（二）髓母细胞瘤

【影像诊断要点】 髓母细胞瘤属于胚胎性恶性肿瘤，主要发生在小脑蚓部，75% 发生于 15 岁以内，4~8 岁为发病高峰。CT 表现：常位于小脑蚓部，边界清晰。平扫多数为略高密度。增强扫描：病灶明显不均匀强化。MRI 表现：T1WI 多为低信号，T2WI 为等或略高信号，边界清；增强后不均匀强化。第四脑室受压变窄，幕上脑室扩张。

【病例】 患者，男，14 岁，头疼 2 月余，加重伴恶心呕吐 2 天（图 2-27）。

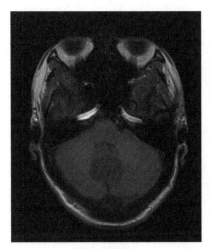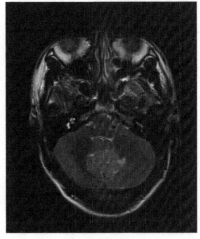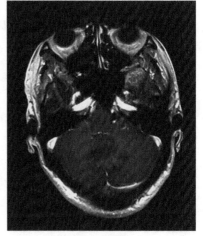

a.T1WI 平扫　　　　　　　　b.T2WI 平扫　　　　　　　　c.T1WI 增强

图 2-27　颅脑 MRI 轴位图

【MRI 报告示范】 于小脑蚓部见一团片状异常信号，T1WI 呈中等低信号、T2WI 和 T2-

FLAIR 呈稍高信号，信号不均，病灶大小约 4.1cm×3.9cm×3.2cm，边界尚清，周围无明显水肿，第四脑室受压，其上脑室系统稍扩张、积水；增强扫描示病灶呈不均匀强化；余脑内未见明显异常信号影及异常强化灶，中线结构居中。

【影像印象】小脑蚓部占位：考虑髓母细胞瘤。

（三）脑膜瘤

【影像诊断要点】脑膜瘤好发于蛛网膜粒分布区域，如矢状窦旁、大脑镰、脑凸面等。CT 表现：①部位，紧邻并广基附于硬脑膜或颅内板，也可位于脑室内。②平扫，等密度或稍高密度灶，呈卵圆形或分叶状，边界清晰，其内有点状或不规则钙化；灶周无或轻度脑水肿；邻近骨质增生或破坏。③增强扫描，病灶明显均匀强化，边界更加清晰、锐利。MRI 表现：肿瘤 T1WI 多为等信号，少数为低信号，T2WI 可为高信号、等信号或低信号，边界清；增强扫描：绝大多数脑膜瘤出现明显强化，常为相对均匀强化。60% 可显示肿瘤相邻脑膜强化，多呈细、短而规则的条状高信号强化影，称为脑膜尾征。

【病例 1】患者，女，42 岁，头痛伴癫痫发作（图 2-28）。

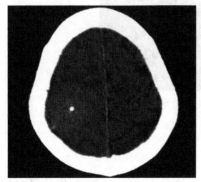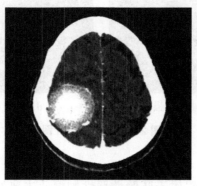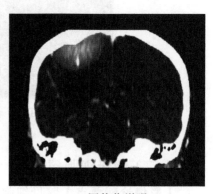

a. 轴位平扫　　　　　　　　b. 轴位增强　　　　　　　　c. 冠状位增强

图 2-28　颅脑 CT 图

【CT 报告示范】平扫于右顶部颅骨内板下见一直径约 5.1cm 的类圆形稍高密度影，边界清晰，中央可见斑点样高密度钙化，增强扫描后病变呈均匀明显强化，呈宽基底与顶部脑膜相连，邻近脑实质受压；右顶叶内可见大片状低密度水肿；中线结构居中。

【影像印象】右顶部占位：考虑为脑膜瘤。

【病例 2】患者，女，42 岁，经常头痛（图 2-29）。

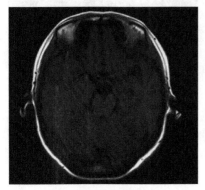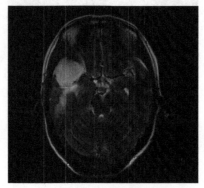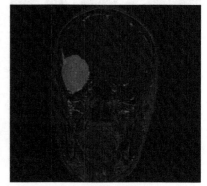

a.T1WI 轴位平扫　　　　　　b.T2WI 轴位平扫　　　　　　c.T1WI 冠状位增强

图 2-29　颅脑 MRI 图

【MRI 报告示范】平扫于右颞区见一类椭圆形异常信号，T1WI 呈等信号或低信号，T2WI 以高信号为主,夹杂少许低信号;病灶边界清晰,大小约3.7cm×4.4cm×4.6cm;右颞叶可见少许水肿;增强后病灶呈显著强化,可见"脑膜尾征";中线结构轻微左偏。

【影像印象】右颞区占位:考虑为脑膜瘤。

(四)垂体腺瘤

【影像诊断要点】CT表现:①肿瘤位于鞍内,可向上侵入鞍上池,向两侧侵入海绵窦,向下侵及蝶窦。②平扫,肿瘤多呈等或略高密度灶,部分可有低密度区,代表坏死、囊变或陈旧性出血,亦可出现瘤内出血或钙化;肿块多呈圆形或卵圆形,鞍背骨质可受压,骨质吸收变薄,前床突受侵,蝶鞍扩大,鞍底受压。③增强扫描,大腺瘤通常明显强化。MRI表现:>1.0cm为大腺瘤,<1.0cm为微腺瘤。①微腺瘤,增强早期呈不强化的低信号区。间接征象为垂体高度>8mm,上缘隆突,垂体柄偏移,鞍底下陷。鞍膈向上不对称膨隆,垂体柄偏移,鞍底明显倾斜都强烈提示垂体微腺瘤的存在。②大腺瘤,T1WI呈等信号或低信号,T2WI呈等、高混杂信号。肿瘤一般呈圆形、椭圆形或"8"字形。肿瘤内囊变、坏死、出血显示各自信号特征。肿瘤可填充蝶窦并向鞍上、鞍旁侵犯生长;肿瘤明显强化,可均匀可不均匀,但边界清楚。

【病例1】患者,女,31岁,闭经、泌乳(图2-30)。

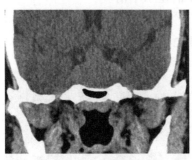 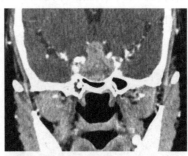

a.平扫　　　　　　　　　　　　　b.增强

图2-30　颅脑CT冠状位图

【CT报告示范】平扫于鞍内及鞍上可见不规则状实性肿块,边界清晰,最大截面约2.7cm×2.5cm,病变大部分位于鞍内,蝶鞍明显扩大,鞍底骨质变薄并稍下陷,平扫密度均匀呈等密度,增强扫描呈均匀明显强化。视交叉受压,鞍上池变形,第三脑室及双侧脑室无扩大。

【影像印象】鞍内及鞍上占位性病变:考虑为垂体大腺瘤。

【病例2】患者,女,37岁,女性男性化(图2-31)。

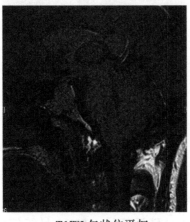 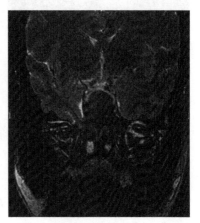

a.T1WI矢状位平扫　　　　　　　　　b.T2WI冠状位平扫

图2-31　颅脑MRI图

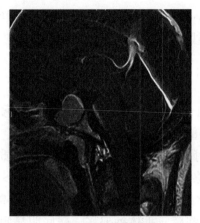 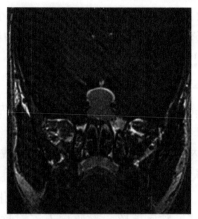

c.T1WI 矢状位增强   d.T1WI 冠状位增强

图 2-31（续）　颅脑 MRI 图

【MRI 报告示范】平扫于蝶鞍内可见实性肿块，大小约 2.7cm × 2.6cm，T1WI 及 T2WI 肿块信号与脑灰质类似，信号均匀，边界清晰，冠状位可见"束腰征"，增强扫描呈均匀强化；蝶鞍明显扩大，鞍底下陷，肿块向上压迫视交叉，垂体柄显示不清。

【影像印象】垂体大腺瘤。

【病例3】患者，女，28 岁，泌乳素增高（图 2-32）。

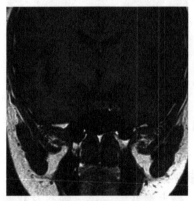 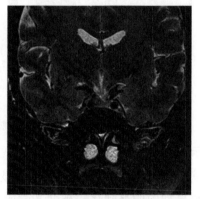

a.T1WI 冠状位平扫   b.T2WI 冠状位平扫

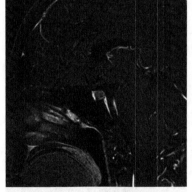 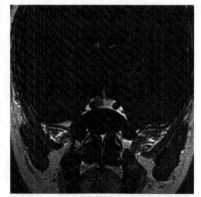

c.T1WI 矢状位增强   d.T1WI 冠状位增强

图 2-32　颅脑 MRI 图

【MRI 报告示范】平扫于垂体右侧见一 T1WI 呈稍低信号、T2WI 呈等信号的结节，与脑灰质信号类似，信号均匀，边界不清，大小约 0.7cm × 0.6cm，垂体右上缘膨隆，垂体柄稍向左偏，增强扫描结节强化不明显，边界更清晰，周围正常垂体组织呈明显均匀强化。

【影像印象】垂体右侧微腺瘤。

（五）颅咽管瘤

【影像诊断要点】颅咽管瘤常见于儿童。CT表现：多位于鞍上。平扫：囊性者表现为低密度囊性肿块，CT值为 -40~+10HU，呈圆形、类圆形或分叶状，边界清晰；实性者为等或略高密度灶；肿瘤常有钙化，囊壁呈弧线或蛋壳样钙化；实性者灶内可有点状钙化；鞍上池部分或完全封闭。增强扫描：囊性者囊壁呈环状强化，而中心低密度囊液不强化；实体性肿瘤实体性部分可均匀强化。MRI表现：T1WI可以是高、等、低或者混杂信号，T2WI以高信号多见，钙化呈低信号。增强扫描：肿瘤实质部分呈均匀或不均匀强化，囊壁呈壳状强化。

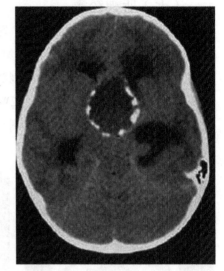

图 2-33　颅脑 CT 轴位平扫图

【病例】患者，女，11岁，发育落后查因（图2-33）。

【CT报告示范】鞍上池内可见一直径约4.4cm类圆形病灶，平扫其内呈低密度，边缘可见蛋壳样高密度钙化，鞍内未见异常改变，第三脑室及侧脑室稍扩大。

【影像印象】鞍上池占位性病变：考虑为颅咽管瘤。

（六）生殖细胞瘤

【影像诊断要点】好发于松果体区，其次为鞍上池、丘脑和基底核；多见于儿童及青少年。CT表现：平扫表现为边界清晰、稍不规则、欠均匀的略高密度肿块，增强扫描为明显强化；若肿瘤沿室管膜扩散转移，可见脑室壁有结节或带状强化。MRI表现：肿瘤T1WI呈等信号，T2WI呈高或稍高信号，增强后显著强化，矢状位可以良好显示肿瘤与脑室、松果体、脑干的关系。松果体区肿瘤常合并梗阻性脑积水。

【病例】患者，女，5岁，反复头痛3个月（图2-34）。

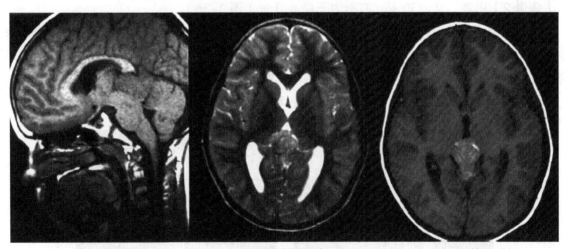

a.T1WI 矢状位平扫　　　　b.T2WI 轴位平扫　　　　c.T1WI 轴位平扫

图 2-34　颅脑 MRI 图

【MRI报告示范】松果体区见一软组织肿块形成，T1WI、T2WI以等信号为主，信号不均，夹杂少量斑点状T1WI高信号、T2WI低信号影，肿块边界清晰，大小约2.3cm×3.5cm，邻近脑组织受压，幕上脑室稍扩张。

【影像印象】松果体区占位：考虑为生殖细胞瘤。

（七）听神经瘤

【影像诊断要点】CT表现：发生于桥小脑角池。平扫：圆形或类圆形等或低密度肿块；周围脑组织受压，可有轻度脑水肿；第四脑室受压、变形、移位、甚至闭塞，患侧桥小脑池、环池可增宽；骨窗可显示内听道呈漏斗状扩大。增强扫描：肿瘤均匀或不均匀或环状强化。MRI表现：病变实性成分T1WI呈低信号，T2WI呈高信号，增强扫描强化明显；囊变坏死区T1WI呈更低信号，T2WI呈更高信号，无强化；患侧听神经增粗。

【病例1】患者，女，35岁，左耳听力下降，站立不稳4个月（图2-35）。

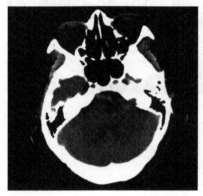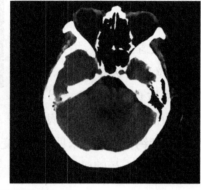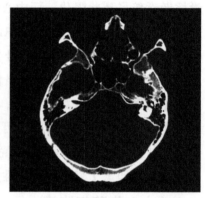

a、b.平扫脑组织窗　　　　　　　　　　　c.平扫骨窗

图2-35　颅脑CT轴位图

【CT报告示范】平扫于左侧脑桥小脑角区见一大小约为2.8cm×2.3cm的不规则软组织肿块，病变以内耳道为中心生长，边界稍欠清晰，密度欠均匀，脑桥受压，第四脑室受压变形，向对侧移位，幕上脑室系统呈对称性扩张积水。骨窗下见同侧内听道呈"喇叭口"样扩大。

【影像印象】左侧脑桥小脑角区占位：考虑为听神经瘤。

【病例2】患者，女，30岁，右听力下降6月余（图2-36）。

【MRI报告示范】平扫于右侧桥小脑角区可见不规则状T1WI等信号、T2WI稍高信号团块灶，信号不均匀，大小约2.5cm×3.7cm×4.3cm，病灶向内耳道内延伸，右侧听神经明显增粗，增强扫描病灶呈明显强化，强化不均；右侧小脑半球及脑干受压变形，第四脑室明显受压变窄。

【影像印象】右侧脑桥小脑角区占位：考虑为听神经瘤。

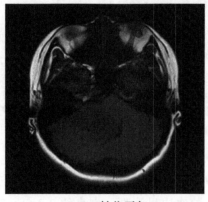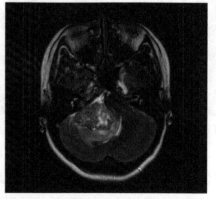

a.T1WI轴位平扫　　　　　　　　　　b.T2WI轴位平扫

图2-36　颅脑MRI图

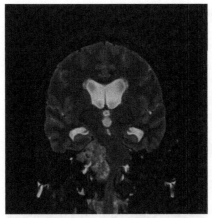
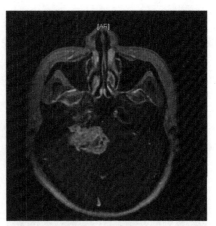

c.T2WI 冠状位脂肪抑制平扫　　　　　　　　　d.T1WI 轴位增强

图 2-36（续）　颅脑 MRI 图

（八）脑转移瘤

【影像诊断要点】肺癌、乳腺癌等易发生脑转移。CT 表现：①可发生于脑的任何部位，皮质下区最多见。②平扫，单发或多发的小环状或结节状等密度或略高密度灶，周围水肿明显，有明显占位效应。③增强扫描，轻中度环状或结节状强化。MRI 表现：典型的脑转移在 T1WI 上呈低信号，在 T2WI 上呈高信号，瘤灶小而周围水肿广泛，占位效应显著。有时出现靶征，可合并出血。T1WI 及 T2WI 均为低信号的，提示黑色素瘤转移。有出血的转移瘤常提示来自绒癌、甲状腺癌及肺癌。增强：大部分转移瘤均出现强化，可呈结节状、团块状均匀强化，也可呈不规则的环形及壁结节强化。

【病例 1】患者，女，54 岁，肺癌两年，头晕头痛 2 月余（图 2-37）。

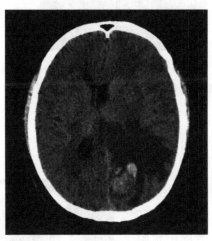
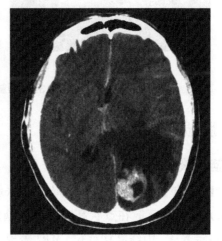

a.平扫　　　　　　　　　　　　　　　　b.增强

图 2-37　颅脑 CT 轴位图

【CT 报告示范】左枕叶见不规则结节影，较大截面约 2.7cm×2.8cm，边界欠光整，密度不均，实性成分密度稍高呈明显强化，内见无强化的低密度囊变区；病灶周围见大片不规则状低密度水肿带，邻近左侧脑室局部受压、变形；中线结构略右移；余脑实质内未见异常密度影。

【影像印象】左枕叶占位：考虑为转移瘤。

【病例 2】患者，女，55 岁，发现肺部肿块 1 年余，头痛、神智淡漠 2 个月（图 2-38）。

【MRI 报告示范】平扫于左侧额叶、双侧枕叶、右侧颞顶叶可见多发片状 T1WI 低信号、T2WI 高信号灶，T2-FLAIR 呈明显水肿样高信号，其内可见多发 T1WI、T2WI 等信号结节影；

增强后脑内可见多发结节状明显强化灶；脑室系统大小形态正常，中线结构居中。

【影像印象】脑内多发结节灶伴灶周脑水肿：考虑为多发转移瘤。

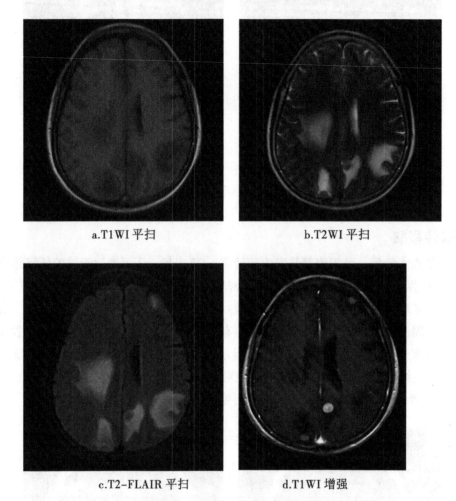

a.T1WI 平扫   b.T2WI 平扫

c.T2-FLAIR 平扫   d.T1WI 增强

图 2-38 颅脑 MRI 轴位图

四、颅脑损伤

（一）脑挫裂伤

【影像诊断要点】CT 表现：损伤局部脑水肿呈低密度；小出血灶表现为低密度区散在点状高密度影；脑内血肿为高密度影；同侧侧脑室受压，中线结构移位。MRI 表现：常随脑水肿、出血和脑挫裂伤程度而异。

【病例 1】患者，女，34 岁，车祸头部损伤后意识障碍（图 2-39）。

【CT 报告示范】左侧额颞叶可见不规则高密度血肿，CT 值约为 62HU，边界欠清晰，周围环绕带状低密度影；左侧侧脑室受压，中线结构稍右偏；右侧额颞部颅骨内板下方可见窄带状高密度影，跨越颅缝。

【影像印象】①左侧额颞叶脑挫裂伤并血肿形成；②右侧

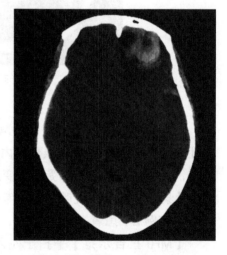

图 2-39 颅脑 CT 轴位平扫图

额颞部硬膜下血肿。

【病例2】患者，女，19岁，头部外伤后数天（图2-40）。

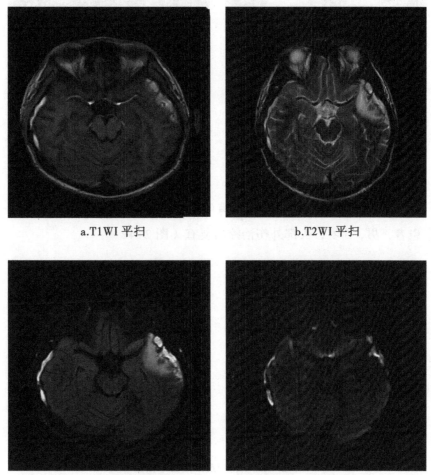

| a.T1WI平扫 | b.T2WI平扫 |

| c.T2-FLAIR平扫 | d.DWI扫描 |

图2-40　颅脑MRI轴位图

【MRI报告示范】左侧颞叶皮质及皮质下区可见不规则片状T1WI、T2WI、T2-FLAIR高信号灶，DWI亦呈高信号，灶周见片状T1WI稍低信号、T2WI高信号的水肿带；右侧颞部颅骨板下可见新月形异常信号，T1WI、T2WI、T2-FLAIR及DWI均呈高信号，边界清晰，邻近脑实质信号未见异常；中线结构居中。

【影像印象】①左颞叶脑挫裂伤；②右颞部硬膜下血肿（亚急性）。

（二）硬膜外血肿

【影像诊断要点】硬膜外血肿多发生于头颅直接损伤部位，多伴有骨折，血肿积聚于颅骨与硬脑膜之间。CT表现：颅骨内板下双凸形高密度区，边界锐利，血肿范围一般不超过骨缝，可伴有颅骨骨折。MRI表现：血肿信号强度变化和血肿的期龄及检查所有的磁场强度有关。血肿急性期，T1WI呈等信号，血肿内缘可见低信号的硬膜，T2WI呈低信号；亚急性期T1WI及T2WI均呈高信号。

【病例1】患者，女，32岁，头颅外伤后昏迷（图2-41）。

【CT报告示范】脑实质窗示右颞部颅骨内板下可见双凸形高密度影，边界锐利，邻近脑实质受压内移。骨窗显示右侧颞骨见骨折线，断端无明显塌陷。

【影像印象】右侧颞骨骨折并右颞部硬膜外血肿。

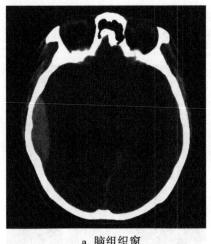

| a. 脑组织窗 | b. 骨窗 |

图 2-41　颅脑 CT 轴位平扫图

【病例 2】患者，男，5 岁，头部外伤治疗后复查（图 2-42）。

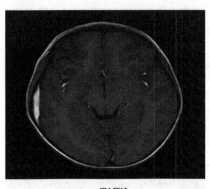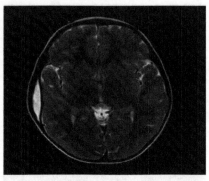

| a.T1WI | b.T2WI |

图 2-42　颅脑 MRI 轴位平扫图

【MRI 报告示范】右颞部颅内板下可见"凸透镜"样异常信号，T1WI、T2WI 均呈高信号影，信号均匀，边界清晰，邻近脑实质稍受压；脑实质内未见异常信号，脑室系统大小、形态正常，中线结构居中。

【影像印象】右颞部硬膜外血肿（亚急性期）。

（三）硬膜下血肿

【影像诊断要点】血肿积聚于硬脑膜与蛛网膜之间，根据时间分为急性、亚急性和慢性硬膜下血肿。CT 表现：急性硬膜下血肿表现为颅板下方新月形高密度影，血肿范围广泛，占位征象较显著。亚急性或慢性期血肿可表现为稍高、等、低或者混杂密度。MRI 表现：信号改变随血肿期龄而异。

【病例 1】患者，男，70 岁，头颅外伤后疼痛 2 个月（图 2-43）。

【CT 报告示范】左侧额、颞、顶部颅骨内板下可见新月形等密度影，边界模糊，脑实质受压内移；左侧脑室明显受压几近闭塞；中线结构向右偏移。脑实质内未见异常密度影。颅骨未见明确骨折征象。

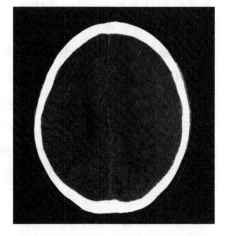

图 2-43　颅脑 CT 轴位平扫（脑组织窗）图

【影像印象】左侧额、颞、顶部广泛硬膜下血肿（亚急性 – 慢性期）。

【病例2】患者，男，45岁，半个月前头部外伤（图2-44）。

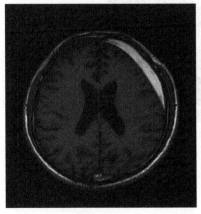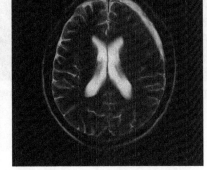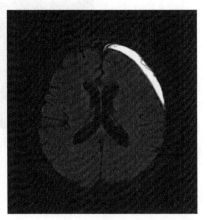

a.T1WI　　　　　　　　　　b.T2WI　　　　　　　　　　c.T2-FLAIR

图 2-44　颅脑 MR 轴位平扫图

【MRI 报告示范】左额颞部颅骨内板下可见新月形异常信号，T1WI、T2WI 及 T2-FLAIR 均呈高信号，信号均匀，边界清晰，左额颞叶受压内移；左侧脑室受压变窄，脑实质内未见异常信号，中线结构右偏。

【影像印象】左额颞部亚急性硬膜下血肿。

（四）弥漫性轴索损伤（DAI）

【影像诊断要点】CT 表现：可出现弥漫性低密度脑水肿，灰白质不清，脑实质内散在的小点状出血灶；要注意有时候临床症状重，但 CT 改变较轻。MRI 表现：MRI 对 DAI 的诊断敏感性高于 CT，MRI 能够显示更小和改变轻微的脑损伤病灶，尤其是 DWI 和 SWI 序列。

【病例】患者，男，15岁，头颅外伤后昏迷6小时（图2-45）。

【MRI 报告示范】双侧大脑半球、胼胝体体部可见散在的点、片状异常信号灶，T1WI 为等信号及稍低信号，T2WI 及 T2-FLAIR 显示为稍高信号，DWI 显示为高信号，SWI 显示脑内更多的斑点状信号减低区。脑室系统不大，中线结构居中。前额部、左颞顶部及右枕顶部头皮软组织内可见弧形 T1WI 稍低信号，T2WI 中等高信号区，边界较清晰。

【影像印象】①弥漫性轴索损伤；②前额部、左颞顶部及右枕顶部头皮血肿。

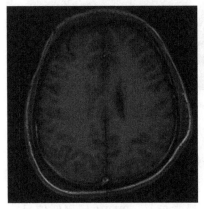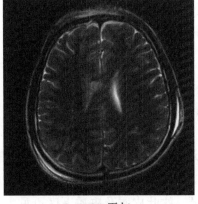

a.T1WI 平扫　　　　　　　b.T2WI 平扫　　　　　　　c.T2-FLAIR 平扫

图 2-45　颅脑 MRI 轴位图

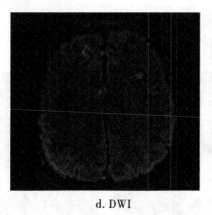

d. DWI　　　　　　　e.SWI

图 2-45（续）　颅脑 MRI 轴位图

五、脑血管疾病

（一）脑梗死

1. 缺血性梗死

【影像诊断要点】CT 平扫在发病 24 小时内常难以显示病灶；24 小时后表现为低密度灶，其部位和范围与闭塞血管供血区一致，多呈扇形，可有占位效应。2~3 周时可出现"模糊效应"，病灶变为等密度而不可见。增强扫描可见脑回状强化。1~2 个月后形成边界清晰的低密度囊腔，且不强化。MRI 表现：（超）急性期脑梗死主要改变为细胞毒性水肿，常规图像上改变不明显，DWI 可以清楚显示异常高信号，ADC 图呈低信号；之后由于血脑屏障破坏，大量液体进入细胞外间隙，导致 T1 和 T2 弛豫时间延长，在常规 T1WI 及 T2WI 均可以显示异常信号，T2WI 较 T1WI 显示病变更为敏感；梗死所致的脑回肿胀和脑沟消失，大约在梗死后 1 天内就能看到；在 24~48 小时表现得更为明显。急性期增强扫描可以显示大血管内由于血流缓慢所致的增强；亚急性期则可以显示侧支循环血管及脑回样强化，脑回样强化开始于梗死后近 1 周，可以持续 6~8 周；T1WI 上高信号，常提示梗死病灶内有出血。

【病例】患者，女，63 岁，左侧肢体偏瘫、失语 2 天（图 2-46）。

【CT 报告示范】右侧颞、额、枕叶见大片低密度区，CT 值约为 18HU，呈扇形，边界欠清，病灶同时累及皮层及皮层下区；右侧脑室受压变窄，中线结构轻度左移。

【影像印象】右侧颞、额、枕叶大面积脑梗死。

2. 腔隙性梗死

【影像诊断要点】腔隙性梗死系深部髓质穿支动脉闭塞所致，小于 15mm，好发于基底节、丘脑、小脑和脑干，中老年人常见。

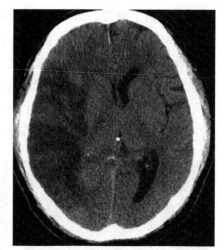

图 2-46　颅脑 CT 轴位平扫图

CT 表现为脑深部的片状低密度区，无占位效应。MRI 表现：双侧丘脑、基底节以及内囊可见圆形或逗点状 T1WI 低信号、T2WI 高信号灶，边界清晰，无明显占位效应。

【病例】患者，男，80 岁，左侧肢体偏瘫 2 小时（图 2-47）。

【MRI 报告示范】右侧额、颞、枕叶皮质及皮质下区可见大片异常信号，T1WI 呈稍低信号，T2-FLAIR 呈高信号，DWI 呈明显高信号，ADC 呈低信号，脑沟、脑裂变窄；脑室系统大小、形态正常；中线结构居中。

【影像印象】右侧额、颞、枕叶大面积急性脑梗死。

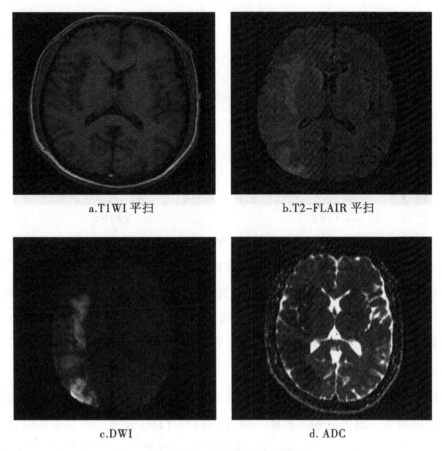

a.T1WI 平扫　　　　　　　　　　b.T2-FLAIR 平扫

c.DWI　　　　　　　　　　　　　d. ADC

图 2-47　颅脑 MRI 轴位图

（二）脑出血

【影像诊断要点】CT 表现：急性期血肿呈边界清晰的肾形、类圆形或不规则形均匀高密度影，周围水肿带宽窄不一，局部脑室受压移位。血肿破入脑室可见脑室内积血。吸收期始于 3~7 天，可见血肿周围变模糊，水肿带增宽，血肿缩小并密度减低，小血肿可完全吸收。囊变期始于 2 个月以后，较大血肿吸收后常遗留大小不等的囊腔，伴有不同程度的脑萎缩。

MRI 表现：血肿在不同时期，信号强度不一。急性期（<3 天）血肿：T1WI 呈等信号，T2WI 为低信号；亚急性期（3~14 天）血肿：T1WI 开始出现高信号，由周边开始，逐渐向内发展。血肿至 6~8 天，在 T2WI 亦呈高信号，从周边向中央扩散；随时间进一步推移，T1WI 及 T2WI 均为高信号；慢性期（≥15 天）：T1WI 呈低信号，T2WI 呈高信号；在 T2WI 上，血肿与水肿之间出现低信号环，提示血肿进入慢性期。低信号环是由于含铁血黄素沉着。

【病例 1】患者，女，54 岁，突发头痛、呕吐 1 天（图 2-48）。

【CT 报告示范】左侧基底节区可见不规则团块状高密度病灶，CT 值约为 73.4HU，大小约 3.6cm×4.8cm，边界清晰；左侧脑室受压变窄，中线结构偏向右侧。

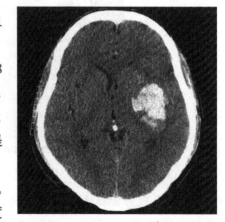

图 2-48　颅脑 CT 轴位平扫（脑组织窗）图

【影像印象】左侧基底节区脑出血。

【病例2】高血压患者，男，55岁，剧烈头痛、呕吐4天（图2-49）。

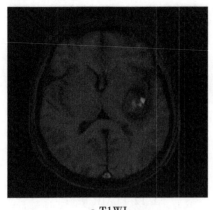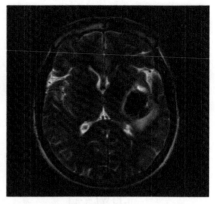

a.T1WI　　　　　　　　　　　　　　b.T2WI

图2-49　颅脑MRI轴位平扫图

【MRI报告示范】左侧基底节区可见不规则团块状异常信号灶，大小约3.1cm×2.7cm，T1WI呈不均匀等、高信号；T2WI为低信号，边缘可见少许高影；灶周可见T1WI稍低信号、T2WI高信号环绕；左侧侧脑室轻度受压；中线结构居中。

【影像印象】左侧基底节区脑出血（亚急性早期）。

（三）蛛网膜下腔出血

【影像诊断要点】蛛网膜下腔出血有外伤性和自发性，CT表现为大脑纵裂、脑池、脑沟密度增高，数天后密度减低、消失。MRI表现：24小时内在T1WI及质子密度像比脑脊液信号稍高，T2WI比脑脊液信号稍低，不如CT敏感；亚急性期可在蛛网膜下腔内出现局灶性T1WI高信号影；慢性期在T2WI上出现含铁血黄素沉积形成的低信号。

【病例1】患者，女，60岁，头痛3天，呕吐2天（图2-50）。

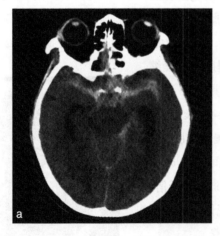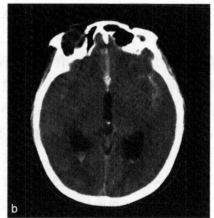

图2-50　颅脑CT轴位（a、b）平扫（脑组织窗）图

【CT报告示范】桥前池、环池、脚间池、鞍上池、双侧外侧裂池、纵裂池及部分脑沟内见高密度影填充；四脑室、双侧侧脑室后角内见少量高密度影填充；脑室系统稍扩大；脑实质内未见明显异常密度影；中线结构居中。

【影像印象】蛛网膜下腔出血伴脑室系统积血。

【病例2】患者，女，42岁，高血压10余年，剧烈头痛、呕吐1小时（图2-51）。

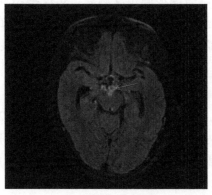
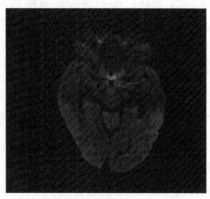

　　　　a.T2-FLAIR平扫　　　　　　　　　　　　b.DWI

图2-51　颅脑MRI轴位图

【MRI报告示范】T2-FLAIR示鞍上池、脚间池、双侧外侧裂池及双侧侧脑室后角可见高信号填充，DWI呈稍高信号改变；脑实质内未见异常信号灶；双侧侧脑室及第三脑室轻度扩张；中线结构居中。

【影像印象】蛛网膜下腔出血。

（四）脑血管畸形

1.动静脉畸形（AVM）

【影像诊断要点】动静脉畸形好发于大脑前、中动脉供血区，由供血动脉、畸形血管团和引流静脉构成。CT表现：显示不规则混杂密度灶，可有钙化，并呈斑点或弧线形强化，水肿和占位效应缺乏。可合并脑血肿、蛛网膜下腔出血及脑萎缩等改变。MRI表现：T1WI及T2WI上可见无信号流空血管；病灶内T1WI、T2WI均为高信号，提示合并出血；T2WI上出现病灶内及边缘含铁血黄素沉积低信号等。

【病例】患者，男，24岁，头痛、癫痫发作（图2-52）。

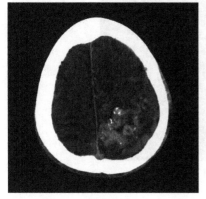
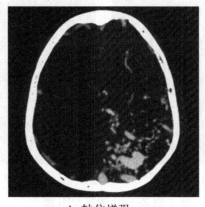
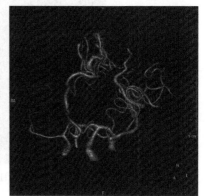

　　a.轴位平扫　　　　　　　　b.轴位增强　　　　　　c.CTA血管三维重建

图2-52　颅脑CT图

【CT报告示范】平扫于左额、顶叶可见团簇状高密度影，边界不清，周围脑实质无水肿，内部见多发点状高密度钙化影；增强扫描后其内可见条状、蚯蚓状高密度血管影；CTA见左侧大脑前、中动脉发出的粗大供血动脉及相应区域增粗的引流静脉。脑室及脑池系统未见异常，中线结构居中。

【影像印象】左额、顶部脑动静脉畸形（AVM）。

2. 海绵状血管瘤

【**影像诊断要点**】海绵状血管瘤常见于额、颞叶深部髓质区、皮髓质交界区和基底节区，几乎都有瘤内出血。CT表现：平扫为边界清晰圆形或类圆形高密度病灶，密度均匀或不均匀，常无瘤周水肿，可合并出血，常伴钙化。增强扫描可呈轻度至明显强化。MRI表现：在SE序列上呈边界清晰的混杂信号，周围有完整的低信号含铁血黄素环，使病灶呈爆米花样改变。病灶在SWI上显示尤为清晰，表现为低信号。

【**病例**】患者，女，54岁，头痛（图2-53）。

【**MRI报告示范**】左侧额叶深部脑白质内可见类圆形异常信号，大小约2.2cm×2.1cm×1.9cm，T1WI、T2WI及T2-FLAIR病灶中央呈高、低混杂信号，边缘均可见低信号环，病灶边缘无水肿，边界清晰；余脑实质内未见异常信号影；脑室系统大小、形态未见异常；中心结构居中。

【**影像印象**】左额叶海绵状血管瘤。

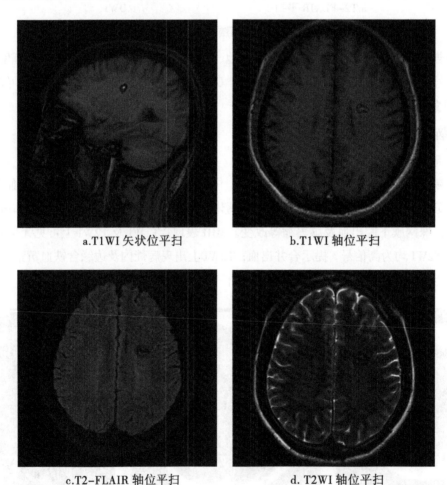

a.T1WI 矢状位平扫   b.T1WI 轴位平扫

c.T2-FLAIR 轴位平扫   d. T2WI 轴位平扫

图 2-53　颅脑 MRI 图

3. 静脉畸形

【**影像诊断要点**】静脉畸形主要包括静脉性血管瘤和大脑大静脉畸形。CT表现：静脉性血管瘤CT可无异常发现，或于平扫显示侧脑室前角附近边界不清的稍高密度影，增强扫描可出现强化的点、线状髓质静脉及增粗的中央静脉；病灶无占位效应，周围脑组织无水肿。Galen静脉瘤CT平扫显示四叠体池内境界清晰的圆形或三角形略高密度影，其CT值与血液一致，增强扫描呈边界清晰的均一强化，有时可见多支螺旋状增粗的供血动脉和引流静脉，常伴脑水肿。MRI表现：静脉性血管瘤内扩张的髓质静脉及中央静脉可因血管流空或流入相关增强而显影，髓质静脉呈放射状或星芒状排列，增强扫描显示更为清晰。Galen 静脉瘤表现为四叠体池内境界清晰的圆形或三角形信号不均匀的病灶，T1WI 呈低、等信号，T2WI 呈稍高信号，附壁血栓在 T1WI 和 T2WI 上均为高信号。MRA 可直接显示供血动脉、扩张的大脑大静脉及引流的静脉窦。

【病例】患者，女，15 岁，经常头痛（图 2-54）。

【MRI 报告示范】平扫于 T1WI 上示左侧额叶可见少许不规则低信号，T2WI 显示为高信号，SWI 呈明显低信号，呈"水母状"，边缘无水肿；余脑实质内未见明显异常；脑室系统大小、形态未见异常；中线结构居中。

【影像印象】左额叶静脉畸形。

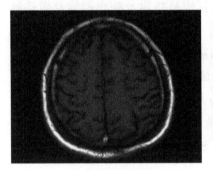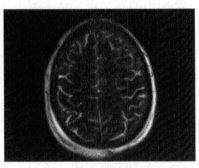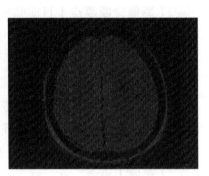

a.T1WI 平扫　　　　　　　　　b.T2WI 平扫　　　　　　　　　c.SWI

图 2-54　颅脑 MRI 轴位图

（五）颅内动脉瘤

【影像诊断要点】颅内动脉瘤好发于脑底动脉环及附近分支，是蛛网膜下腔出血的常见原因。多呈囊状，大小不一，囊内可有血栓形成。CT 检查：分为三型。Ⅰ型无血栓动脉瘤，平扫呈圆形稍高密度区，均一性强化；Ⅱ型部分血栓动脉瘤，平扫中心或偏心性高密度区，中心和瘤壁强化，其间血栓无强化，呈"靶征"；Ⅲ型完全血栓动脉瘤，平扫呈等密度灶，可有弧形或斑点状钙化，瘤壁环形强化。动脉瘤破裂时 CT 图像上多数不能显示瘤体，但可见并发的蛛网膜下腔出血、脑内血肿等改变。MR 显示动脉瘤与其血流、血栓、钙化和含铁血黄素有关，在 MRA 上表现为与载瘤动脉相连的囊状物。

【病例 1】患者，女，37 岁，头昏、头痛（图 2-55）。

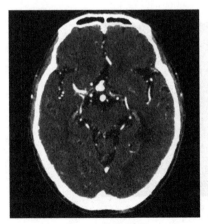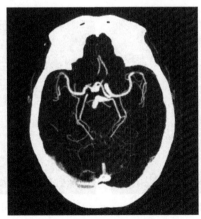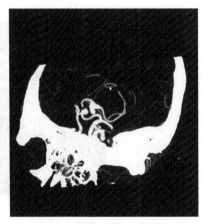

a .CT 轴位增强　　　　　b.CTA 轴位血管 MIP 重组　　　　　c.CTA 矢状位血管 MIP 重组

图 2-55　颅脑 CT 图

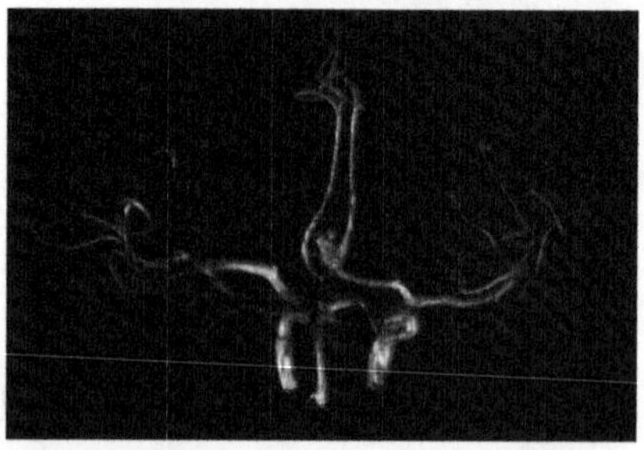

【CT 报告示范】CTA 示右前交通动脉向后形成一直径约 8mm 囊袋状突起，余各段脑血管走行无异常。脑实质内未见明显异常密度灶；脑室系统大小、形态未见异常；中线结构居中。

【影像印象】右前交通动脉瘤。

【病例 2】患者，女，58 岁，高血压 10 余年（图 2-56）。

【MRI 报告示范】容积再现 3D TOF-MRA 示前交通动脉可见一囊袋样突起，大小约 4.1mm×6.1mm，边界清晰。

【影像印象】前交通动脉瘤。

图 2-56　颅脑 TOF-MRA 三维重组图

（六）脑小血管病

【影像诊断要点】目前临床广泛使用的狭义定义认为脑小血管病是指累及脑小动脉及微动脉的血管病。CT 表现：腔隙灶，直径 3~15mm 脑脊液样低密度影；腔隙性脑梗死，表现为基底节及丘脑区多发斑点状低密度影，直径 10~15mm；脑白质疏松，脑室周围及放射冠、半卵圆中心对称性斑片状低密度，多伴有脑萎缩的征象；脑微出血灶 CT 难以显示；血管周围间隙扩大，穿通动脉及小动脉周围低密度间隙扩大，多见于基底节、半卵圆中心及海马区。MRI 表现：MR 检测腔隙灶、腔隙性脑梗死、脑白质疏松及血管周围间隙扩大较 CT 敏感，T1WI 显示低或稍低信号，T2WI 为高或稍高信号，无占位效应，病灶大小不等，形态不同；SWI 对于微出血灶显示最佳。

【病例】患者，女，55 岁，头晕、乏力 1 年（图 2-57）。

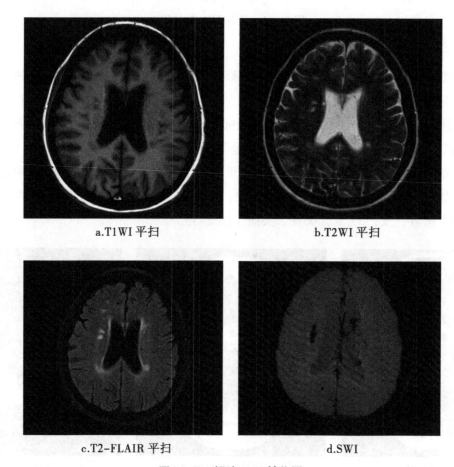

a.T1WI 平扫　　　　　　　　　　b.T2WI 平扫

c.T2-FLAIR 平扫　　　　　　　　d.SWI

图 2-57　颅脑 MRI 轴位图

【MRI 报告示范】双侧基底节区及放射冠区可见多发点状 T1WI 低信号、T2WI 高信号灶，

T2-FLAIR 呈高信号，边界清晰；双侧侧脑室旁脑白质呈 T1WI 稍低信号，T2WI 及 T2-FLAIR 为稍高信号改变，边缘模糊；SWI 示双侧脑实质内多发点状、斑片状低信号灶；脑室系统扩大，脑沟、脑稍增宽，中线结构居中。

【影像印象】符合脑小血管疾病影像改变（脑内多发腔梗、脑白质疏松，脑内多发微出血灶）。

六、脱髓鞘疾病——多发性硬化（MS）

【影像诊断要点】MS 是最常见的中枢神经系统脱髓鞘疾病，好发于中青年女性。CT 表现：脑白质区多发斑片状低密度病灶；活动期病灶可出现点状、片状、环形强化灶，静止期无强化。MRI 表现：侧脑室周围及深部脑白质多发斑片状异常信号灶，T1WI 显示低或稍低信号，T2WI 为高或稍高信号，多无占位效应，轴位病灶呈圆形或椭圆形，冠状位及矢状位呈条索状，病灶垂直于侧脑室，呈"直角脱髓鞘征"。脊髓也可受累，累及范围多局限于两个椎体高度以内。

【病例】患者，女，36 岁，头昏、四肢乏力 4 年（图 2-58）。

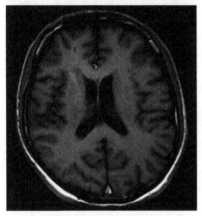
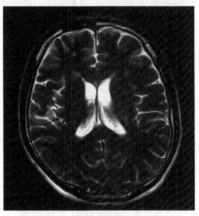
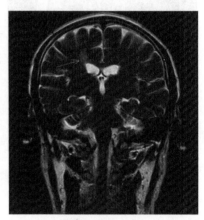

a.T1WI 轴位平扫　　　　　　　b.T2WI 轴位平扫　　　　　　　c.T2WI 冠状位平扫

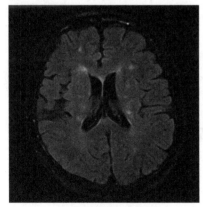
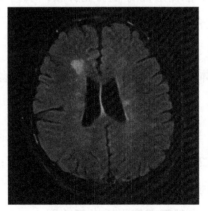
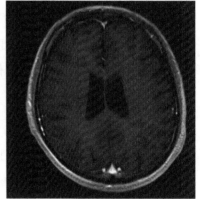

d.T2-FLAIR 轴位平扫　　　　　e. T2-FLAIR 轴位平扫　　　　　f.T1WI 轴位增强

图 2-58　颅脑 MRI 图

【MRI 报告示范】双侧脑室旁及半卵圆中心、额顶叶皮层下区可见多发圆点状、斑片状 T1WI 等或稍低信号灶，T2WI 及 T2-FLAIR 为稍高信号改变，边缘模糊；冠状位 T2WI 示病灶垂直于侧脑室壁；增强后病灶无强化。脑室系统无扩大，脑沟、脑裂无增宽，中线结构居中。

【影像印象】多发性硬化（慢性期）。

七、脊髓和椎管内疾病

（一）室管膜瘤

【影像诊断要点】 CT 表现：显示不佳，肿瘤段脊髓肿大，密度减低，边缘模糊。MRI 表现：脊髓呈梭形肿大，肿瘤多位于脊髓中央，T1WI 呈稍低信号，T2WI 呈中等高信号，肿瘤上、下方可有脊髓中央管扩张。增强后可见强化。

【病例】 患者，男，45 岁，四肢麻木、感觉减退 6 个月（图 2-59）。

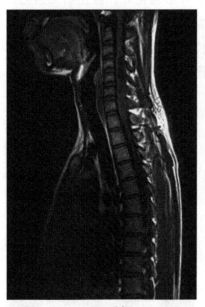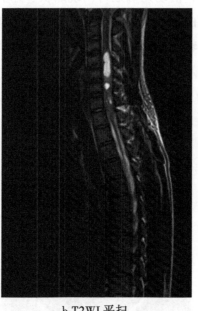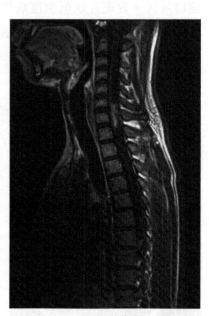

a.T1WI 平扫　　　　　　　　b.T2WI 平扫　　　　　　　　c.T1WI 增强

图 2-59　颈椎 MRI 矢状位图

【MRI 报告示范】 颈 4~ 胸 1 椎体层面脊髓明显肿胀，长约 7.2cm，内见不规则片状 T1WI 稍低信号，T2WI 稍高信号影，分界不清；病变内见 T1WI 低信号、T2WI 高信号的囊变区；增强后病灶实性部分明显强化，囊壁有线样强化。

【影像印象】 颈 4~ 胸 1 椎体层面脊髓内占位：考虑室管膜瘤。

（二）脊膜瘤

【影像诊断要点】 CT 表现：平扫不容易与脊髓区分，密度稍高于脊髓。增强扫描呈中等强化。MRI 表现：T1WI 多呈等信号，T2WI 多呈稍高信号，信号多均匀；肿瘤位于硬膜下区，边界清晰，宽基底与脊膜相连，增强后显著强化，可有"硬膜尾征"。

【病例】 患者，男，58 岁，胸背部疼痛不适半年（图 2-60）。

【MRI 报告示范】 胸 8~ 胸 9 椎体层面椎管后部见类圆形异常信号，T1WI 呈等信号，T2WI 呈稍低信号，边界清晰，大小约 1cm×1.8cm，增强呈明显强化，可见宽基底贴于后缘脊膜；脊髓受压向前移位，但信号无明显异常改变。

【影像印象】 胸 8~ 胸 9 椎体层面椎管内脊膜瘤。

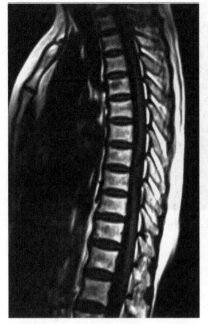
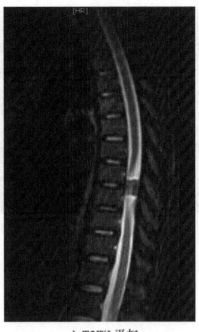
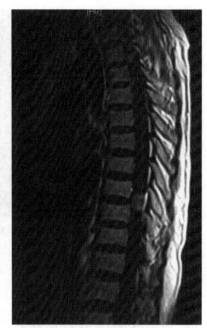

| a.T1WI 平扫 | b.T2WI 平扫 | c.T1WI 增强 |

图 2-60 胸椎 MRI 矢状位图

（三）神经鞘瘤

【影像诊断要点】CT 表现：平扫呈圆形实质性肿块，密度较脊髓稍高，增强扫描呈中等强化。肿瘤易致椎间孔扩大，椎弓根骨质吸收破坏。MRI 表现：肿瘤在 T1WI 上呈髓外等信号灶，在 T2WI 上呈高信号灶，囊变常见；增强扫描：实体性肿瘤呈均匀强化，囊性肿瘤呈环形强化，少数肿瘤呈不均匀强化。另肿瘤所在解剖层次不同，出现相应的脊髓移位。肿瘤穿出椎间孔，呈"哑铃征"。

【病例】患者，男，68 岁，胸背部胀痛 10 年，加重半年（图 2-61）。

【MRI 报告示范】胸 7~ 胸 8 椎体层面可见椎管内肿块经胸 7~ 胸 8 右侧椎间孔向外生长，呈哑铃状改变，T1WI 呈等信号，T2WI 呈稍高信号；其前部可见 T1WI 低信号、T2WI 高信号囊变区，肿块大小约 1.0cm×4.4cm，增强后肿瘤实性部分明显强化，囊变区无强化；余所示胸椎管内无异常强化灶。

【影像印象】胸 7~ 胸 8 椎体层面右侧椎管及椎间孔区占位：考虑神经鞘瘤。

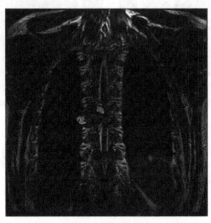
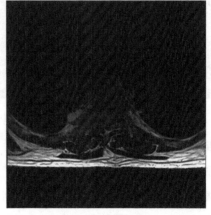

| a.T2WI 冠状位平扫 | b.T2WI 轴位平扫 |

图 2-61 胸椎 MRI 图

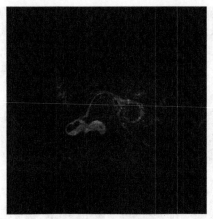
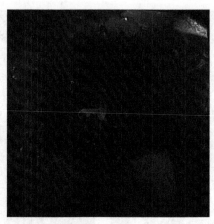

c.T1WI 轴位脂肪抑制增强　　　　　　　d.T1WI 冠状位脂肪抑制增强

图 2-61（续）　胸椎 MRI 图

八、新生儿脑病

（一）缺血缺氧性脑病

【影像诊断要点】CT 表现：缺血缺氧性脑病分为三度。脑内散在低密度灶，范围不超过两个脑叶，无占位效应为轻度。低密度灶范围超过两个脑叶以上，并累及全部大脑，脑沟和脑池变窄，可合并颅内出血为中度。两侧大脑弥漫性低密度灶，脑皮、髓质间界限不清，脑室变窄，伴有颅内出血和脑外积水为重度。MRI 表现：灰白质分界消失，内囊后肢 T1 高信号消失，皮层、皮层下白质及深部白质 T1WI 呈高信号；脑室旁出现长 T1 长 T2 软化灶；如合并脑出血在亚急性期，则在 T1WI 和 T2WI 上均为高信号。慢性期可见脑软化形成，脑室扩大，脑萎缩。

【病例1】患者，男，29 周早产，有宫内窘迫史，窒息复苏后 3 小时（图 2-62）。

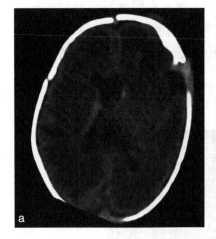
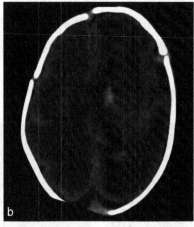
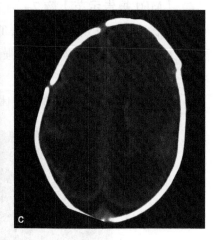

图 2-62　颅脑 CT 轴位（a-c）平扫（脑组织窗）图

【CT 报告示范】双侧额颞顶枕叶可见弥漫大片状低密度影，灰白质交界变模糊。双侧脑室壁室管膜下区见斑片状高密度影；脑室系统无扩大；中线结构无明显偏移。

【影像印象】早产儿缺血缺氧性脑病；双侧室管膜下出血。

【病例2】患者，男，11 个月，出生时有重度窒息病史，发育迟缓（图 2-63）。

【MRI 报告示范】双侧额、颞、顶叶脑组织见囊变区，T1WI 及 T2-FLAIR 呈低信号影、T2WI 呈高信号，脑沟、脑裂增宽，以左侧明显，双侧额部硬膜下间隙增宽。幕上脑室系统明显扩大，以左侧明显。

【影像印象】缺血缺氧性脑病后遗改变。

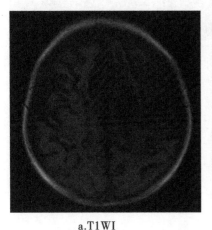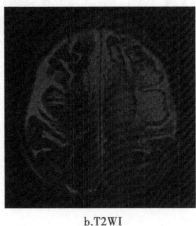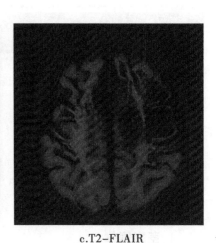

a.T1WI   b.T2WI   c.T2-FLAIR

图 2-63 颅脑 MRI 轴位平扫图

（二）胆红素脑病（核黄疸）

【影像诊断要点】CT 不能发现病变。MRI 表现：较严重者在新生儿期于 T1WI 上两侧苍白球、丘脑腹外侧等受累处可见对称的斑片状高信号影。T2WI 上表现不明显，但可见内囊后肢正常低信号髓鞘化消失。慢性期 T2WI 可见两侧苍白球也呈高信号。

【病例】足月儿，胆红素增高 3 天，哭闹及尖叫 1 天（图 2-64）。

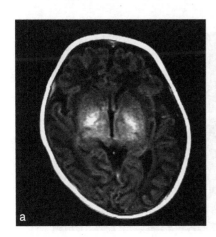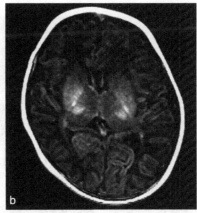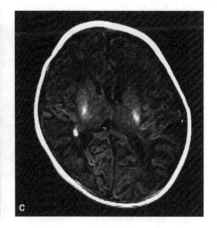

图 2-64 颅脑 T1WI 平扫轴位（a-c）图

【MRI 报告示范】T1WI 示双侧苍白球、丘脑区对称性斑片状高信号影，边缘模糊；右侧脑室后角旁见一点状极高信号影，边界清晰；双侧脑室无扩大，中线结构居中。

【影像印象】①胆红素脑病；②右侧脑室后旁小点状出血灶。

第三章　头颈部

第一节　检查技术

一、X 线检查

1. 茎突侧位

【摄影体位】受检者俯卧于摄影台上，身体姿势如头颅侧位，被检侧贴近台面，下颌前伸，呈反咬合位，以使颈椎与下颌支间角度增大（图 3-1a）。同法摄对侧作为对照。可用近距离、小照射野。

【中心线】中心线向头端倾斜 10°，经远台面侧下颌角后缘，经被检侧外耳孔下内 1cm 处射入探测器照射野中心。

【照片显示】图 3-1b 为茎突侧位影像。茎突显示于外耳孔下方，颈椎与下颌支之间。根部圆钝、尖部细长、骨质致密。

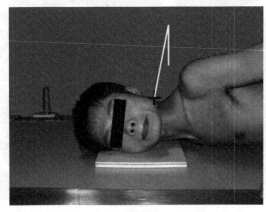
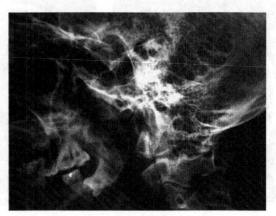

a. 示意图　　　　　　　　　　　　　　　　b. 显示图

图 3-1　茎突侧位

2. 鼻骨侧位

【摄影体位】受检者俯卧于摄影台上，头颅呈标准侧位。鼻根下 1cm 处对应探测器中心；照射野和探测器包括整个鼻骨（图 3-2a）。

【中心线】中心线经鼻根下 1cm 处与鼻骨相切垂直射入胶片中心。

【照片显示】图 3-2b 为鼻骨侧位影像，位于面部鼻腔开口的上方、眼眶的前方。

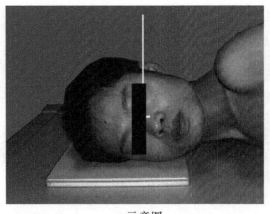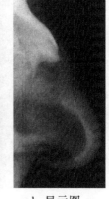

a.示意图 b.显示图

图 3-2 鼻骨侧位

3.柯氏位（又称鼻旁窦后前 23° 位）

【摄影体位】受检者俯卧于摄影台上，鼻额部贴近台面，使听眦线和正中矢状面均垂直台面（图 3-3a）。鼻根下 1cm 处对应探测器中心。

【中心线】中心线向足端倾斜 23° 角，经鼻根部射入探测器。

【照片显示】两侧眼眶显示于照片中部，左右对称，眶缘骨质清晰，眶上裂投影于眶内，岩骨投影于眶下，与上颌窦相重叠。额窦显示在两眶间上部。筛窦气房充盈在两眶之间，有的可扩大至眶内。后部筛窦与上部鼻甲相重叠，下鼻甲显示清晰，鼻腔中央纵向线影为鼻中隔（图 3-3b）。

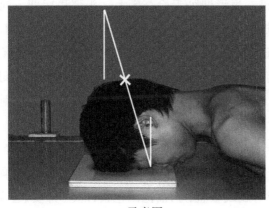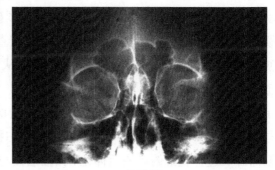

a.示意图 b.显示图

图 3-3 柯氏位

4.瓦氏位（又称鼻旁窦后前 37° 位）

【摄影体位】受检者俯卧于摄影台上，头仰起，颏部贴近台面，头颅正中矢状面垂直并重合台面中线，听眦线与台面呈 37°（图 3-4a）。鼻尖对应探测器中心。

【中心线】中心线从头顶并经两眦连线中点垂直射入探测器。

【照片显示】图 3-4b 为大部分面骨正位影像，眼眶略呈斜方形，内上至外下的对角线较长。额窦呈半轴位，其下方的筛窦上部为前组，下部为后组。上颌窦投影于眶下，呈倒三角形，含气情况约与眶内密度相仿。岩骨投影于上颌窦之下。下颌髁突呈半轴位，可见颞下颌关节与颧骨部分重叠。

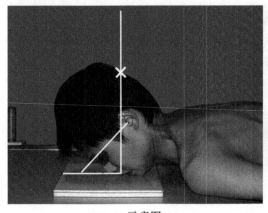

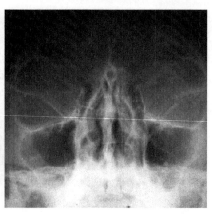

a.示意图　　　　　　　　　　　　　　　　b.显示图

图 3-4　瓦氏位

二、CT检查

头面颈部CT常规用横断层面扫描，眼眶、鼻咽、鼻窦、耳、颞骨CT检查可用横断层面扫描（冠状面图像用MPR后处理）和/或冠状层面扫描。横断层面CT可较好显示外耳道前、后壁，锤砧关节，鼓室的前、后、内、外壁，乙状窦壁以及颞下颌关节等；冠状层面CT则能清晰显示鼓膜嵴、上鼓室、听小骨、水平半规管、卵圆孔、内耳道横嵴、鼓室底、颈静脉窝等；扫描方法的选择根据患者的具体情况而定。

1.体位和扫描范围

（1）颈部扫描：图 3-5a 为常规横断层面扫描，患者仰卧于检查床上，头部稍后仰，同时两肩部放松，两上臂置于身体两侧，尽量使颈部与扫描层面垂直。扫描时嘱患者平静呼吸，不要做吞咽动作，以免产生伪影。先扫颈部侧位定位图确定扫描范围，扫描范围常规应包括整个颈部，即下颌角至胸腔入口。喉部扫描从C4向下扫，或直接对准喉结扫描，扫描时嘱患者连续发字母"E"音，使声带内收，梨状窝扩张。甲状腺扫描则从C5开始向下至甲状腺下极。鼻咽部扫描则从颅底扫至口咽部。

（2）鼻和鼻窦扫描：鼻和鼻窦可采用横断层面或冠状层面扫描图（3-5b），横断层面扫描摆位与颅脑相同，使扫描平面与听眦线平行，扫描范围包括硬腭至额窦顶部。冠状层面扫描时患者可取仰卧头过伸位或俯卧头后仰位，扫描层面与听眦线垂直，扫描范围包括额窦、筛窦、上颌窦、蝶窦和鼻腔。

（3）眼眶扫描：眼眶多采用横断层面扫描，必要时可加做冠状层面。摆位与颅脑相同，先扫头颅侧位定位图，以确定扫描范围和扫描机架的倾斜度，扫描时嘱患者闭眼及眼球向前凝视不动，以免产生伪影。横断层面扫描以外耳孔与眶下缘连线即听眶下线为基线，向上扫至眶上缘，即眶底至眶顶的范围。冠状层面扫描时体位与鼻窦冠状扫描体位相同，扫描层面与听眦线垂直，扫描范围包括眼睑至眶尖。

（4）耳、颞骨扫描：可用横断层面和冠状层面扫描，横断层面摆位与颅脑相同，扫描层面与听眦线平行，自外耳孔下缘开始向头顶侧连续扫描至岩骨上缘。冠状层面扫描时患者可取仰卧头过伸位或俯卧头后仰位，扫描层面与听眦线垂直，自外耳孔后 1cm 处开始向前连续扫描至外耳孔前缘。

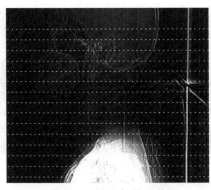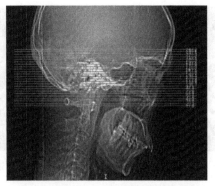

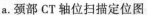

a. 颈部CT轴位扫描定位图　　　　　b. 鼻和鼻窦CT轴位扫描定位图

图3-5　头颈部CT扫描范围

2.**层厚和层距**　面颈部CT除做全颈部扫描采用层厚10mm、层距10mm外，针对某一部位的扫描，如鼻咽部、喉部、甲状腺、鼻窦和眼眶等部位，多采用层厚5mm和层距5mm。中耳、内耳的细微结构常采用薄层扫描，一般常用层厚和层距均为1~2mm。

3.**窗宽和窗位**　头面颈部CT图像的窗宽和窗位，根据所检查的部位不同而略有差异，一般取窗宽300~400HU，窗位30~60HU。如需了解骨质结构，还需照骨窗，窗宽1000~1500HU，窗位250~350HU。为了较好地显示中耳与内耳的结构，常用较宽的窗宽3000~4000HU，窗位一般用200~300HU。

第二节　正常影像表现

一、眼眶正常CT表现（图3-6）

眼眶内下壁薄，外壁最厚，上壁厚薄不均，眶腔呈锥形。眼球壁呈环形等密度影，其内可见低密度的玻璃体及高密度的晶状体，眼球外上方等密度影为泪腺。眼球后可见低密度的脂肪间隙，周边可见条状等密度眼外肌，中间为视神经。在眶尖可见通向颅内的眶上裂及视神经管。

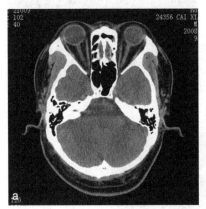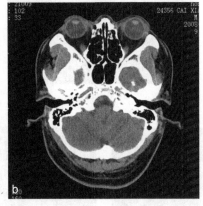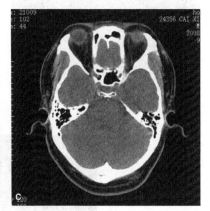

a-c. 轴位

图3-6　眼部CT平扫（软组织窗）图

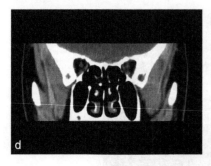 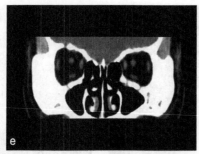 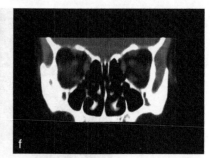

d-f.冠状位

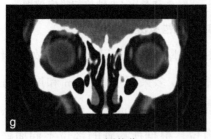 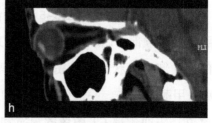

g.冠状位　　　　　　　　　　　h.矢状位

图 3-6（续）　眼部 CT 平扫（软组织窗）图

二、耳部正常 CT 表现（图 3-7）

颞骨嵌于蝶骨、顶骨及枕骨之间，参与组成颅中窝和颅后窝，由鳞部、鼓部、乳突部、岩部、茎突五个部分组成。由外向内为外耳、中耳及内耳。外耳道长 2.5~3.0cm，外 1/3 为软骨部，内 2/3 为骨部。中耳由鼓室、鼓窦（乳突窦）、咽鼓管、乳突组成。鼓室为不规则含气腔，分为上鼓室、中鼓室、下鼓室，鼓室内有听小骨，包括锤、砧、镫骨，咽鼓管为鼓室与鼻咽腔的通道，内耳位

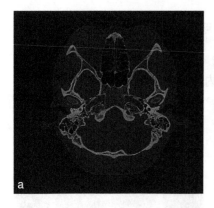 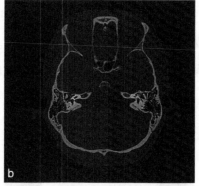 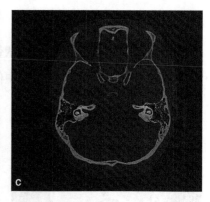

a-c.轴位

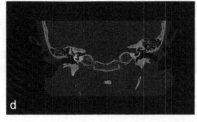 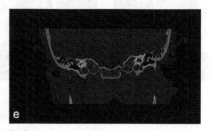

d-e.冠状位

图 3-7　耳部 CT 平扫（骨窗）图

于岩部内，又称迷路，由致密骨构成，包括前庭、前庭窗、前庭水管、半规管、耳蜗、耳蜗水管。面神经管走行于颞骨内，总长平均30mm，分三段即迷路段、水平段、垂直段。颞骨内或周边还有乙状窦、颈静脉窝、颈动脉管等结构。HRCT可以清楚地显示上述诸结构。

三、鼻、鼻窦正常CT表现（图3-8）

鼻腔及其外侧壁可显示上、中、下鼻甲与上、中、下鼻道，中鼻道区有窦口鼻道复合体，包括筛漏斗、半月裂孔、钩突、筛泡，鼻囟门可有上颌窦副口。上颌窦由前壁、后壁、上壁、下壁、内壁围成。发育过大时向硬腭、额突、颧突及眶骨质发展形成窦，向牙槽突发展，牙根突入上颌窦，发育过小则窦腔狭小。筛窦位于鼻腔外上方，每侧3~15个气房，分前后组，分别开口于中鼻道和上鼻道。额窦通过额鼻管开口于中鼻道。蝶窦位于蝶骨体内，开口于蝶筛隐窝。蝶骨大小翼气化、翼突气化、鞍背气化、蝶骨嵴气化，使视神经管、圆孔、卵圆孔、翼管及颈动脉管等结构与蝶窦发生位置的相对改变。

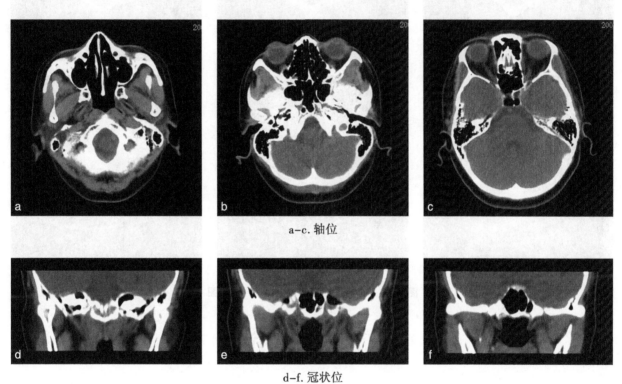

a~c.轴位

d~f.冠状位

图3-8 鼻和鼻窦CT平扫图

四、咽部正常CT表现（见图3-8）

口咽部上起软腭，下至会厌游离缘。CT横断面扫描可显示口咽黏膜、黏膜下咽缩肌、咽旁间隙、扁桃体组织。鼻咽部位于鼻腔后方，上自颅底，下至硬腭。前壁为鼻后孔及鼻中隔后缘；顶壁由蝶枕骨构成，与颅底关系密切；后壁为枕骨基底部及第1、2颈椎椎体；外壁为咽鼓管咽口、圆枕、侧隐窝。两侧咽隐窝对称，咽鼓管圆枕和咽鼓管咽口清楚，可区分鼻咽黏膜、黏膜下层及其外侧肌群形态、咽旁间隙组织等结构。喉咽部又称为下咽部，上起会厌游离缘，下至环状软骨下缘，由下咽侧壁、两侧梨状隐窝及环后间隙组成。下咽后壁厚度不超过10mm。两侧梨状隐窝在吞钡时显示清晰。横断面能清楚地显示下咽后壁黏膜，黏膜下颈长肌群；两侧梨状隐窝对称，大小一致，黏膜面光滑整齐。食管上开口部呈软组织密度，位于环状软骨后区及气管后。

五、喉部正常 CT 表现（图 3-9）

横断扫描可观察会厌、喉前庭、杓会厌皱襞、梨状隐窝、假声带、真声带、声门下区的形态结构；显示舌骨、甲状软骨、杓状软骨、环状软骨的位置、形态及其关系；喉旁间隙的形态与密度；喉外肌肉、血管、间隙等结构。

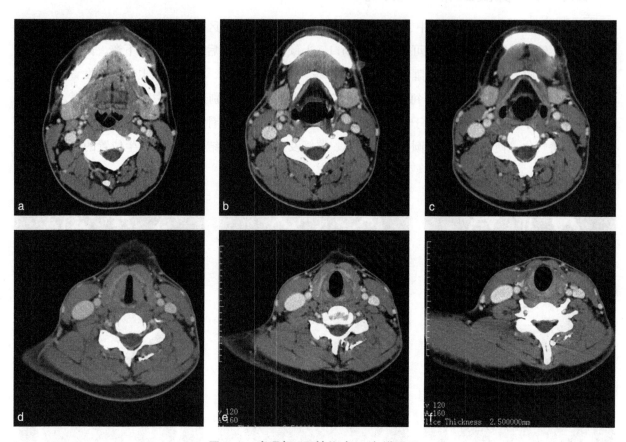

图 3-9 喉咽部 CT 轴位（a-f）增强图

第三节 常见病诊断

一、眼、眼眶疾病

（一）炎性病变——眼特发性炎症

【影像诊断要点】眼特发性炎症根据受累部位及范围分为四型：肌炎型、泪腺炎型、视神经周围炎型、弥漫型。CT 表现：肌炎型为眼外肌增粗，典型表现为肌腹和肌腱同时增粗，以上直肌和内直肌最易受累；弥漫型可累及眶隔前软组织、肌锥内外、眼外肌、泪腺以及视神经等，典型的 CT 表现为患侧眶内软组织密度影，眼外肌增粗，泪腺增大，眼外肌与病变无明确分界，视神经可被病变包绕；增强后病变强化呈高密度而视神经不强化呈低密度；泪腺炎型表现为泪腺增大，一般为单侧，也可为双侧。MRI 表现：T1WI 上病变呈低至中等均匀或不甚均匀信号强度；T2WI 病变呈中至高信号强度，病变后期信号强度增高不显著。Gd-DTPA 增强见病变轻度强化。

【病例 1】患者，男，37 岁，左眼疼痛伴流泪，结膜充血（图 3-10）。

【MRI 报告示范】左眼上直肌明显增厚，T1WI 呈不均匀等、低信号，T2WI 脂肪抑制序列呈不均匀等、高信号；增强扫描呈明显强化，其内可见椭圆形无强化坏死区；左眼球信号正常，眼环无明显增厚；余所示未见异常。

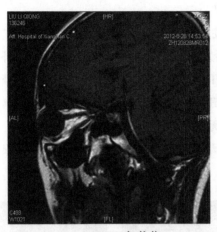

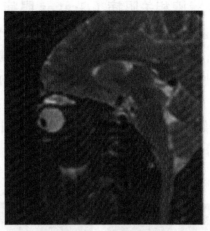

a. T1WI 矢状位　　　　　　　　　　　b. T2WI 矢状位脂肪抑制

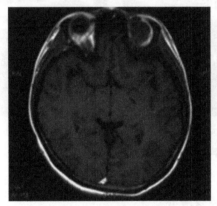

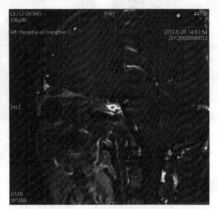

c. T1WI 轴位增强　　　　　　　　　d. T1WI 矢状位脂肪抑制增强

图 3-10　眼部 MRI 图

【影像印象】左眼上直肌炎性假瘤（肌炎型）。

【病例 2】患者，男，41 岁，左眼疼痛伴流泪 1 周，结膜充血（图 3-11）。

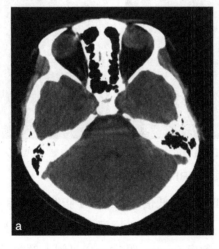

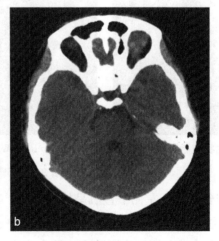

图 3-11　眼部 CT 轴位（a、b，软组织窗）图

【CT报告示范】左眼上直肌增厚，密度不均匀，边界尚清晰晰，左侧眼眶骨质结构未见明显异常；左眼球形态及密度未见明显异常，眼环无明显增厚；余所示未见异常。

【影像印象】左眼上直肌炎性假瘤。

（二）甲状腺相关眼病（Graves眼病）

【影像诊断要点】Graves眼病又称甲状腺性突眼，是成人双侧眼球突出的常见原因之一。CT表现：可见两侧眼外肌肥大；眼外肌肥大主要发生于肌腹，呈梭形；肌腱及眼环一般不受累。MRI表现：急性期和亚急性期增粗的眼外肌在T1WI呈低信号，在T2WI呈高信号；晚期眼外肌已纤维化，在T1WI和T2WI均呈低信号。增强扫描显示早期、中期Graves眼病累及的增粗的眼外肌轻度至中度强化，到晚期眼外肌纤维化时则无强化。

【病例1】患者，女，53岁，双眼球突出，活动受限，甲状腺肿大，有甲状腺功能亢进病史（图3-12）。

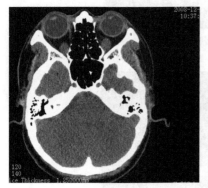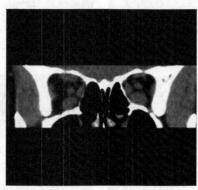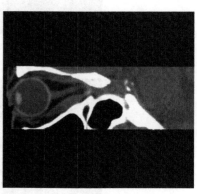

a.轴位　　　　　　　　　　b.冠状位　　　　　　　　　　c.矢状位

图3-12　眼部CT平扫（软组织窗）图

【CT报告示范】双眼下直肌均呈梭形肿胀，余眼外肌、视神经走行及形态未见明显异常。双眼球均向前突出，眼环、晶状体、玻璃体未见异常改变。

【影像印象】结合临床，考虑Graves眼病。

【病例2】患者，女，37岁，甲状腺功能亢进症治疗后复发，出现突眼，视物模糊（图3-13）。

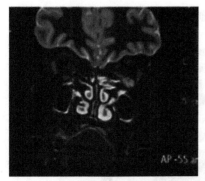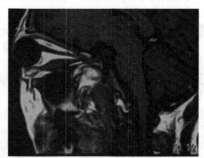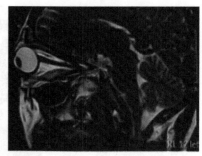

a.T2WI冠状位脂肪抑制　　　b.T1WI矢状位　　　　　c.T2WI矢状位

图3-13　眼部MRI图

【MRI报告示范】左侧下直肌呈梭形增粗，T1WI呈低信号，T2WI脂肪抑制呈高信号，边界清晰；双侧上颌窦及左侧筛窦黏膜增厚，双侧中、下鼻甲黏膜亦增厚；余所示未见异常。

【影像印象】①左侧下直肌改变，结合临床，考虑Graves眼病；②双侧上颌窦及左侧筛窦炎，双侧中、下鼻甲肥大。

（三）肿瘤性病变

1. 视神经胶质瘤

【影像诊断要点】CT表现：①平扫，视神经呈条状或梭形增粗，边界光滑，密度均匀；侵及管内段可引起视神经管扩大。②增强扫描，病灶轻度强化。MRI检查易确定肿瘤累及范围，并有利于区别肿瘤与蛛网膜下隙增宽，为首选影像检查方法。

【病例】患者，女，16岁，左眼视力减退3月余（图3-14）。

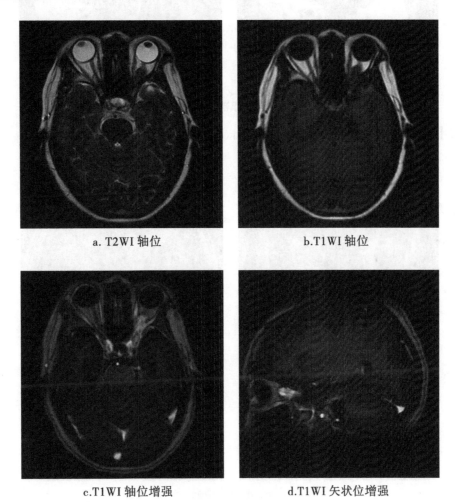

a.T2WI轴位　　　　　　　　　　　　b.T1WI轴位

c.T1WI轴位增强　　　　　　　　　　d.T1WI矢状位增强

图3-14　眼部MRI图

【MRI报告示范】左侧视神经肿胀，形态不规则，信号不均匀，T1WI呈低信号，T2WI呈等信号影，增强扫描病变呈明显强化；左侧视神经管增粗；左眼球信号正常，眼环无明显增厚；余所示未见异常。

【影像印象】考虑左侧视神经胶质瘤。

2. 海绵状血管瘤

【影像诊断要点】海绵状血管瘤是成人最常见的原发于眶内的肿瘤。CT表现：肿瘤呈圆形、椭圆形或梨形，边界光整，密度均匀，部分出现静脉石。MRI表现：与眶内脂肪相比，T1WI上呈低信号，T2WI呈高信号；信号可均匀，或不均匀。肿瘤不侵及眶尖脂肪。增强扫描有特征的"渐进性强化"表现，即肿瘤内首先出现小点状强化，逐渐扩大，随时间延长形成均匀的显著强化。

【病例1】患者，女，32岁，右眼球活动受限、视力减退（图3-15）。

【CT报告示范】平扫于右眼球后肌锥内见一心形软组织密度肿块影,边缘光滑,增强后随时间延时,呈逐渐明显均匀强化。右眼球稍向前推移、变形。视神经未显示,右眼外肌未受累。左眼未见异常改变。

【影像印象】右眼眶内海绵状血管瘤。

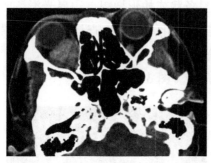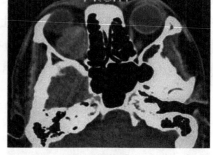

a.平扫　　　　　　　　　　　　　　　b.增强

图3-15　眼部CT轴位图

【病例2】患者,男,30岁,左侧眼球突出、视物模糊（图3-16）。

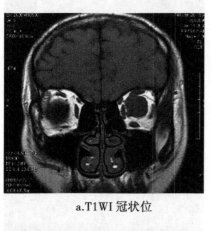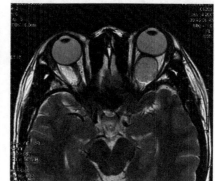

a.T1WI冠状位　　　　　　　　　　b.T2WI轴位

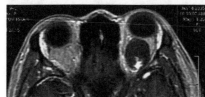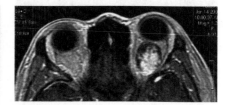

c、d.轴位增强

图3-16　眼部MRI图

【MRI报告示范】平扫于左侧眼球后方肌锥内可见椭圆形软组织肿块影,大小约3.5cm×2.8cm,T1WI呈低信号,T2WI呈高信号,增强扫描动脉期病变边缘可见斑点状明显强化,静脉期基本呈整体明显强化。左侧视神经受压、变形;左眼球受压前移,左侧眼球及眼外肌信号未见异常。

【影像印象】左眼眶内海绵状血管瘤。

3. 泪腺多形性腺瘤

【影像诊断要点】泪腺多形性腺瘤又称泪腺混合瘤,多为良性。常见于30~50岁女性,病程缓慢,单侧受累多见。临床表现为眼眶外上方无痛性肿块。MRI表现为泪腺窝区较均匀软组织肿块,边界清晰;泪腺窝扩大,邻近骨皮质受压,增强后病变强化明显,眼球、眼外肌及视神经受压移位。

【病例】患者,女,48岁,发现右侧眼眶外上方肿块2月余（图3-17）。

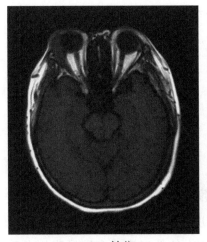
a.T1WI 轴位

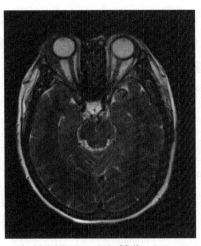
b.T2WI 轴位

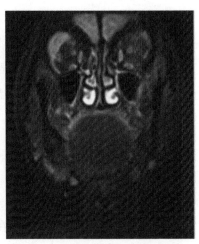
c.T1WI 冠状位脂肪抑制增强

图 3-17 眼部 MRI 图

【MRI 报告示范】平扫于右侧泪腺区见椭圆形软组织肿块影，大小约 2.2cm×1.2cm，T1WI 及 T2WI 均呈等信号，增强扫描病变明显强化，右侧眼外肌受压，双侧视神经走形及信号未见明显异常，眼眶骨质信号未见明显异常。

【影像印象】考虑右侧泪腺多形性腺瘤。

4. 视网膜母细胞瘤

【影像诊断要点】婴幼儿眼球内发现钙化性肿块，应首先考虑视网膜母细胞瘤。早期肿瘤局限于球内，眼球大小正常。后期引起眼球增大、突出、形态不规则，肿瘤沿视神经向后生长，引起视神经增粗；增强扫描肿瘤显示不均匀强化。

【病例1】患者，男，2岁，右眼球突出，视力减退（图 3-18）。

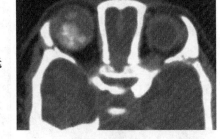
图 3-18 眼部 CT 轴位平扫（软组织窗）图

【CT 报告示范】右眼球内见团块状阴影，其内见斑片状

钙化，大小约 1.2cm×1.0cm，密度不均匀，病变与右眼球分界不清，后眼环结构不清，右眼球稍向前突出，球后无异常改变。左眼未见异常。

【影像印象】右眼球视网膜母细胞瘤。

【病例2】患者，男，2岁，发现左眼白瞳1月余（图 3-19）。

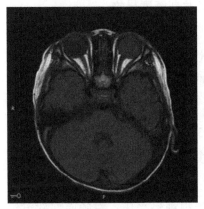
a.T1WI 轴位

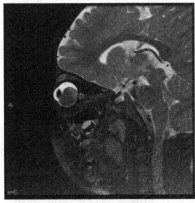
b. T2WI 矢状位脂肪抑制

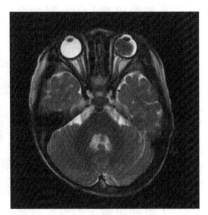
c.T2WI 轴位

图 3-19 眼部 MRI 图

【MRI 报告示范】左眼球内见不规则软组织肿块影，大小约 1.2cm×1cm，信号欠均匀，T1WI 呈稍高信号，T2WI 呈等或低信号，病变与左眼环分界不清。双侧视神经走形及信号未见明显异常，眼眶骨质信号未见明显异常。

【影像印象】左眼视网膜母细胞瘤。

（四）外伤性病变

1. 眼部异物

【影像诊断要点】检查 CT 可显示异物的种类、大小及数目，金属异物表现为高密度影，周围可有明显的放射状金属伪影。非金属异物又分为高密度或低密度非金属异物，高密度异物包括沙石、玻璃和骨片等。CT 值多在 300HU 以上，一般无伪影。低密度异物包括植物类、塑料类等，CT 值为 –199~+50HU。CT 能准确显示金属异物，还可显示少数较大的低密度非金属异物如木质异物，对于较小的木质异物或其他低密度非金属异物常常很难显示。

【病例】患者，男，35 岁，爆炸伤致左眼失明（图 3-20）。

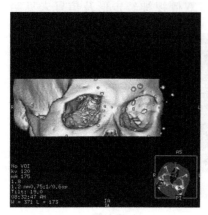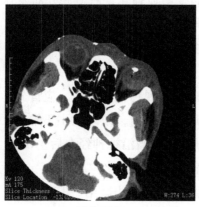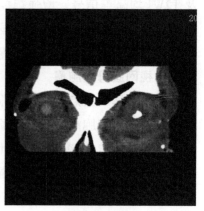

| a.VR | b.轴位平扫 | c.冠状位 MIP |

图 3-20　眼眶 CT 图

【CT 报告示范】左眼球内见大小约 5mm×7mm 的小片状致密影，左眼球变形，前眼环结构不清，晶状体未见显示，玻璃体密度浑浊并可见小气泡影，球后未见明显异常，眶壁完整。右眼眶无明显异常。颅面部软组织内散在多数小沙粒状致密影。

【影像印象】①左眼球内异物并眼球损伤；②颅面部软组织多发高密度异物。

2. 眼眶和视神经管骨折

【影像诊断要点】CT 直接征象为眶壁或视神经管的骨质连续性中断、粉碎及移位等改变。间接征象有骨折邻近的软组织改变，包括眼肌增粗、移位及嵌顿、眶内容物脱出或血肿形成，并通过骨折处疝入附近鼻窦内。

【病例】患者，男，45 岁，头部外伤及右眼失明 3 小时（图 3-21）。

【CT 报告示范】右眼眶外侧壁不连续，右眼外直肌稍肿胀，筛窦密度增高；右侧视神经管变窄，局部骨质不连续。左眼球、视神经未见异常改变，左眼未见异常。右颌面部软组织明显肿胀。

【影像印象】右眼眶外侧壁骨折；右侧视神经管骨折可能，伴视神经受压；右颌面部软组织挫伤。

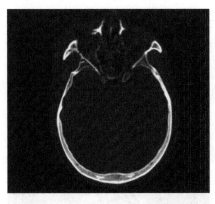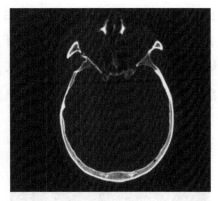

图 3-21　眼眶 CT 轴位平扫（骨窗）图

3. 颈动脉海绵状瘘

【影像诊断要点】临床有外伤史，CT、MRI 显示眼上静脉增粗和海绵窦扩大。CTA 可显示瘘口及畸形血管团的范围。

【病例】患者，男，62 岁，既往有外伤史，头晕、眼胀半年（图 3-22）。

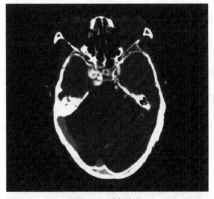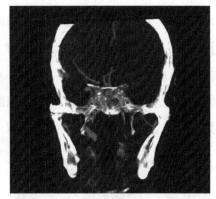

a. 轴位　　　　　　　　　　　　b. 冠状位 MIP

图 3-22　头颈部 CTA 图

【CT 报告示范】右侧颈内动脉虹吸部外缘静脉显影并增粗，右侧眼上静脉未见明显增粗，双侧颈内动脉、大脑前、大脑中动脉、基底动脉、大脑后动脉及其大分支走行正常，轮廓光滑，未见明显狭窄及扩张。颅内未见明显异常血管团及局限性膨出血管影。

【影像印象】结合外伤史，考虑右侧颈内动脉海绵窦瘘。

二、鼻、鼻窦疾病

（一）炎性病变

1. 鼻窦炎

【影像诊断要点】CT 表现：黏膜增厚和窦腔密度增高，长期慢性炎症可导致窦壁骨质增生肥厚和窦腔容积减小。窦腔软组织影内见不规则钙化提示并发真菌感染。窦腔扩大，窦腔呈低密度影，增强后周边强化，窦壁膨胀性改变提示鼻窦黏液囊肿。MRI 表现：鼻窦黏膜增厚，T1WI 呈低或等信号，T2WI 呈高信号；增强扫描黏膜可见强化而分泌物不强化。

【病例1】患者，女，23岁，鼻塞半月（图3-23）。

【MRI报告示范】双侧上颌窦黏膜环形增厚，T1WI呈等信号，T2WI呈高信号，窦壁无侵犯，周围软组织结构显示清晰；双侧下鼻甲黏膜增厚。

【影像印象】双侧上颌窦炎；双侧下鼻甲肥大。

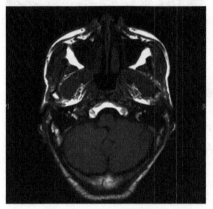

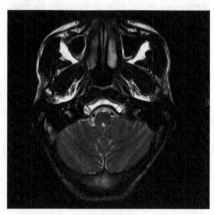

a. T1WI   b.T2WI

图3-23　鼻窦MRI轴位图

【病例2】患者，男，10岁，鼻塞、流脓涕半月余。

【CT报告示范】双下鼻甲肥大，双上颌窦、筛窦黏膜增厚，窦腔内见积液影充填，窦壁完整。鼻中隔居中。鼻咽部黏膜明显增厚，双侧咽旁间隙清晰。颈部无肿大淋巴结（图3-24）。

【影像印象】①双侧上颌窦、筛窦炎；②双下鼻甲肥大。

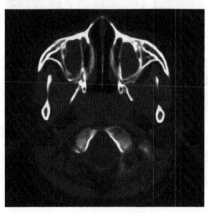

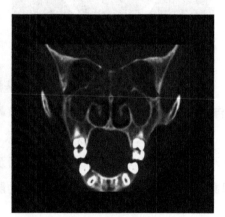

a. 轴位   b. 冠状位重组

图3-24　鼻窦CT（骨窗）图

【MRI报告示范】双上颌窦、筛窦黏膜增厚，窦腔内见积液影充填，窦壁完整；鼻中隔居中；双侧咽旁间隙清晰；颈部无肿大淋巴结，T1WI呈等信号，T2WI呈高信号；窦壁无侵犯，周围软组织结构显示清晰；双侧下鼻甲黏膜增厚（图3-25）。

【影像印象】双侧上颌窦、筛窦炎；双下鼻甲肥大。

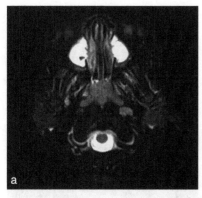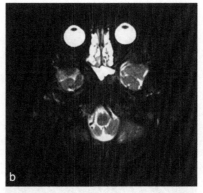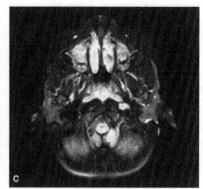

a-b.T2WI　　　　　　　　　　c.T2WI 脂肪抑制

图 3-25　鼻窦 MRI 轴位图

2. 鼻息肉

【**影像诊断要点**】CT 表现：鼻腔或鼻窦软组织块状影，边缘光滑，临近骨壁可受压，但无明显占位效应。MRI 表现：T1WI 呈等信号，T2WI 呈高信号；增强扫描一般无强化。

【**病例**】患者，男，31 岁，持续性鼻塞、流涕（图 3-26）。

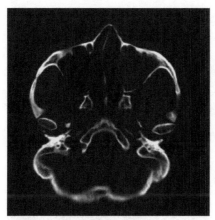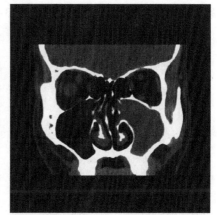

a. 轴位骨窗图　　　　　　　　　b. 冠状位软组织窗重组

图 3-26　鼻窦 CT 图

【**CT 报告示范**】左侧上颌窦内可见团状软组织密度影，边缘较光滑，临近骨质无明显异常改变。鼻中隔向右偏曲。余显示各组鼻旁窦及鼻咽未见异常改变。颈部无肿大淋巴结。

【**影像印象**】左上颌窦息肉；鼻中隔右偏。

3. 黏液囊肿

【**影像诊断要点**】CT 表现：① 囊肿尚未充满窦腔时表现为窦腔内圆形或卵圆形密度增高影，边缘光整，密度均匀，CT 值大于 20HU，增强后囊壁可轻度强化；② 囊肿充满窦腔时表现为窦腔内密度均匀增高，窦腔扩大，窦壁变薄。MRI 表现：囊内液体信号取决于囊液中的蛋白质、水含量和水化状态以及黏稠度；含水较多，黏度低：T1WI 呈等信号，T2WI 呈高信号；含黏蛋白多时，T1WI 及 T2WI 均呈等信号或高信号；增强扫描示后囊壁增强。

【**病例**】患者，男，27 岁，多涕（图 3-27）。

【**CT 报告示范**】蝶窦内见一囊状低密度影，窦壁骨质完整。余各组鼻旁窦清晰。鼻中隔基本居中。余无异常。

【**影像印象**】蝶窦黏液囊肿。

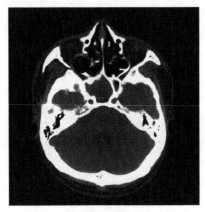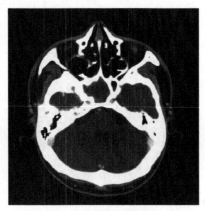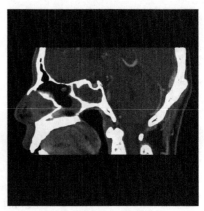

a.轴位平扫　　　　　　　　　b.轴位增强　　　　　　　　c.矢状位增强重组

图 3-27　鼻窦 CT 图

4.黏膜下囊肿

【影像诊断要点】黏膜下囊肿以上颌窦内最常见。CT表现：窦腔内呈圆形或卵圆形密度增高影，边缘光整，密度均匀，CT值大于 10HU；鼻窦骨质一般无改变。MRI表现：T1WI呈低或等信号，T2WI呈高信号；增强扫描无强化。

【病例】患者，男，37岁，鼻部不适（图 3-28）。

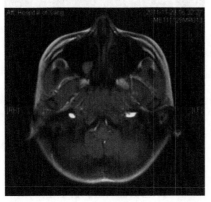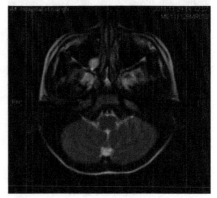

a. T1WI　　　　　　　　　　　　　　b. T2WI

图 3-28　鼻窦 MRI 轴位图

【MRI 报告示范】右侧上颌窦内侧壁可见类圆形异常信号影，T1WI、T2WI 均呈高信号，信号均匀，边界清晰；余所示未见明显异常。

【影像印象】右上颌窦黏膜下囊肿。

5.真菌性鼻窦炎

【影像诊断要点】真菌性鼻窦炎多单侧发生，以上颌窦多见，表现窦腔内填充软组织影伴窦口区点状及片状致密影，窦壁骨质以增生硬化为主，亦可呈膨胀性改变及骨质破坏，周围结构如眼眶、翼腭窝、颅底受累，增强扫描后病变可呈较明显强化。

【病例】患者，男，45岁，鼻塞1年余，右侧鼻部血涕3天（图 3-29）。

【影像报告示范】右侧上颌窦内见不均匀软组织影，CT呈高低混杂密度；MRI示信号不均匀，T1WI以低信号为主，内见类圆形稍高信号；T2WI呈高信号，内见类圆形低信号，大小约21mm×16mm。病变压迫右上颌窦内侧壁，可见骨质膨胀、变薄，窦腔内见积液影。双侧前组筛窦黏膜增厚，窦壁骨质部分吸收。双侧下鼻甲稍肥厚，鼻中隔右偏；鼻咽部顶后壁黏膜稍厚，信号尚均匀。

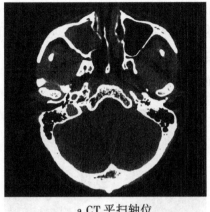
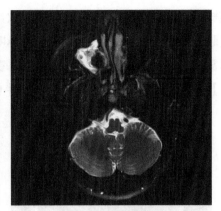

a.CT 平扫轴位　　　　　　　　　　b.T2WI 轴位脂肪抑制

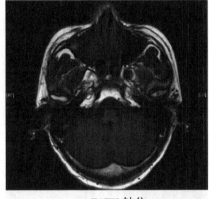
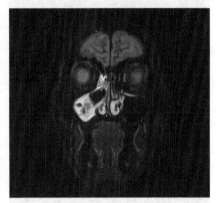

c. T1WI 轴位　　　　　　　　　　d .T2WI 冠状位脂肪抑制

图 3-29　鼻窦 CT 及 MRI 图

【影像印象】考虑右侧上颌窦真菌性鼻窦炎；鼻中隔偏曲。

（二）肿瘤性病变

1. 乳头状瘤

【影像诊断要点】CT 表现：鼻腔或筛窦软组织肿块，较小时呈乳头状，密度均匀，轻度强化。MRI 表现：肿块在 T1WI 上与肌肉信号相类似，为等信号，T2WI 呈较高信号。阻塞窦口引起继发性鼻窦炎改变，增强扫描有助于区别肿瘤与继发炎性改变，肿瘤有强化。肿瘤迅速增大，骨质破坏明显应考虑有恶变可能。

【病例 1】患者，男，46 岁，鼻塞，发现左鼻腔肿块 1 年余（图 3-30）。

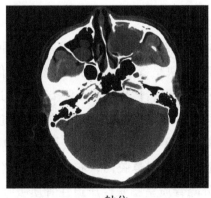
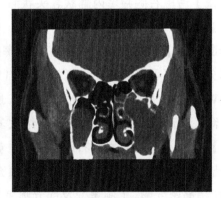

a. 轴位　　　　　　　　　　b. 冠状位重组

图 3-30　鼻窦 CT 图

【CT 报告示范】左鼻腔及上颌窦内充填软组织肿物影，左上颌窦上壁骨质不连续并见软组织肿物突入左眼眶。鼻中隔菲薄并向右偏移，鼻咽部无异常改变。颈部未见肿大淋巴结。

【影像印象】左鼻内翻状乳头状瘤（提示恶变）。

【病例 2】患者，女，53 岁，右侧鼻塞，伴血涕 1 月余（图 3-31）。

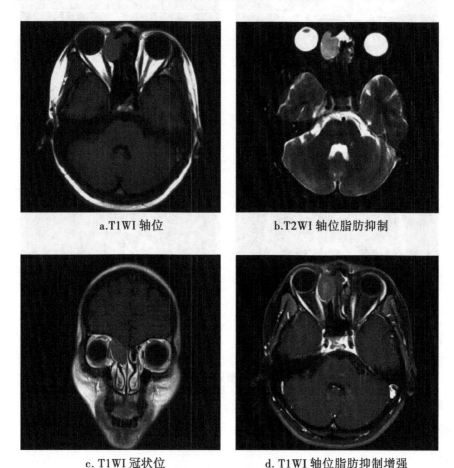

a.T1WI 轴位　　　　　　　　b.T2WI 轴位脂肪抑制

c.T1WI 冠状位　　　　　　　d.T1WI 轴位脂肪抑制增强

图 3-31　鼻窦 MRI 图

【MRI 报告示范】右侧筛窦内见椭圆形软组织信号影，边界清晰，大小约 28mm×23mm，T1WI 呈等信号，T2WI 呈稍高信号，软组织肿块压迫右侧眼眶及内直肌。增强扫描呈较均匀中度强化；双侧筛窦黏膜增厚。鼻咽部未见异常改变；颈部未见明显肿大淋巴结。

【影像印象】考虑右侧筛窦内翻状乳头状瘤。

2. 上颌窦癌

【影像诊断要点】CT 表现：鼻腔或 / 和鼻窦内软组织肿块，一般密度均匀，肿块较大时可有液化坏死，部分病例还可见钙化。MRI 表现：T1WI 肿块呈等信号，与鼻腔黏膜类似，T2WI 呈高信号，但重 T2WI 肿块信号强度常较黏膜信号低。肿物呈侵袭性生长，可直接侵及邻近结构如眼眶、翼腭窝、颞下窝、面部软组织甚至颅内等。绝大多数有明显的虫蚀状骨质破坏，中度或明显强化。

【病例 1】患者，男，48 岁，右面部肿胀，鼻塞 1 年，鼻出血 3 天（图 3-32）。

【CT 报告示范】右侧上颌窦内见软组织填充，并突向鼻腔内，右侧鼻腔闭塞，肿块内可见多发斑点、片状稍高密度影，上颌窦壁及部分筛窦分隔骨质呈膨胀性压迫性骨质吸收，鼻中隔偏曲，左侧上颌窦黏膜无增厚，鼻咽部未见异常。

【影像印象】考虑右侧上颌窦癌。

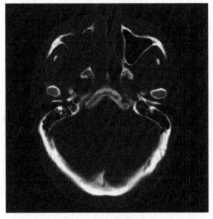

| a.骨窗 | b.软组织窗 |

图 3-32　鼻窦 CT 轴位图

【病例 2】患者，男，54 岁，鼻塞，左面部疼痛（图 3-33）。

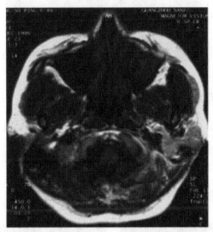
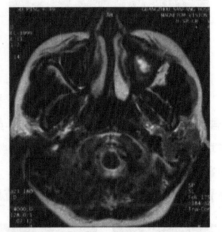

| a.T1WI 轴位 | b.T2WI 轴位 |

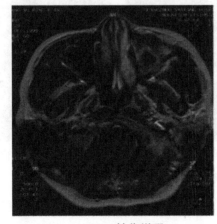
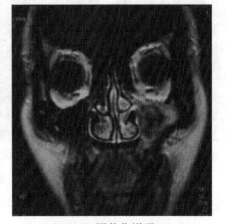

| c.T1WI 轴位增强 | d.T1WI 冠状位增强 |

图 3-33　鼻窦 MRI 图

【MRI 报告示范】左侧上颌窦内可见不规则软组织肿块，信号不均，T1WI 呈等信号、T2WI 呈高信号。增强扫描呈明显不均匀强化，窦壁骨质破坏，周围脂肪浸润；双侧下鼻甲黏膜增厚。

【影像印象】考虑左侧上颌窦癌。

三、耳部疾病

（一）中耳乳突炎

【影像诊断要点】CT 表现：①单纯型，多表现黏膜增厚；②肉芽肿型，鼓室上隐窝、鼓窦口扩大，鼓窦和乳突气房破坏，可见软组织密度影充填，听小骨破坏；③胆脂瘤型，鼓室、鼓窦、乳突气房的扩大破坏，内见软组织密度肿块影，增强扫描无强化，听小骨破坏。MRI 表现：炎性肉芽组织在 T1WI 多数呈等或稍高信号，T2WI 多呈高信号，增强扫描多数有强化。胆固醇肉芽肿在 T1WI 及 T2WI 均呈高信号。

【病例1】患者，男，11岁，右耳鼓膜穿孔，听力减退（图 3-34）。

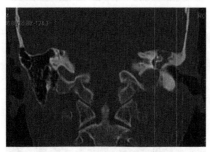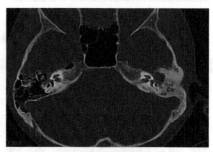

a. 冠状位骨窗　　　　　　　　　　b. 轴位骨窗

图 3-34　乳突 CT 图

【CT 报告示范】左侧乳突呈板障型，中耳鼓室、鼓窦扩大并可见软组织密度影，听小骨结构稍紊乱。右耳无异常改变。

【影像印象】左侧中耳慢性乳突炎。

【病例2】患者，男，13岁，左耳持续性流脓，伴听力下降（图 3-35）。

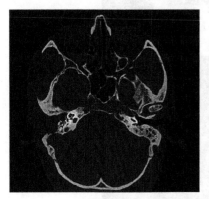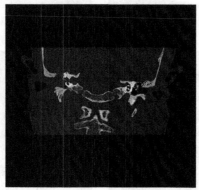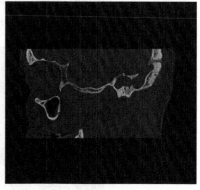

a. 轴位骨窗　　　　　　　　b. 冠状位骨窗　　　　　　　　c. 矢状位骨窗

图 3-35　乳突 CT 图

【CT 报告示范】右侧乳突呈硬化型，中耳鼓室、鼓窦扩大并可见软组织密度影，增强扫描无强化，听小骨显示欠完整。左耳无异常改变。

【影像印象】右中耳慢性乳突炎（胆脂瘤型）。

（二）中耳癌

【影像诊断要点】CT 表现：①广泛骨质破坏，边缘不规则，呈鼠咬状；②破坏区内可见软组织肿块，轮廓模糊不清，增强后强化明显。

【病例1】患者，女，67岁，左耳软组织肿块，伴血性分泌物（图3-36）。

【CT报告示范】左外耳至中耳见形态不规则软组织肿块影，周围骨质破坏，中耳及内耳结构破坏。颅内未见异常改变，颈部无肿大淋巴结。

【影像印象】左侧中耳乳突癌。

【病例2】患者，男，61岁，左耳听力下降，伴血性分泌物5天（图3-37）。

【MRI报告示范】左侧颞骨乳突部、鼓部见不规则软组织团片影，大小约27mm×28mm×31mm，边缘分叶，边界欠清晰，与腮腺分界不清，周围骨质呈溶骨性骨质破坏，增强扫描后呈不均匀明显强化，左侧半规管及耳蜗存在，左侧听神经形态及信号如常；右侧鼓室及乳突未见明显异常信号影。

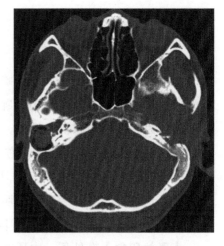

图3-36　乳突CT轴位骨窗图

【影像印象】左颞骨乳突、鼓部软组织肿块伴骨质破坏，考虑中耳癌。

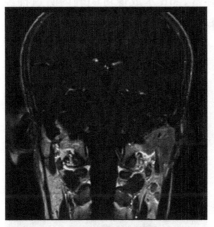

a. T1WI冠状位增强

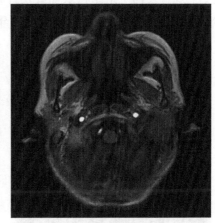

b. T1WI轴位

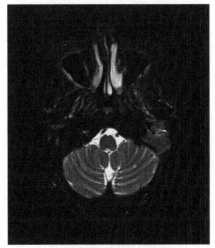

c. T2WI轴位脂肪抑制

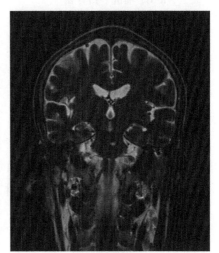

d. T2WI冠状位

图3-37　乳突MRI图

四、先天发育性病变

（一）外、中耳畸形

【影像诊断要点】外、中耳畸形常联合发生且最常见，内耳畸形则多单独发生。CT可明确外耳畸形的程度和类型，表现为耳廓小于正常，外耳道狭窄或闭塞，可分为骨性闭锁和膜性闭锁。

【病例】患者，女，12岁，右外耳闭锁、耳聋（图3-38）。

【CT报告示范】右外耳至中耳腔内见软组织密度影充填，骨性外耳道存在，中耳腔狭小，听小骨未清晰显示，右侧乳突呈气化型，未见异常密度影。左耳各部均未见明显异常。

【影像印象】右外耳、中耳畸形（外耳闭锁）。

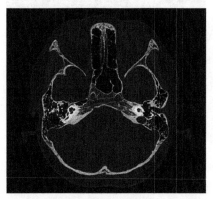

图3-38　耳部CT轴位平扫（骨窗）图

（二）内耳畸形

【影像诊断要点】内耳畸形可发生在骨迷路和膜迷路的任何部分。主要包括耳蜗畸形、前庭半规管畸形、前庭导水管扩大、内听道畸形等。HRCT或MRI可显示耳蜗、前庭、半规管及内听道结构缺如或发育异常，MR水成像可明确内听道神经发育异常情况。

【病例】患者，女，7岁，左耳听力下降1年，检查示感音神经性耳聋（图3-39）。

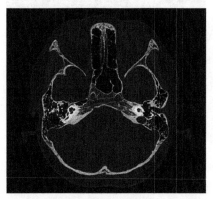
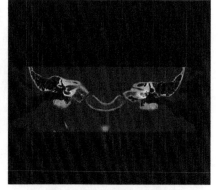

a．CT轴位平扫骨窗　　　　　　　b．CT冠状位重组骨窗

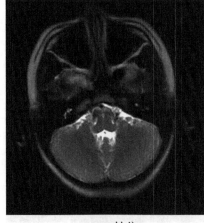
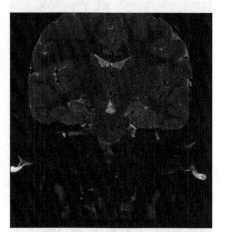

c．T2WI轴位　　　　　　　d．T2WI冠状位脂肪抑制

图3-39　耳部CT及MRI图

【影像报告示范】左侧内听道明显狭窄，最窄处约0.5mm，左侧耳蜗呈囊状改变，左侧前庭

导水管未见显示，半规管形态异常；右侧耳蜗、前庭、半规管形态信号未见明显异常。右侧面神经及前庭窝神经显示尚可，左侧显示不清；双侧外耳道通畅，走行正常，双侧鼓室、乳突区信号未见明显异常。所见脑干、小脑及大脑白质未见明显异常。

【影像印象】左侧内听道狭窄，左侧听神经、耳蜗、半规管及前庭导水管发育异常；结合 CT 及 MRI 综合考虑，符合 Mondini 畸形。

五、口腔颌面部疾病

（一）炎性病变

1. 颌骨骨髓炎

【影像诊断要点】根据其感染途径不同分为牙源性、鼻源性、血源性等，牙源性较为多见，感染菌主要为金黄色葡萄球菌。CT、MRI 可显示颌骨骨质破坏伴骨质增生硬化、死骨形成和骨膜反应等征象，MRI 对早期骨髓炎显示更为敏感。

【病例】患者，女，71 岁，多颗牙齿缺损伴疼痛、流脓 3 月余，加重 5 天（图 3-40）。

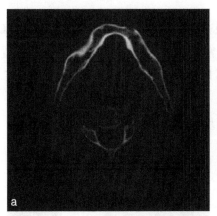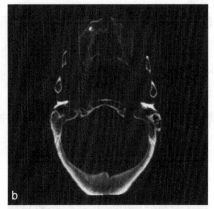

图 3-40　颌面部 CT 轴位（a、b，骨窗）图

【CT 报告示范】上颌骨可见点状、斑片状骨质破坏低密度区，左侧为甚，周围软组织肿胀，层次、结构欠清晰；所示颈部可见多个增大淋巴结影。

【影像印象】上颌骨骨质破坏：考虑骨髓炎。

2. 颌面部间隙感染

【影像诊断要点】颌面部间隙感染易向邻近结构和间隙蔓延，引起蜂窝织炎。牙源性感染引起较为多见。CT 表现为颌面部软组织肿胀、增厚，其内脂肪间隙模糊不清，可见气体密度影及小液性密度影。

【病例】患者，男，48 岁，发热伴右侧颌面部肿痛 6 天（图 3-41）。

【CT 报告示范】右颌面部软组织肿胀，边缘毛糙，周围脂肪间隙模糊，内见多发气泡样低密度影及液性渗出灶，右侧口咽、喉咽壁增厚，所示双颈部未见明显肿大淋巴结影。

【影像印象】右颌面部间隙蜂窝织炎。

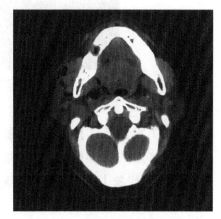

图 3-41　颌面部 CT 轴位平扫（软组织窗）图

（二）肿瘤性病变

1. 牙源性囊肿

【影像诊断要点】牙源性囊肿易发生于颌骨内，与成牙组织或牙有关。可发生于颌骨任何部位。跟端囊肿多发生于前牙，角化囊肿好发于下颌角附近，含牙囊肿多发生在上颌尖牙和下颌后磨牙区。囊肿生长缓慢。CT、MRI可清楚显示囊肿轮廓、边界及其与周边结构的关系。

【病例】患者，男，45岁，左侧颌面部疼痛伴肿胀3月余（图3-42）。

【CT报告示范】左侧下颌骨体部膨胀性骨质破坏，内见低密度影，CT值为-9~+25HU，范围大小约38mm×18mm，其内见一横向磨牙生长，骨皮质缺损。下颌骨余部未见明显骨质异常改变，双侧颞下颌关节未见明显异常。

【影像印象】下颌骨左侧牙源性囊肿。

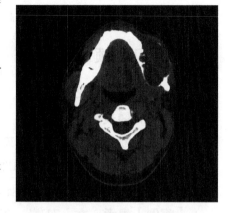

图3-42　颌面部CT轴位平扫图

2. 造釉细胞瘤

【影像诊断要点】造釉细胞瘤是颌骨最常见肿瘤，多见于20~40岁青壮年。CT表现：病变呈囊状低密度区，周围囊壁境界清晰，呈锐利高密度囊壁。可清晰观察肿瘤的位置、边缘、内部结构、密度及局部骨皮质情况。MRI表现：信号不均匀；T1WI呈低信号，T2WI呈高、低混杂信号。增强扫描病灶实性部分强化明显。

【病例】患者，女，32岁，发现右颌面部肿块数年，生长缓慢（图3-43）。

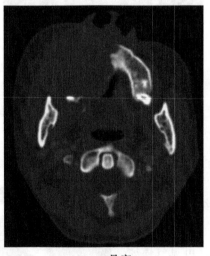 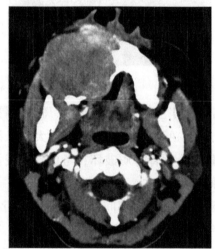

a. 骨窗　　　　　　　　　　　　b. 软组织窗增强

图3-43　颌面部CT轴位图

【CT报告示范】右上颌骨膨胀性破坏，呈直径约6.1cm的类圆形软组织密度影，后缘可见一齿影，病灶与周围组织分界清晰，颈部未见肿大淋巴结。

【影像印象】右上颌骨造釉细胞瘤。

3. 腮腺良性肿瘤

【影像诊断要点】CT表现：腮腺内肿块，边界清晰光滑，密度常不均匀，可囊变、钙化。MRI表现：T1WI呈等信号，T2WI呈略高或高信号，周边常可见低信号薄壁包膜。增强扫描实性部分有不同程度强化。

【病例1】患者，女，23岁，发现右耳下无痛性肿块1年余（图3-44）。

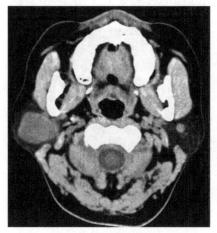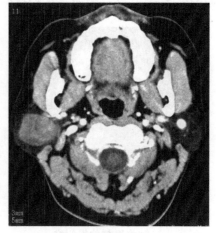

a. 平扫　　　　　　　　　　　　　　　　　b. 增强

图 3-44　颌面部 CT 轴位图

【CT报告示范】平扫于右腮腺见一大小约 32mm×25mm 的类圆形软组织密度灶，边界清晰，增强扫描呈不均匀轻度强化。颈部未见肿大淋巴结。

【影像印象】右侧腮腺混合瘤。

【病例2】患者，女，30岁，左耳下无痛性肿块（图3-45）。

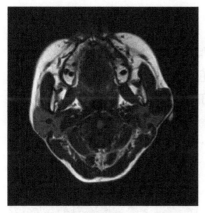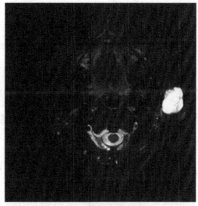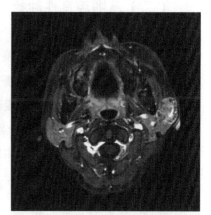

a.T1WI　　　　　　　　b.T2WI 脂肪抑制　　　　　　　c.T1WI 脂肪抑制增强

图 3-45　颌面部 MRI 轴位图

【MRI报告示范】左腮腺内可见圆形结节，直径约 1.5cm，边界清晰；T1WI 呈稍低信号，T2WI 呈不均匀稍高信号，病变大小约 25mm×22mm，增强扫描呈明显不均匀强化；余所示未见明显异常。

【影像印象】左腮腺混合瘤。

六、咽部疾病

（一）咽旁间隙感染和脓肿

【影像诊断要点】咽旁间隙感染常继发于鼻咽和口咽部的急性炎症，尤其是扁桃体周围脓肿扩散到咽旁间隙。咽旁脓肿为咽旁间隙的化脓性炎症，早期为蜂窝织炎，进而发展形成脓肿。CT

和 MRI 能观察咽腔表面变化，评价病变的部位、范围及与周围结构的关系；脓肿形成期，可显示病变内气－液平面，增强扫描后炎症可有强化，脓肿壁呈环形强化。

【病例】患者，男，56 岁，咽痛、发热伴右侧颌面部肿痛 8 天（图 3-46）。

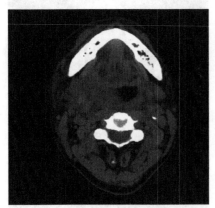
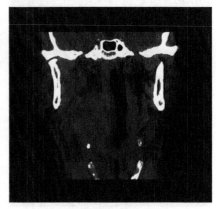

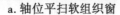

a. 轴位平扫软组织窗　　　　　　　　　　b. 冠状位重组

图 3-46　颌面部 CT 图

【CT 报告示范】右侧口咽旁见团片等低混杂密度影，边界不清，CT 值为 18~20HU，右侧咽旁肌群肿胀，包括翼内、外肌及咬肌，口咽壁弥漫性肿胀，咽旁间隙内见较多液性渗出密度影，所示下颌骨未见明显骨质破坏征象。

【影像印象】右侧咽旁间隙感染及脓肿形成；口咽壁水肿。

（二）鼻咽腔良性肿瘤

1. 鼻咽纤维血管瘤

【影像诊断要点】鼻咽纤维血管瘤为鼻咽部最常见的良性肿瘤，青年男性好发，典型症状为反复鼻腔及口腔出血。内镜检查为圆形或不规则形粉红色、暗红色肿瘤，表面有扩张的血管。较大肿瘤可侵犯邻近组织，具有侵袭性。CT 能准确显示肿瘤部位、形态及邻近结构受侵情况。表现为鼻咽顶部肿块，与肌肉组织分界不清，鼻咽腔变形，周围侵犯程度可非常广泛，增强后显著强化。MRI 可显示瘤内血管因流空产生的点条状低信号，称为"椒盐征"，具有特征性。

【病例】患者，男，20 岁，反复鼻腔出血 1 月余（图 3-47）。

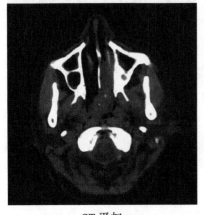
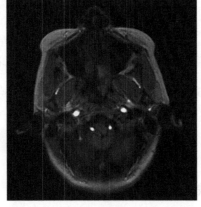
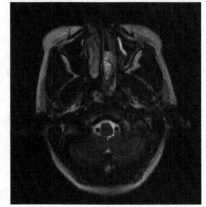

a. CT 平扫　　　　　　　　　b. T1WI　　　　　　　　　c .T2WI

图 3-47　鼻咽部 CT 及 MRI 轴位图

【影像报告示范】左侧中鼻道－鼻咽腔见软组织肿块影，CT为等密度，内见多发点状钙化影。MRI在T1WI上呈等信号、在T2WI上呈高信号，信号不均匀，其内似见流空血管征；双侧上颌窦黏膜增厚，双侧咽旁间隙清晰。

【影像印象】①左侧鼻腔、鼻咽血管纤维瘤；②双上颌窦炎。

2. 腺样体肥大

【影像诊断要点】腺样体肥大以5岁时最明显，以后逐渐缩小，15岁左右达成人状态。CT表现：鼻咽顶壁、后壁软组织对称性增厚。MRI表现：T1WI呈等或略高信号，T2WI呈较高信号；鼻咽软组织表面可不光滑，增强后均匀强化，两侧咽隐窝受压狭窄，咽旁间隙、颈长肌等结构、形态、密度正常，颅底无骨质破坏。

【病例】患者，男，9岁，鼻塞，睡眠时打鼾（图3-48）。

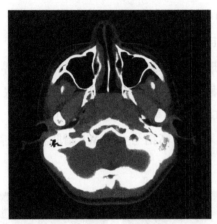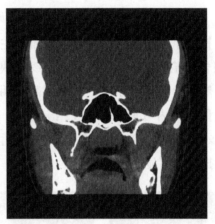

a. 轴位平扫　　　　　　　　　　　　b. 冠状位重组

图3-48　鼻咽部CT图

【CT报告示范】鼻咽顶壁、后壁弥漫性增厚，密度均匀，表面略不平整，鼻咽腔狭窄，双侧咽旁间隙对称。双侧鼻旁窦窦壁完整。鼻中隔偏曲。颈部无肿大淋巴结。

【影像印象】腺样体肥大；鼻中隔偏曲。

（三）鼻咽癌

【影像诊断要点】CT示咽隐窝闭塞、消失、隆起，咽顶、后、侧壁肿块突向鼻咽腔。病变向前突向后鼻孔，侵犯翼腭窝，破坏蝶骨翼板及上颌窦、筛窦后壁进入眶内；向后侵犯头长肌、枕骨斜坡、寰椎前弓侧块及舌下神经管；向外侵犯咽鼓管圆枕、腭帆张肌、腭帆提肌、翼内肌、翼外肌以及颞下窝、颈动脉鞘、茎突；向上破坏颅底并通过卵圆孔、破裂孔进入颅内累及海绵窦；向下侵犯口咽、喉等；同时可见颈深淋巴结肿大。MRI在T1WI上肿瘤多呈等或略低信号，T2WI呈较高信号；增强扫描病变呈不均匀明显强化。

【病例1】患者，女，53岁，鼻塞，回吸性鼻血（图3-49）。

【CT报告示范】鼻咽左侧壁见软组织肿物，左侧咽隐窝闭塞，左咽旁间隙稍变窄，左咽鼓管圆枕受累。颅底骨质完整。中耳乳突及鼻旁窦无异常，颈部未见肿大淋巴结。

【影像印象】鼻咽左侧壁软组织肿物，考虑鼻咽癌。

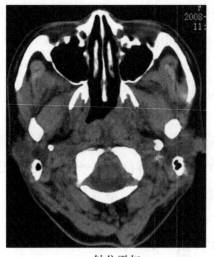
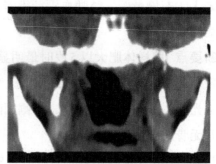

a.轴位平扫   b.冠状位重组

图 3-49　鼻咽部 CT 图

【病例 2】患者，男，45 岁，涕中带血，左耳听力下降（图 3-50）。

【MRI 报告示范】左侧咽隐窝见软组织肿块形成，大小约 21mm×28mm，边界不清，增强呈明显强化，左侧翼内肌显示不清，左侧咽隐窝明显变浅，左侧咽旁间隙变窄；颅底骨质未见明显破坏征象；左侧乳突内可见絮状长 T2 信号影；双侧颈部可见多发肿大淋巴结影，左侧较多，最大者约 30mm×40mm，T1WI 呈等信号，T2WI 呈不均匀高信号，T2WI 脂肪抑制呈高信号，T1WI 脂肪抑制增强扫描呈明显强化。

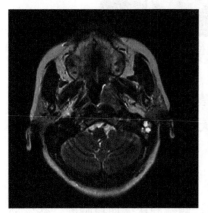
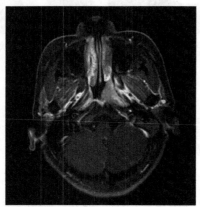
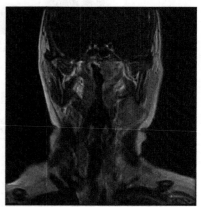

a.T2WI 轴位   b.T1WI 轴位脂肪抑制增强   c.T1WI 冠状位脂肪抑制增强

图 3-50　鼻咽部 MRI 图

【影像印象】左侧鼻咽癌并左侧咽旁间隙受侵；颈部多发淋巴结转移；左侧中耳乳突炎。

（四）扁桃体癌

【影像诊断要点】CT 表现：口咽腔不对称，一侧扁桃体肿大或形成软组织肿块，其形态不规则，与周围组织分界不清。MRI 表现：肿块在 T1WI 上呈等或略低信号，T2WI 呈高信号，与肌肉信号易区分；增强扫描实质部呈轻到中度强化，病灶可向口底、鼻咽或喉咽浸润。

【病例 1】患者，男，67 岁，口咽部肿块（图 3-51）。

【CT 报告示范】左扁桃体区可见大小约 7.3cm×6.5cm×4.8cm 的形态不规则软组织团块影，平扫 CT 值为 41.6HU，增强扫描呈明显强化，CT 值达 74.5HU。肿块向前、外侵及左舌腭弓、咽旁间隙，咽腔狭小。颈部未见肿大淋巴结。

【影像印象】左扁桃体癌。

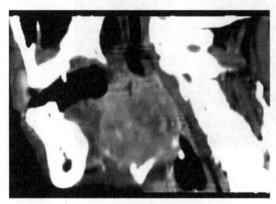 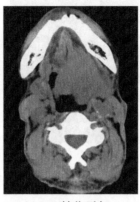 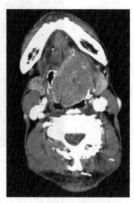

a.CT 矢状位增强重组　　　　　b.CT 轴位平扫　　　　　c.CT 轴位增强

图 3-51　颌面部 CT 图

【病例 2】患者，男，43 岁，右侧扁桃体区肿块、溃疡（图 3-52）。

【MRI 报告示范】平扫于右侧扁桃体区可见不规则软组织肿块影，大小约 2.7cm×3.5cm×3.9cm，T1WI 呈等信号或低信号，T2WI 脂肪抑制呈明显高信号，边界不清，口咽腔狭窄；增强扫描呈明显强化，右颈部可见多个淋巴结影，最大者约 1.3cm×0.7cm，呈明显强化；所示骨质无明显受侵征象。

【影像印象】右侧扁桃体癌并右颈部淋巴结转移。

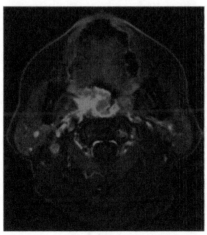 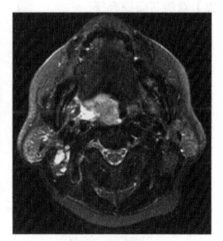

a.T1WI　　　　　　　　　　b.T2WI 脂肪抑制

图 3-52　颌面部 MRI 轴位图

（五）咽食管异物

【影像诊断要点】咽食管异物儿童及老人发生率较高，异物发生部位多在食管的 3 个生理性狭窄部位，以咽食管交界部较多。CT 薄层扫描可显示不透光和半透光异物的位置、大小、形态及数量，评价食管有无穿孔及炎性反应。

【病例】患者，男，38 岁，咽部异物感伴吞咽疼痛 4 小时（图 3-53）。

【CT 报告示范】颈部咽食管交界区（颈 6 椎体段水平）见一条横向条状高密度影滞留，边界清晰，其周围软组织稍肿胀；余食管走形区未见异常密度影。

【影像印象】颈部咽食管交界区异物。

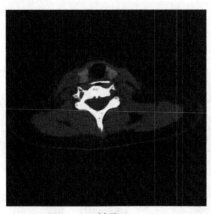 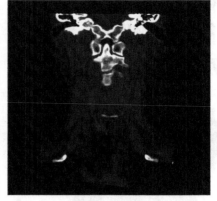

a.轴位　　　　　　　　　　　　b.冠状位重组

图 3-53　咽部 CT 平扫图

（六）先天发育性病变——茎突综合征

【影像诊断要点】茎突综合征又称茎突过长症，由于茎突过长或茎突舌骨韧带骨化等问题刺激邻近血管、神经引起一系列咽喉及颈部等症状。可表现为咽痛、咽异物感、头痛、颈痛、耳鸣、流涎等。CT 检查可发现茎突增长，茎突舌骨韧带可见不完全骨化。

【病例】患者，男，42 岁，咽痛、流涎 1 月余（图 3-54）。

【CT 报告示范】茎突 3D 扫描示：右侧茎突长约 53mm，左侧茎突长约 53.2mm；右侧腭扁桃体体积增大，密度尚均匀。

【影像印象】双侧茎突综合征。

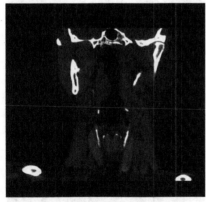 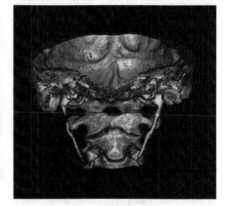

a.冠状位平扫重组　　　　　　　　　　b.VR

图 3-54　咽部 CT 图

七、喉部疾病

（一）炎性病变——声带息肉

【影像诊断要点】发生于声带表面的息肉样慢性炎症，是临床导致发音障碍的最常见原因之一。CT 表现为声带前中部的等密度软组织影，增强后无明显强化。

【病例】患者，女，61 岁，声嘶半年余，加重 3 天（图 3-55）。

【CT 报告示范】右侧声带较对侧增宽，右侧声带边缘见软组织小结节状突起，约 6mm×3mm，增强后结节明显强化，所示颈部及颌下未见明显肿大淋巴结影。喉软骨骨质未见破坏征象。

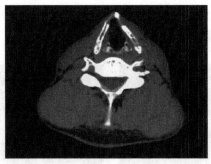
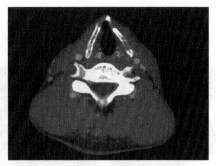

a. 平扫　　　　　　　　　　　b. 增强

图 3-55　喉部 CT 轴位图

【影像印象】右侧声带息肉。

（二）喉部恶性肿瘤——喉癌

【影像诊断要点】喉癌多为鳞癌，好发于声门区，其次为声门上区和梨状窝，根据部位可分为声门上型、声门型、声门下型、混合型。CT 表现：①喉部软组织肿块，边界欠清晰，形态不规则；相应喉腔变形，缩小或闭塞。②侵及声带致声带变形，左右不对称，声门裂狭窄或消失。③会厌前间隙、喉旁间隙及喉软骨受侵破坏并软组织肿块，可见淋巴结转移。④增强扫描肿块不均匀强化。MRI 表现：肿块在 T1WI 上呈等或略低信号，T2WI 呈稍高信号，MR 多平面成像可清楚显示各型肿块的范围及侵犯情况，不需增强扫描即可发现颈部增大的淋巴结。

【病例】患者，男，62 岁，反复喉痛、异物感 3 月余（图 3-56）。

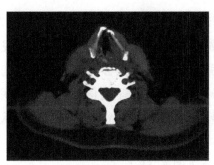
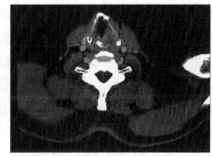

a. 平扫　　　　　　　　　　　b. 增强

图 3-56　喉部 CT 轴位图

【CT 报告示范】喉腔左后侧壁见不规则稍低密度软组织团片影，边界不清，平扫示 CT 值为 17~23HU，增强扫描后呈明显不均匀强化，CT 值为 78~85HU，病灶最大截面约 42mm×21mm，左侧声带、喉室壁、双侧杓状会厌韧带受侵犯，喉软骨骨质局部破坏。双颈部见多发大小不等淋巴结影，增强扫描呈轻度不均匀强化。

【影像印象】考虑喉癌，伴咽面结构受侵、喉软骨骨质破坏。

八、颈部疾病

（一）肿瘤性病变

1. 颈动脉体瘤

【影像诊断要点】颈动脉体瘤也称非嗜铬性副神经节瘤，是化学感受器肿瘤，常见于颈总动脉分叉处。临床表现为颈部无痛性肿物。CT、MRI 扫描及血管成像可显示颈总动脉分叉上方的肿块及推压颈部血管情况。

【病例】患者，男，27岁，发现左颈部肿块数年（图3-57）。

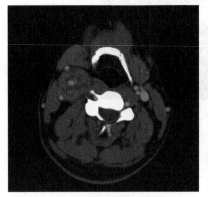 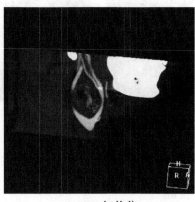 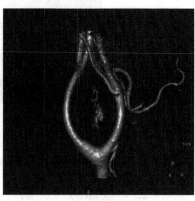

a.轴位增强　　　　　　　　　　b.MIP 矢状位　　　　　　　　　　c.血管 VR

图3-57　颈部 CT 图

【CT 报告示范】右侧颈总动脉分叉处可见大小约 3.6cm×3.0cm×4.5cm 的软组织肿块影，分叉角明显增大，肿块密度不均匀，CT 值为 30~40HU，增强扫描动脉期其内可见多发斑点状强化，CT 值为 68~152HU，呈胡椒盐样改变，静脉期 CT 值为 72~128HU，可见多发坏死无强化区；右侧颈外动脉及颈内动脉推压移位；颈部未见明显肿大淋巴结影。

【影像印象】右颈部颈动脉体瘤。

2. 颈神经鞘瘤

【影像诊断要点】颈神经鞘瘤 80% 发生于颈动脉间隙，约 20% 发生于椎旁间隙。CT 表现：在颈动脉间隙和椎旁间隙见等或低密度肿块，边缘光整，边界清晰，肿瘤较大可发生囊变。增强扫描后表现为瘤内斑片状不均匀增强或周边环状强化。肿块可推移邻近血管、肌肉组织致变形移位。MRI 表现：肿块实性部分在 T1WI 上呈等信号，在 T2WI 上呈高信号，增强后明显强化；囊变坏死区在 T1WI 上呈低信号，在 T2WI 上呈高信号，无强化，MRA 及 MRI 冠、矢状面可直观地显示肿瘤与颈内、外动脉之间的关系。

【病例】患者，女，22岁，左颈部包块 1 年余（图3-58）。

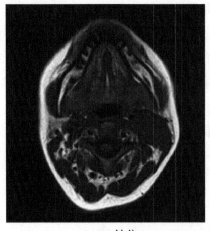 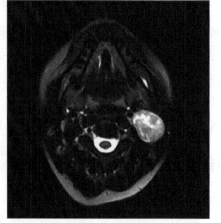

a.T1WI 轴位　　　　　　　　　　b.T2WI 轴位脂肪抑制

图3-58　颈部 MRI 轴位图

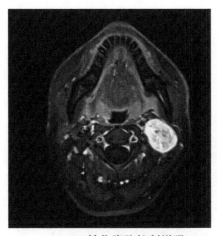
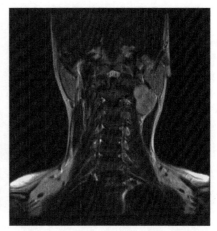

c. T1WI 轴位脂肪抑制增强　　　　　　　　d.T1WI 冠状位增强

图 3-58（续）　颈部 MRI 图

【MRI 报告示范】左侧颈Ⅱ区见类圆形软组织信号灶，边界清晰，范围约 32mm×24mm，T1WI 呈低信号，T2WI 及 T2WI 脂肪抑制呈高信号，信号欠均匀，增强扫描病变呈明显强化；左锁骨上区及左颈动脉间隙见多个增大淋巴结影。Ⅰ区见多发小淋巴结影，鼻咽部形态未见明显异常。双侧咽旁间隙清晰。

【影像印象】左侧颈部占位，考虑为神经鞘瘤。

（二）颈部淋巴结转移瘤

【影像诊断要点】颈部淋巴结转移瘤多来源于头颈部恶性肿瘤，以鳞癌多见，表现为颈部无痛性肿块，质硬、多发、固定。CT 及 MRI 可显示淋巴结转移的数量、大小、范围、强化方式等。

【病例】患者，男，60 岁，发现左颈部无痛性质硬包快 1 月余（图 3-59）。

【影像报告示范】CT 表现：左侧腮腺深叶、颈动脉鞘可见多发大小不等软组织结节影，部分似呈融合状，CT 为等或低密度改变。MRI 表现：T1WI 呈稍低信号，其内可见更低信号；T2WI 呈等信号，其内见斑片状高信号，最大者约 3.0cm×2.1cm。左侧腮腺可见类似结节，增强扫描呈明显环形强化，其内可见多发坏死区无强化区。双侧下颌腺、右侧腮腺及甲状腺显示尚可。

【影像印象】左颈部多发淋巴结病变，符合转移。

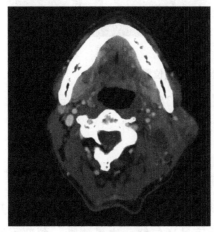
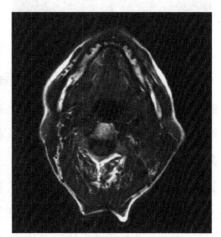

a. CT 轴位增强　　　　　　　　　　　b. T1WI 轴位

图 3-59　颈部 CT 及 MRI 图

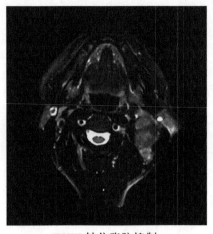

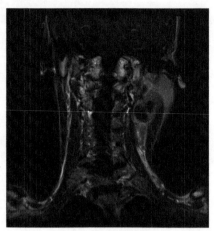

c.T2WI 轴位脂肪抑制　　　　　　　　　　d.T1WI 冠状位增强

图 3-59（续）　颈部 CT 及 MRI 图

（三）甲状腺腺瘤

【**影像诊断要点**】甲状腺腺瘤多见于 20~40 岁的青壮年。CT 表现：甲状腺类圆形、椭圆形低密度影，CT 值为 20~50HU，边界清晰，可有钙化和囊变，大小不等。MRI 表现：T1WI 呈低或等信号，T2WI 呈高信号。包膜 T1WI 及 T2WI 均呈低信号；腺瘤内出血则 T1WI 及 T2WI 均呈高信号。增强后肿块均匀或不均匀强化，但多不及甲状腺实质强化明显。

【**病例 1**】患者，男，35 岁，发现右颈部肿块 3 年余（图 3-60）。

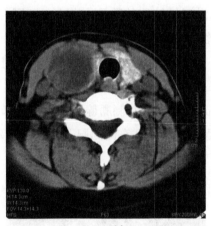

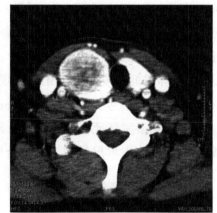

a. 平扫　　　　　　　　　　　　　　　　b. 增强

图 3-60　甲状腺 CT 轴位图

【**CT 报告示范**】平扫于甲状腺右叶内见一直径约 36mm 的类圆形低密度灶，边缘较清晰，增强扫描呈不均匀强化，气管受压稍左偏。颈部未见肿大淋巴结。

【**影像印象**】右甲状腺腺瘤。

【**病例 2**】患者，女，37 岁，体检发现甲状腺右叶结节（图 3-61）。

【**MRI 报告示范**】甲状腺右叶可见类圆形结节影，直径约 1.7cm，信号不均匀，T1WI、T2WI 均呈高信号，T1WI 及 T2WI 边缘可见完整低信号环包绕，边界清晰。颈部无增大淋巴结影。

【**影像印象**】右侧甲状腺腺瘤合并出血。

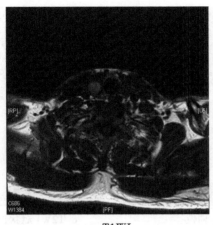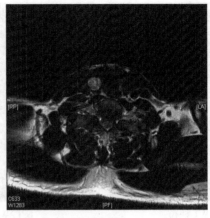

a .T1WI　　　　　　　　　　　b. T2WI

图 3-61　甲状腺 MRI 轴位图

（四）甲状腺癌

【影像诊断要点】CT 表现：①甲状腺内见不规则低密度灶，边缘不规则，分界不清晰，CT 值为 30~50HU，也可有钙化；②肿瘤囊变时，边缘可见单个或多个瘤结节；③癌灶可向周围组织浸润发展，致肿块与周边组织之间界限不晰；④颈部淋巴结肿大；⑤增强扫描病灶轻度不均匀强化。MRI 表现：① T1WI 上肿块呈稍高、稍低或等信号；T2WI 呈不均匀的高信号。②增强扫描肿瘤呈不均匀强化。③ 转移淋巴结在 T1WI 呈等信号，低于周围脂肪；T2WI 呈高信号接近或高于脂肪。

【病例 1】患者，女，64 岁，左颈部肿块伴吞咽障碍半年余（图 3-62）。

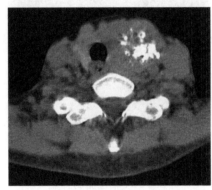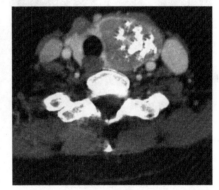

a. 平扫　　　　　　　　　　　b. 增强

图 3-62　甲状腺 CT 轴位图

【CT 报告示范】平扫于甲状腺左叶内见低密度肿块影，其内散在斑片状钙化。增强扫描肿块无明显强化，边缘尚清晰，大小约 37mm×31mm。前方软组织稍增厚。气管受压右偏。颈部见数个淋巴结，较大者直径约 8mm。

【影像印象】甲状腺左叶内占位：考虑甲状腺癌。

【病例 2】患者，女，44 岁，左颈部无痛性肿块（图 3-63）。

【MRI 报告示范】甲状腺左叶体积明显增大，形态不规则，大小约 3.4cm×2.2cm×5.1cm，T1WI 呈不均匀低信号，T2WI 呈高信号，包绕左侧颈总动脉，邻近脂肪受侵，累及气管后间隙，气管左后壁受压变形。左侧锁骨上窝可见多枚淋巴结影，最大者直径约 7mm。

【影像印象】左侧甲状腺癌并颈部淋巴结转移。

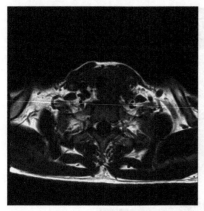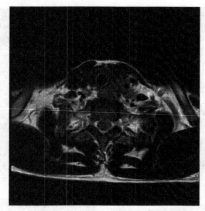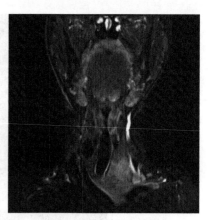

a. T1WI 轴位　　　　　　　　　b.T2WI 轴位　　　　　　c. T2WI 冠状位脂肪抑制

图 3-62　甲状腺 MRI 图

（五）先天发育性病变

1. 鳃裂囊肿

【影像诊断要点】鳃裂囊肿多见青年人，单侧发生。CT 表现：一侧颈部低密度囊性病灶。MRI 表现：T1WI 呈低信号，T2WI 呈高信号，继发感染时 T1WI 信号升高但仍比肌肉信号低，合并出血则 T1WI 及 T2WI 均呈高信号。好发于胸锁乳突肌前方，圆形或类圆形，常见于多囊，增强扫描无强化。

【病例】患者，男，15 岁，发现左侧颈部质软包块 1 年余，近期增大（图 3-64）。

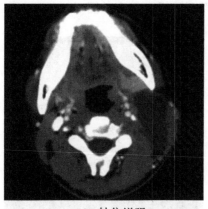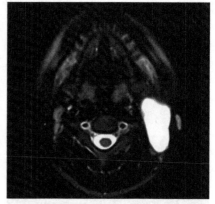

a. CT 轴位增强　　　　　　　　　　b. T2WI 轴位脂肪抑制

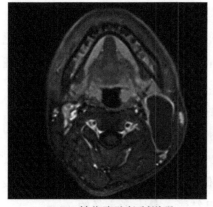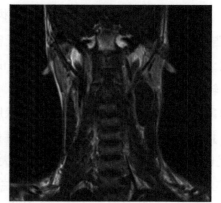

c.T1WI 轴位脂肪抑制增强　　　　　　d. T1WI 冠状位增强

图 3-64　颈部 CT 及 MRI 图

【**影像报告示范**】左侧胸锁乳突肌内侧见囊状低密度灶，约4.6cm×2.5cm×4.3cm，边界清晰，CT示呈水样密度。MRI在T1WI上呈低信号，在T2WI上呈高信号，增强扫描未见强化；余颈部结构未见异常，未见肿大淋巴结。

【**影像印象**】左颈部鳃裂囊肿。

2. 甲状舌管囊肿

【**影像诊断要点**】甲状舌管囊肿是最常见的颈部先天发育性病变，多见于儿童及青少年。病变可发生在颈前部，自舌盲孔至胸骨颈静脉切迹之间的任何部位，以舌骨上、下部最常见。CT表现：颈部正中或稍偏离中线的圆形、类圆形肿块影，多位于舌骨周围或舌骨下区，呈囊性低密度，增强扫描呈囊壁强化。MRI表现：依据病变内容物蛋白质含量不等而表现为不同信号。如果病变内实质部分增多，壁厚而不均，伴壁结节，则要考虑到恶变的可能。

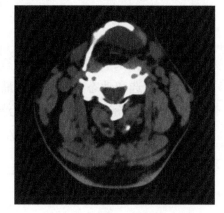

图3-65 颈部CT轴位平扫

【**病例**】患者，男，37岁，颈前部无痛性肿块7天（图3-65）。

【**CT报告示范**】舌骨后方可见类椭圆低密度影，边界清晰，最大面约2.1cm×3.5cm，CT值约为25HU，增强扫描未见明显强化，边界清晰；余所示尚可。

【**影像印象**】甲状舌管囊肿。

第四章 呼吸系统

呼吸系统疾病的最佳影像检查方法是胸部 X 线摄影和 CT 检查。X 线胸片可检出大部分胸部病变，是筛选和动态观察病变的最有效的和经济的方法，其缺点为对小病灶和被重叠的病灶有时容易漏诊。CT 密度分辨力高，无前后结构重叠，能发现细小的病灶，CTVE 能模拟纤维支气管镜效果，探查气管和支气管内占位性病变。目前临床应用低剂量 CT 筛查肺部结节较为成熟。

第一节 常用成像技术的临床应用

一、X 线检查

1. 胸部后前位（正位）

【摄影体位】受检者面向摄影架站立，两足分开与肩同宽，使身体站稳，头稍后仰，前胸贴近探测器；两手背放于髋部，双肘弯曲并尽量向前使肩胛骨拉向外侧（图 4-1a），两肩内转并放平使锁骨呈水平位；人体正中矢状面对探测器中线；照射野和探测器包括整个胸部；源 - 像距离为 180.0cm。

【中心线】中心线水平方向通过第 6 胸椎射入探测器中心。

【屏气情况】深吸气后屏气曝光。

【照片显示】图 4-1b 为胸部正位影像。包括两侧胸廓、肺野、肋膈角，肺尖显示在锁骨上方，肩胛骨位于肺野外方，两侧胸锁关节对称，胸骨、心脏与胸椎重叠，肺纹理、肋骨、膈肌、心脏边缘锐利。纵隔中可以看到第 1~4 胸椎影像。

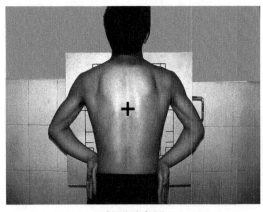 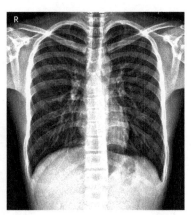

a. 投照示意图　　　　　　　　　　b. 显示图

图 4-1　胸部 X 线后前位（正位）

2.胸部侧位

【摄影体位】受检者侧立摄影架前，两足分开与肩同宽，身体站稳，收腹，挺胸，抬头；双上肢上举，使臂交叉抱头，将肩胛拉向上后方，避免与肺部重叠。被检侧胸部贴近探测器，胸部腋中线对准探测器中线；源－像距离为180.0cm；整个胸部包括在照射野和探测器内；胸部矢状面与探测器平行（图4-2a）。

【中心线】中心线水平方向，经腋中线第6胸椎平面垂直射入探测器中心。

【屏气情况】深吸气后屏气曝光。

【照片显示】图4-2b为胸部侧位影像。肺尖、膈肌、前后胸壁皆包括在照片内。胸骨与胸椎呈侧位投影，膈肌前高后低，心脏大血管各弧段显示清晰，心脏前后缘呈切线位。胸骨后及心脏后方肺野清晰。

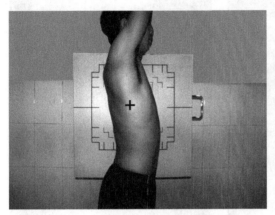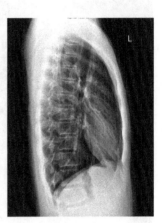

a.投照示意图 　　　　　　　　b.显示图

图4-2 胸部X线左侧位

二、CT检查

1.**体位和扫描范围** 一般取仰卧位（注：驼背或不宜仰卧者、对少量胸腔积液和胸膜肥厚进行鉴别诊断者可采用俯卧位），头先进，患者双手举过头顶，以减少肩部组织及双上肢产生的扫描伪影，身体置于床面正中。先扫描正位定位图以确定扫描范围，再按设定好的层厚、层距依次连续由上到下逐层扫描。扫描范围由肺尖至肺底，一般由胸骨切迹平面开始，逐层向下连续扫描至后肋膈角下界（图4-3）。

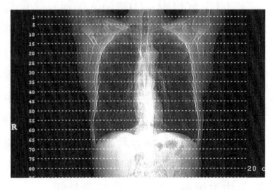

图4-3 胸部CT扫描基线及范围

2.**参数** 常规胸部CT扫描采用螺旋扫描方式，采集层厚≤1mm，重建层厚5~7mm，层间距5~7mm。对于呼吸困难不能屏气者或婴幼儿，扫描中应适当加大螺距，缩短扫描时间，以减少运动伪影。在胸部CT扫描前，应训练患者屏气，一般于深吸气末期屏气进行扫描，这种方法使肺组织处于最好的充气状态，减少肺内支气管、血管的聚集和肺内血液的坠积效应。

3.**增强扫描** ①常规增强扫描：对比剂用量60.0~70.0ml，流率每秒为2.0~2.5ml，延迟扫描时间为30~35秒。扫描范围和扫描参数同常规平扫。②胸部CTA：对比剂用量80.0~100.0ml，流率每秒为 3.0~3.5ml，延迟扫描时间依据对比剂智能追踪技术测定，通常为 12~18 秒。

4. 窗宽和窗位 肺窗一般取窗宽 800~1500HU，窗位 –800~–600HU。观察纵隔大血管、淋巴组织和胸壁软组织等中等密度组织，则需要用纵隔窗，一般取窗宽 300~500HU，窗位 30~50HU。若要了解肋骨、胸椎等骨质结构的情况，还要有骨窗的图像，一般取窗宽 1000~1500HU，窗位 250~350HU。

第二节 正常表现

一、正常 X 线表现

1. 胸廓 正常胸廓左右对称，肋间隙等宽。可见骨骼及软组织影（图 4-4）。

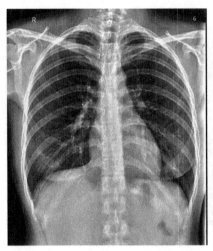

a. 正位   b. 侧位

图 4-4 胸部 X 线正侧位片

（1）软组织：①胸锁乳突肌；②锁骨上皮肤皱褶；③胸大肌；④女性乳房及乳头。

（2）骨骼：①肋骨；②肩胛骨；③锁骨；④胸骨；⑤胸椎。

2. 纵隔 纵隔主要由心脏和大血管构成，位于两肺之间。

（1）正位胸片上纵隔为两肺之间的致密阴影，位置居中，边缘清晰、光整。

（2）侧位胸片上将纵隔划分为前、中、后及上、中、下九个区。

3. 膈肌 膈肌为薄层肌腱组织，位于胸腔和腹腔之间。

（1）膈肌呈圆顶状，轮廓光整，右膈较左膈高 1~2cm，一般位于第 9~10 后肋水平。

（2）膈肌在外侧及前、后方与胸壁相交形成肋膈角，内侧与心脏形成心膈角，肋膈角和心膈角均为锐角，后肋膈角位置最低。

4. 肺 肺的各解剖部分的投影在 X 线上表现为肺野、肺门及肺纹理。

（1）肺野：双肺正常表现为均匀一致的透亮区。

（2）肺门：由肺动脉、肺静脉、支气管和淋巴管组成，其中主要是肺动脉的投影。正常两侧阴影大小、密度大致相同，位于两肺内带第 2~4 前肋间，左侧比右侧高 1~2cm。

（3）肺纹理：主要为肺动脉分支的投影，表现为自肺门向肺野呈放射状分布的树枝状阴影。

5. 胸膜 胸膜是菲薄的浆膜，分为壁层和脏层。两层之间的间隙为胸膜腔。

（1）正常胸膜在 X 线片上一般不显影。

（2）肺尖及两侧肋骨腋缘中下部因胸膜反折可形成伴随阴影。水平裂亦可呈线状致密影。

二、正常 CT 表现

1. **肺**（图 4-5） 肺泡内充满气体，故肺呈低密度影。其中的肺裂（斜裂、水平裂）表现为低密度乏血管区或线状高密度影。支气管内充盈气体，以低密度的"含气影"为特征，当支气管走向与扫描层面一致（平行）时，CT 显示其纵断面；当支气管的走向与扫描层面垂直时，CT 显示其横断面；当支气管的走向与扫描层面斜交时，CT 显示支气管为卵圆形断面。肺内血管的 CT 表现与支气管相似，亦主要取决于其管径的大小和走行方向，但与支气管不同的是，肺血管内充盈血液，显示为高密度影，而支气管呈低密度影，两者形成鲜明对比；肺动脉和肺静脉主要根据它们与相应支气管的位置关系或连续层面分析方能决定。CT 图像上确定肺段的主要依据是肺段支气管，它位于肺段的中心，肺裂和肺段静脉主干位于相邻肺段之间，构成肺段的边缘。各肺段之间的界限并非整齐划一，以纵隔内大血管和/或肺内大支气管作为标志，有助于肺段的确定和划分。

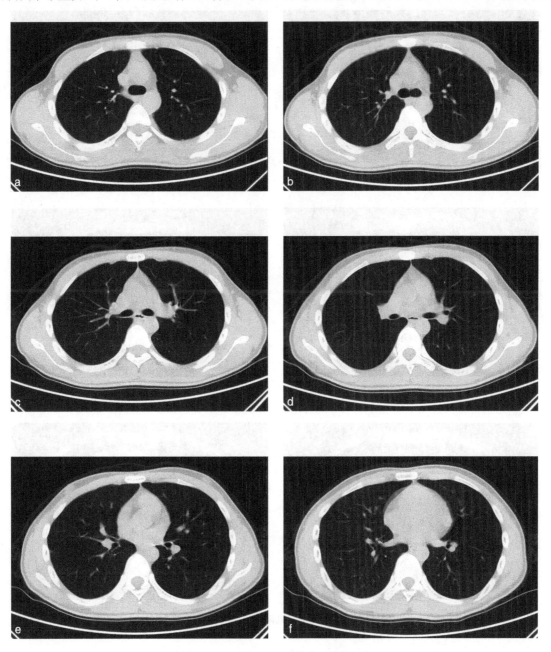

图 4-5 胸部 CT（肺窗）图（a-f）

2. **纵隔**（图 4-6） 纵隔分前、中、后纵隔。前纵隔内主要有胸腺组织、淋巴结、少量脂肪组织和结缔组织；中纵隔内主要是心脏、大血管及气管、主支气管；后纵隔内有食管、降主动脉、胸导管、奇静脉、半奇静脉及淋巴结。纵隔内气管、支气管呈低密度含气环影，脂肪组织也显示为低密度影，CT 值 -100~-50HU，其他组织均呈高密度影。

3. **胸膜** CT 图像上一般不能单独显示，HRCT 可显示叶间裂。

4. **膈肌** 正常时常规 CT 扫描难以显示膈肌全貌，有时候依其走行推测或通过两肺基底部和上腹脏器的位置关系来辨认。当膈肌内面（腹腔一侧）被腹腔内或腹膜脂肪衬托，外侧面（胸腔一侧）由肺内气体对照时，CT 图像上膈肌呈线状影，或者当膈邻近脏器密度发生改变如明显脂肪肝或胸腹水时，膈肌影同样可显示。

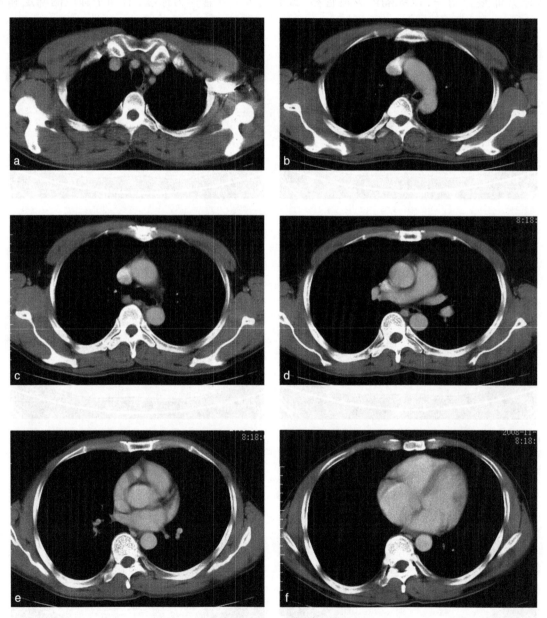

图 4-6 胸部 CT（纵隔窗）增强图（a-f）

第三节 气管与支气管病变

一、支气管异物

【影像诊断要点】支气管异物以右主支气管多见。X线表现：①直接征象，不透线异物可直接显示其部位、形态和大小；②间接征象，有阻塞性肺气肿、纵隔摆动、阻塞性肺不张表现。CT检查可发现透及不透X线异物，可发现异物的位置，并有利于确定其大小、形态。

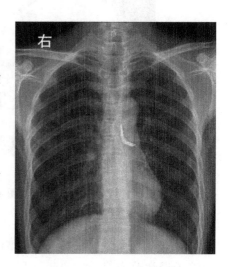

图4-7 胸部X线正位片

【病例1】患者，男，13岁，不慎吞服异物（图4-7）。

【X线报告示范】沿左主支气管走行见一长约4.7cm之条弧形致密影。两肺野清晰，透亮度无明显差异。纵隔居中。肺门未见增大、增浓。膈面光整，肋膈角清晰锐利。心影大小、形态正常。其他未见异常。

【影像印象】左主支气管异物。

【病例2】患者，男，8岁，吞食葵花籽后呛咳（图4-8）。

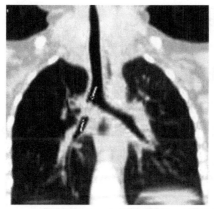 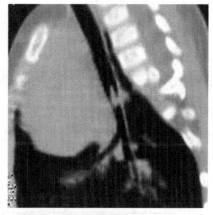

a. 冠状位　　　　　　　　　　　b. 矢状位

图4-8 胸部CT多平面重组图

【CT报告示范】CT扫描MPR重建于右主支气管内见一葵花籽状影，右主支气管几乎闭塞，右下肺散在斑片状模糊影。两肺透亮度相近。纵隔无明显偏移。无胸腔积液征。心脏、大血管未见异常改变。

【影像印象】右主支气管异物（葵花籽）并右下肺感染。

二、支气管扩张

【影像诊断要点】支气管扩张首选HRCT检查。其主要表现为：①柱状支气管扩张，当支气管水平走行与CT层面平行时可表现为"轨道征"；当支气管和CT层面呈垂直走行时可表现为管壁圆形透亮影，呈"戒指征"。②囊状支气管扩张，支气管远端呈囊状膨大，成簇的囊状扩张可形成葡萄串状阴影，合并感染时囊内可出现液平及囊壁增厚。③曲张型支气管扩张，可表现为呈粗细不均的囊柱状改变，壁不规则，可呈念珠状。

【病例】患者，男，34岁，反复咳嗽、咳痰、咯血（图4-9）。

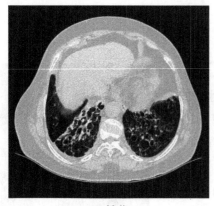 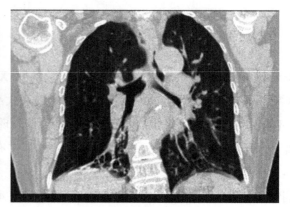

a.轴位   b.冠状位

图4-9 胸部CT平扫及多平面重组图

【CT报告示范】两下肺及右上肺见多发囊状透亮影，局部边缘增厚，周围可见小片状模糊影。显示各叶、段支气管通畅。双背侧局部胸膜稍增厚。两侧肺门及纵隔未见增大淋巴结。心脏、大血管无异常改变。

【影像印象】两肺支气管扩张并感染。

第四节　肺部病变

一、肺部先天性病变——肺动静脉瘘

【影像诊断要点】肺动静脉瘘主要依靠CT平扫及增强评估。其主要表现为：①平扫呈类球条状类软组织密度灶；②增强扫描后可见粗大的供支动脉、引流的静脉及膨大畸形血管团；血管三维成像显示更清楚。

【病例】患者，女，53岁，因头痛入院常规胸部体检（图4-10）。

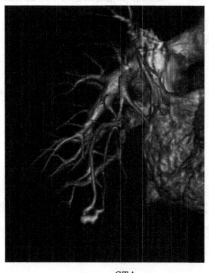 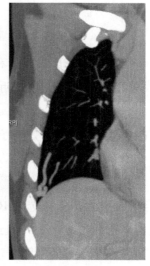

a.CTA   b.冠状位MIP

图4-10 胸部CTA及MIP图（仅显示右肺）

【CT报告示范】右中下肺见较粗蚓条状密实影，边缘清晰，增强示其明显强化近似肺血管影，多平面重建及三维成像示其扭曲呈蚓状，与肺动、静脉相连。余肺血管支气管束清晰，显示各叶、段支气管通畅。两侧肺门及纵隔未见增大淋巴结。心脏、大血管未见异常改变。双胸膜无增厚，双胸腔无积液。

【影像印象】右下肺动静脉畸形。

二、肺部炎症

（一）大叶性肺炎

【影像诊断要点】X线表现：①充血期肺部常无明显X线征象；②实变期示肺叶或肺段范围大片状致密影，密度均匀，形态各异，其中可见"空气支气管征"；③消散期病变阴影密度减低，呈散在斑片状模糊影。CT表现：由于CT密度分辨力高，在充血期即可发现病变区呈磨玻璃样阴影，边缘模糊。病变区血管仍隐约可见。实变期时可见呈大叶或肺段分布的致密影，在显示"空气支气管征"方面较X线胸片更清晰。

【病例1】患者，男，26岁，淋雨后寒战、高热（图4-11）。

【X线报告示范】右上肺呈密实改变，边缘清晰，其内可见"空气支气管征"。两肺门无扩大。纵隔居中。膈面光整，肋膈角清晰锐利。心影大小、形态正常。其他未见异常。

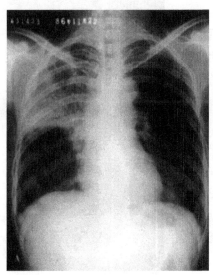

a. 正位　　　　　　　　　　　　b. 侧位

图4-11　胸部X线正侧位片

【影像印象】右上肺大叶性肺炎。

【病例2】患者，男，24岁，突发高热、咳嗽、咳痰（图4-12）。

【CT报告示范】左舌叶见三角形密度增高影，前缘清晰，其内可见"空气支气管征"。左背侧胸腔可见少量弧形积液。纵隔及两侧肺门未见肿大淋巴结。心脏、大血管未见异常改变。

【影像印象】①左舌叶大叶性肺炎；②左侧少量胸腔积液。

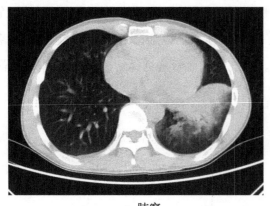
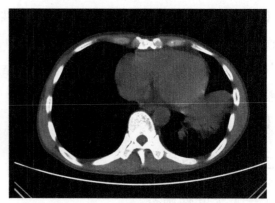

a. 肺窗　　　　　　　　　　　　　　　　b. 纵隔窗

图 4-12　胸部 CT 轴位平扫图

（二）支气管肺炎

【影像诊断要点】X 线表现：病变多在两肺中下野的内、中带肺纹理增多、增粗、模糊。沿肺纹理分布有斑片状模糊致密影，密度不均。密集的病变可融合成较大的片状影。CT 表现：两肺中下部支气管血管束增粗，大小不同的结节状及片状影，边缘模糊，多个小片状阴影可融合成大片状影。

【病例 1】患者，男，66 岁，发热、咳嗽、咳痰（图 4-13）。

【X 线报告示范】两肺纹理增粗、增多、模糊，沿肺纹理分布见小斑片状模糊影，病灶以两下肺明显。两侧肺门未见增大、增浓。纵隔居中。双膈面光整，肋膈角清晰锐利。心影大小、形态正常。

【影像印象】两肺支气管肺炎。

【病例 2】患者，男，57 岁，发热、咳嗽伴呼吸困难（图 4-14）。

【CT 报告示范】左下肺纹理粗乱，其间夹杂斑片状模糊影，右下肺沿肺纹理走行亦见少许小斑点影。显示各叶、段支气管通畅。纵隔及肺门无肿大淋巴结。无胸腔积液征。心脏、大血管未见异常改变。

【影像印象】两下肺小叶性肺炎。

（三）非典型肺炎（SARS）

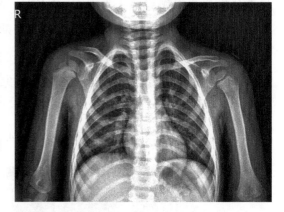

图 4-13　胸部 X 线正位片

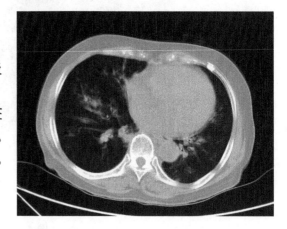

图 4-14　胸部 CT 轴位平扫（肺窗）图

【影像诊断要点】非典型肺炎一般急性起病，首发症状为发热，白细胞多正常或稍低。影像表现：①斑片状影，以两中下肺为多；②变化快，病变游走，早期仅纹理粗，短时间出现片状影；③病变发展，可由单侧到双侧，可呈磨玻璃、网格状影；④两肺间质改变者，病灶吸收快则多不出现片状影。

【病例】患者，男，40 岁，发热 12 天，白细胞数正常（图 4-15）。

【影像报告示范】两肺弥漫性网织状改变，并见大斑片状模糊影，两侧胸膜均增厚。显示各大支气管无狭窄。纵隔及肺门无肿大淋巴结。心脏、大血管未见异常改变。

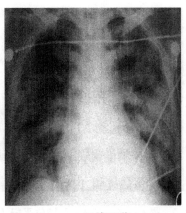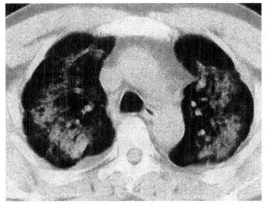

a.X线正位　　　　　　　　　　　b.CT平扫肺窗

图4-15　胸部X线正位片及CT轴位平扫图

【影像印象】上述影像表现，结合临床考虑SARS。

（四）新型冠状病毒性肺炎（COVID-19型肺炎）

【影像诊断要点】新型冠状病毒性肺炎简称新冠肺炎，主要依靠HRCT诊断。新冠肺炎的影像学表现，由于严重程度、病程的不同，表现也有所不同。早期多为单发或多发的斑片状磨玻璃影，多分布于肺底、胸膜下，有时伴有轻度支气管充气征。随着病情进展，炎性病灶可逐渐增多，范围逐渐扩大，累及多个肺叶，部分病灶出现实变样改变，即出现磨玻璃影、实变影混合存在。重症患者，双肺病变更加广泛，出现弥漫性间质性改变，部分患者会出现白肺表现。

【病例】患者，男，28岁。发热3天入院（图4-16）。

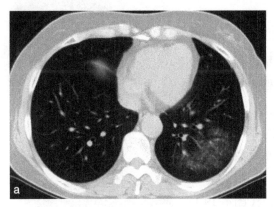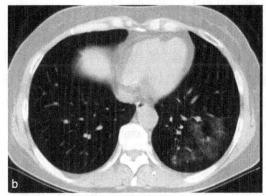

图4-16　胸部CT轴位平扫（肺窗）图

【影像报告示范】左下肺可见大片磨玻璃样密度增高影，边缘模糊，其内可见数枝"含气支气管像"，余肺野清晰。纵隔及肺门无肿大淋巴结。心脏、大血管未见异常改变。

【影像印象】上述影像表现，结合临床考虑COVID-19型肺炎。

（五）间质性肺炎

【影像诊断要点】X线表现：两肺门及中下肺野纹理增粗、模糊，并可见网状及小斑片状影。由于细支气管的部分阻塞，有时伴有弥漫性肺气肿。肺门周围间质内炎性浸润，可使肺门密度增高、轮廓模糊、结构不清。CT表现：间质性肺炎的早期或轻症病例，高分辨力CT见两侧支气管血管束增粗，呈不规则改变，并伴有磨玻璃影，代表支气管周围间质内炎性浸润并伴有肺泡内炎性浸润及少量渗出。较重者可伴有小叶性实变，表现为小斑片状影。肺门及纵隔淋巴结可有增大。

【病例】患者，男，62岁，反复咳嗽、咳痰伴气促（图4-17）。

【CT报告示范】两下肺纹理增粗、紊乱，局部呈网状改变，其间见散在小点状阴影，以近背侧胸膜区明显。两侧肺门、纵隔未见肿大淋巴结。无胸腔积液征。心脏、大血管未见异常改变。

【影像印象】两肺间质性肺炎。

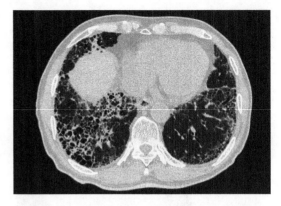

图4-17 胸部CT轴位平扫（肺窗）图

（六）放射性肺炎

【影像诊断要点】有胸部恶性肿瘤放射治疗史，发生部位及形态与照射野部位及形态一致，急性期表现大片状高密度渗出实变影，慢性期主要表现肺纤维化，原病灶体积缩小，密度增高且不均匀，可见网状及条索状影。

【病例】患者，女，37岁，左乳腺癌术后放射治疗后（图4-18）。

【CT报告示范】左侧乳腺呈术后改变。左上肺前壁胸膀下区肺野沿前后纵行方向见密度不均、边缘模糊斑片状及索条状影。纵隔及两侧肺门未见肿大淋巴结。心影大小、形态正常。无胸腔积液征。

【影像印象】左肺放射性肺炎。

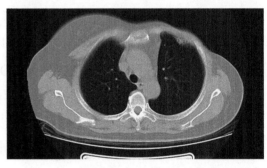

图4-18 胸部CT轴位平扫（肺窗）图

（七）肺脓肿

【影像诊断要点】X线表现：①急性肺脓肿早期可呈大片状模糊阴影，排脓后其中心区密度减低，可见厚壁空洞，内有气液面，边缘模糊；②慢性肺脓肿以厚壁空洞为主，内有或无气液面，边缘清晰，有时周围伴有紊乱的索条影。CT表现：较易显示实变阴影内的早期坏死后液化，从而可早期确立肺脓肿的诊断。增强扫描，脓肿壁呈较明显环形强化。

【病例1】患者，男，23岁，寒战、高热、咳嗽、咳痰（图4-19）。

【X线报告示范】右中肺野近肺门区见一大小约53mm×39mm之卵圆形密度增高影，其内可见气液面，病灶边缘稍模糊，肺门无扩大。纵隔居中。双膈面光整，肋膈角清晰锐利。心影大小、形态正常。

【影像印象】右肺急性肺脓肿。

【病例2】患者，男，34岁，高热、咳嗽、咳痰（图4-20）。

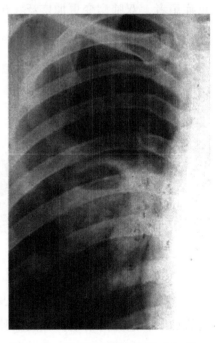

图4-19 胸部X线正位片（仅显示右肺野）

【CT报告示范】左下肺背段见一大小约51mm×37mm之椭圆形影，其内可见气液面，病灶边缘模糊，增强扫描呈边缘环形强化。邻近胸膜增厚并见少量积液，右侧胸腔亦见少量弧形积液。纵隔淋巴结无肿大。心脏、大血管未见异常改变。

【影像印象】①左下肺急性肺脓肿；②双侧胸腔积液。

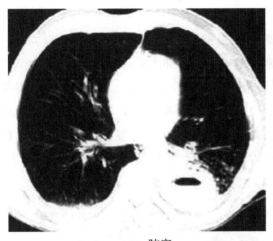

| a.肺窗 | b.纵隔窗增强 |

图 4-20　胸部 CT 轴位扫描图

三、肺结核

（一）原发型肺结核

【影像诊断要点】X 线表现：①原发复合征由原发病灶、淋巴管炎、淋巴结炎三者形成哑铃状阴影；②当原发病灶及病灶周围炎范围较大时可掩盖淋巴管炎及淋巴结炎，表现为肺门区大片云絮状阴影；③胸内淋巴结结核可见肺门阴影增大，密度增浓，边缘呈结节状突出，一般较清楚。伴有淋巴周围炎时，其边缘可模糊不清。CT 表现：可更清晰发现肺门及纵隔淋巴结增大，显示其形态、大小、边缘轮廓和密度等。对隆突下淋巴结增大可以清晰显示。可早期发现原发灶内的干酪样坏死，表现为病灶中心相对低密度区。

【病例】患者，男，12 岁，低热，咳嗽（图 4-21）。

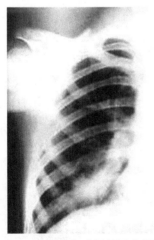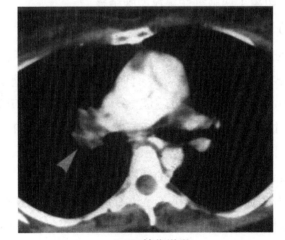

| a.X 线正位（仅显示右肺野） | b.CT 轴位增强 |

图 4-21　胸部 X 线正位片及 CT 增强图

【影像报告示范】右下肺见结节影，边缘模糊。两侧肺门均增大，以右侧更明显。右肺门与下肺病灶间见柱状影相连，整体外形呈"哑铃状"。纵隔未见肿大淋巴结。无胸腔积液征。心脏、大血管未见明显异常改变。

【影像印象】原发型肺结核（右肺原发复合征）。

（二）血行播散型肺结核

【影像诊断要点】 X线表现：①急性粟粒型肺结核可见两肺大量粟粒样阴影，以大小一致、密度相等、分布均匀为特征；②亚急性血行播散型肺结核显示两肺大量斑点状影，其大小、密度、分布都不均匀，尤以中上肺野为著。CT表现：更易清晰显示粟粒性病灶。急性粟粒型肺结核表现为两肺广泛1~2mm大小的点状阴影，密度均匀、边界清晰、分布均匀，与支气管走行无关。亚急性或慢性血行播散型肺结核CT与X线胸片所见相似，主要表现为多发大小不一的结节影，上肺结节多，且大于下肺结节。同时对部分病灶的小空洞或钙化、胸膜增厚或钙化显示更清晰。

【病例】 患者，男，10岁，发热、消瘦（图4-22）。

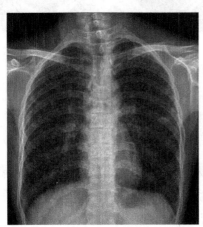
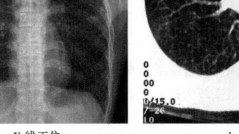

a.X线正位　　　　　　　　　b.CT平扫肺窗

图4-22　胸部X线正位片及CT轴位平扫图

【影像报告示范】 两肺密散分布均匀、大小、密度一致之粟粒样阴影。显示各大支气管通畅。两侧肺门及纵隔未见肿大淋巴结。无胸腔积液征。心影大小、形态正常。

【影像印象】 两肺急性粟粒型肺结核。

（三）继发型肺结核

【影像诊断要点】 X线表现：①两肺野锁骨上下区显示云絮状或斑片状模糊影，常伴有硬结病灶及纤维索条影和钙化影，有时病灶中可见薄壁空洞；②结核球边缘清晰、整齐，直径为1~4mm，中心密度不均，可有钙化影，周围常伴有"卫星病灶"。干酪性肺炎呈大片状密实影，其中可见虫蚀样空洞，同侧或对侧有散在播散病灶。CT表现：与X线表现相似，但显示病变大小、形态、范围、轮廓、密度及其与周围结构间关系更清晰、客观和准确，从而更易确立诊断和了解病变的转归。

【病例1】 患者，男，48岁，午后低热、盗汗、胸痛（图4-23）。

【X线报告示范】 两中上肺野散在结节状、条索状高密度影，其中夹杂小斑点影。两肺透亮度增高，膈肌低平。两肺门稍扩大，右下肺动脉干增粗。心影狭长，纵隔居中。肋膈角锐利。

【影像印象】 ①两肺继发型结核；②弥漫性肺气肿；③提示肺动脉高压。

【病例2】 患者，女，31岁，盗汗、咳嗽（图4-24）。

【CT报告示范】 右上肺见散在斑片状模糊影，余肺野清晰。显

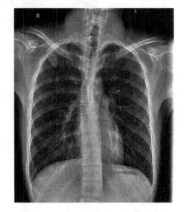

图4-23　胸部X线正位片

示各大支气管通畅。纵隔淋巴结无肿大。心脏、大血管未见异常改变。未见胸腔积液征。

【影像印象】右上肺继发性肺结核。

（四）结核性胸膜炎

【影像诊断要点】X 线及 CT 检查均可见不同程度的胸腔积液表现，慢性者可见胸膜广泛或局限性增厚表现，但有时为叶间、肺底积液或包裹性积液，CT诊断更优。

【病例 1】患者，男，31 岁，右胸痛、低热（图 4-25）。

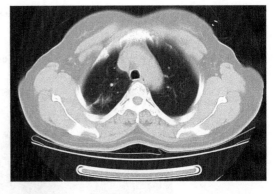

图 4-24　胸部 CT 轴位平扫（肺窗）图

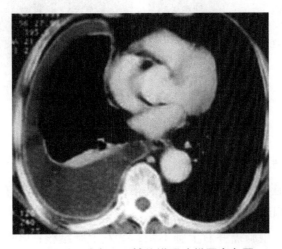

图 4-25　胸部 CT 轴位增强（纵隔窗）图

【CT 报告示范】右侧胸腔见环形积液，最厚处达 4.5cm，边缘光滑。右下肺部分受压呈条索状密实影。显示各大支气管通畅。纵隔未见肿大淋巴结。心脏大血管无明显异常改变。

【影像印象】右侧胸腔积液伴部分肺膨胀不全。

【病例 2】患者，男，17 岁，低热、盗汗（图 4-26）。

【X 线报告示范】右上肺第 1 肋间外带见少许条索状阴影，余肺野清晰。右侧肋膈角变钝。两肺门无扩大。纵隔居中。心影大小、形态正常。

【影像印象】①右上肺结核，以纤维化为主；②右侧少量胸腔积液。

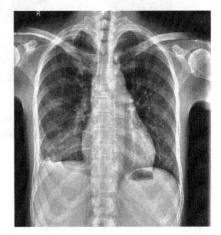

图 4-26　胸部 X 线正位片

四、肺肿瘤

（一）肺癌

1. 中央型肺癌

【影像诊断要点】X 线表现：肺门区肿块阴影；病变远侧相应肺内出现阻塞性肺气肿、阻塞性肺炎和阻塞性肺不张征象。CT 表现：①支气管改变，主要包括支气管管壁增厚和支气管管腔狭窄；②肺门肿块，表现为分叶状或边缘不规则的肿块，常同时伴有阻塞性肺炎或肺不张；③侵犯纵隔结构，中央型肺癌常直接侵犯纵隔结构，特别是受侵犯的血管可表现受压移位、管腔变窄或闭塞、管壁欠规则等改变；④纵隔肺门淋巴结转移，增强扫描可明确显示肺门、纵隔淋巴结增大的部位、大小及数量。

【病例1】患者，男，67岁，咳嗽、咳痰且痰中带血，胸痛（图4-27）。

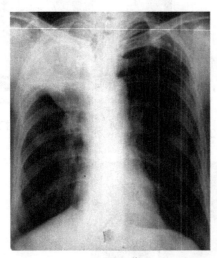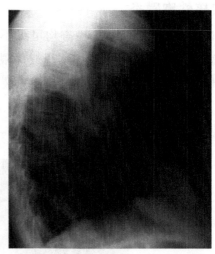

a.正位 b.侧位

图4-27 胸部X线正侧位片

【X线报告示范】右肺门扩大呈结节状；右上肺呈密实改变，其边缘向内呈弧形凹陷，正位片显示其下缘与肺门影相连呈"反S"状；气管稍向右偏。左上肺散在点状高密度影及条索影。膈肌低平，心影狭长，两侧肋膈角锐利。

【影像印象】①右中央型肺癌并右上肺不张；②左上肺结核；③弥漫性肺气肿。

【病例2】患者，男，43岁，刺激性干咳，胸痛（图4-28）。

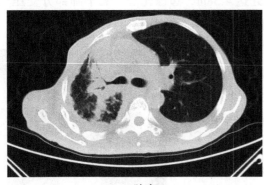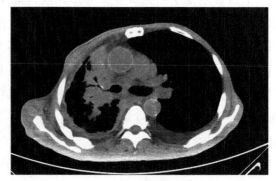

a.肺窗 b.纵隔窗

图4-28 胸部CT轴位平扫图

【CT报告示范】左胸廓塌陷，右肺门见软组织肿块影，边缘欠规整，其周围组织模糊，肺右上叶前段支气管管腔狭窄，左上肺见一细小结节影，余肺野清晰。纵隔未见肿大淋巴结。胸腔无积液征。心影大小、形态正常。

【影像印象】①右肺门占位，结合临床考虑中央型肺癌；②左肺转移灶。

2.周围型肺癌

【影像诊断要点】X线表现：①肺内孤立性分叶状肿块影，边界清晰，有脐样切迹和短细毛刺。②肿块中心可见癌性空洞，表现为偏心性、内壁凹凸不平，无明显液平面。③肺癌邻近胸膜可引起胸膜凹陷征（兔耳征）。CT 表现：CT 扫描能提供较 X 线胸片更清晰的图像，有利于显示结节或肿块的边缘、形态以及肿块周围表现、肿块内部结构特点及密度变化等，从而更易明确诊断。直径 3cm 以下的肺癌，肿块内可见小圆形及管状低密度影的空泡征或支气管充气征。增强扫描时，肿块呈密度均匀的中等或以上增强，更有助于肺癌的诊断。另外，增强 CT 对发现肺门纵隔淋巴结转移更敏感。

【病例 1】患者，男，57 岁，干咳、胸痛（图 4-29）。

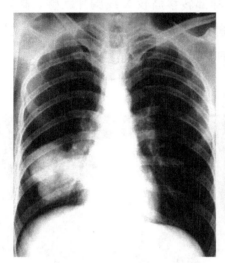 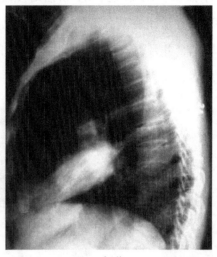

a. 正位　　　　　　　　　　　　　　b. 侧位

图 4-29　胸部 X 线正侧位片

【X 线报告示范】右下肺见一大小约 67mm×62mm×48mm 团块状高密度影，呈分叶状，边缘见短毛刺，余肺野清晰。两侧肺门未见增大、增浓。双膈面光整，肋膈角清晰、锐利。心影大小、形态正常，主动脉未见异常。纵隔居中、无增大。

【影像印象】右下肺占位，结合临床考虑周围型肺癌。

【病例 2】患者，女，55 岁，左胸痛（图 4-30）。

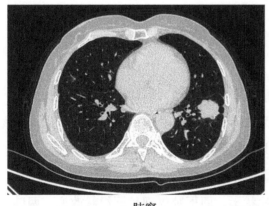 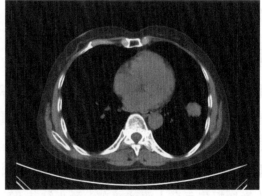

a. 肺窗　　　　　　　　　　　　　　b. 纵隔窗

图 4-30　胸部 CT 轴位平扫图

【CT 报告示范】左下肺近外侧胸膜处见一大小约 37mm×31mm 软组织肿块影，边缘呈分叶状，外缘模糊，邻近胸膜牵拉，增强后肿块明显均匀强化（平扫 CT 值约为 41.6HU，增强后 CT 值约为 81.5HU）。纵隔无肿大淋巴结。无胸腔积液征。心影大小、形态正常。

【影像印象】左下肺占位，考虑周围型肺癌。

（二）肺转移瘤

【影像诊断要点】X线表现：①血行转移多见，常表现为两肺多发棉球样结节，密度均匀，大小不一，轮廓清晰；②以两肺中、下野外带较多，也可局限于一侧肺野；③淋巴道转移的肿瘤可表现为两肺门或/和纵隔淋巴结增大，同时自肺门有向外呈放射状分布的条索状影，沿条索状影可见串珠状小点影。CT表现：CT扫描对发现肺部转移瘤较X线胸片敏感。高分辨力CT，尤其对淋巴道转移瘤的诊断有其独特的优势，除见肺门及纵隔淋巴结增大外，还见支气管血管束增粗、小叶间隔增厚，并且沿支气管血管束、小叶间隔可见多数细小结节影。

【病例】患者，女，40岁，乳腺癌术后3年（图4-31）。

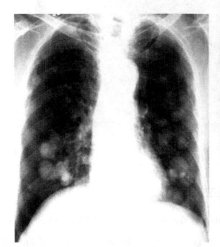

| a.X线正位 | b.CT平扫肺窗 |

图4-31　胸部X线正位片及CT轴位平扫图

【影像报告示范】两肺散在大量大小不等圆球形病灶，密度均匀，边缘光整，以中下肺野明显。两侧肺门、纵隔未见肿大淋巴结。心影大小、形态正常。胸腔无明显积液。

【影像印象】两肺转移瘤。

五、肺尘埃沉着病（硅肺）

【影像诊断要点】有粉尘接触使，多见于采矿工。X线表现：早期改变为肺纹理增粗，硅结节及其融合为主要诊断依据；肺门扩大，可见蛋壳样钙化；胸膜增厚、粘连。常合并肺结核。CT能更早检出病变，能更详细了解病灶的分布、病灶的内部改变等。

【病例】患者，男，45岁，曾下矿采煤7年，咳嗽、胸痛，感呼吸困难（图4-32）。

【影像报告示范】两肺散布大量小结节及斑片状影，两下肺纹理呈网织状改变。两肺门、纵隔内见多个肿大、钙化淋巴结。两背侧胸膜稍增厚。心影大小、形态无明显异常。

【影像印象】两肺弥漫性病变，结合职业史，符合尘肺。

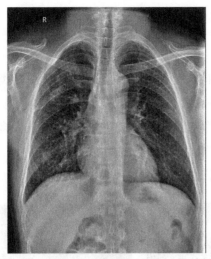
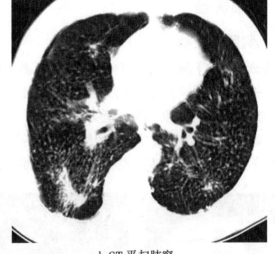

a.X 线正位　　　　　　　　　　　　　b.CT 平扫肺窗

图 4-32 胸部 X 线正位片及 CT 轴位平扫图

第五节　胸膜病变

一、胸膜炎

【影像诊断要点】胸膜炎以结核性胸膜炎较常见，其次为其他细菌性感染性胸膜炎。急性期多伴有胸腔积液，胸膜不同程度增厚，X线片上示见外高内低下凹弧形，外侧胸壁处内缘见平行条带状影，CT图可清晰显示胸膜增厚程度。

【病例】患者，男，58 岁，感冒后咳嗽、胸痛 5 天，有大量浓痰（图 4-33）。

【影像报告示范】右侧肺野自第 5 前肋以下呈外高内低弧形密实改变，胸壁内缘见条状较高密影，余肺野清晰。纵隔无明显偏移，心影大小可，左肋膈角锐利。

【影像印象】右侧胸膜炎伴中等量积液。

二、胸膜增厚、粘连与钙化

【影像诊断要点】胸膜增厚、粘连、钙化可同时存在，X线片常见肋膈角变钝及邻近胸膜牵拉内凹，切线位钙化影可呈条、点状影，部分包裹呈纤维板样脓胸；病变范围大时多伴有胸廓体积缩小及纵隔移位。CT可见条状及层状软组织密度影。

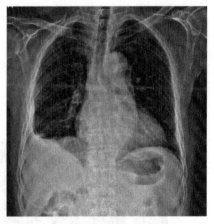

图 4-33 胸部 X 线正位片

【病例】患者，男，65 岁，自述年轻时曾患肺结核后好转，偶感右胸壁疼痛多年（图 4-34）。

【影像报告示范】右侧胸膜呈广泛波浪状增厚，肋间隙略窄，邻近右肺内见少许条索影。心影略增大，以左室增大为主。纵隔内无明显肿大淋巴影。双胸腔无积液。左胸膜无明显增厚。

【影像印象】右侧胸膜增厚。

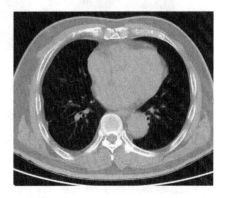

图 4-34 胸部 CT 轴位平扫（纵隔窗）图

三、胸膜肿瘤

（一）胸膜间皮瘤

【影像诊断要点】胸膜间皮瘤分为局限性（多为良性）和弥漫性（多为恶性）两类，弥漫性常与接触石棉有关。X 线表现：难以显示较小病灶，较大时可以突入肺野，呼吸时随肋骨运动。CT 表现：局限性多发生在肋胸膜，呈类圆形肿块，边缘光滑锐利，亦可带蒂，增强后多成均匀一致的强化。弥漫性表现为胸膜较广泛的结节状或不规则状增厚，伴胸腔积液。

【病例】患者，男，52 岁，左胸痛，呼吸困难（图 4-35）。

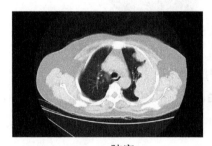 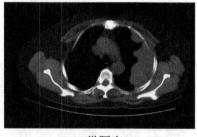 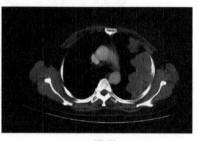

a. 肺窗 　　　　　　　　　　b. 纵隔窗 　　　　　　　　　　c. 增强

图 4-35　胸部 CT 轴位扫描图

【CT 报告示范】左侧胸膜不规则环形增厚，局部呈结节状，内侧与纵隔结构分界不清，前侧侵及胸壁，邻近肋骨显示不清。左胸廓缩小，左腋窝见一大小约 21mm×16mm 椭圆形淋巴结影。心脏、大血管未见异常改变。

【影像印象】左侧胸膜间皮瘤并左腋窝淋巴结转移。

（二）胸膜转移瘤

【影像诊断要点】胸膜转移瘤依据原发肿瘤的存在，结合胸膜散在结节伴胸腔积液往往可以诊断。

【病例】患者，男，47 岁，鼻咽癌治疗 6 年（图 4-36）。

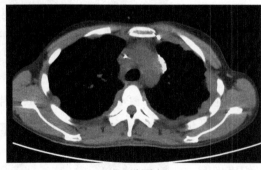 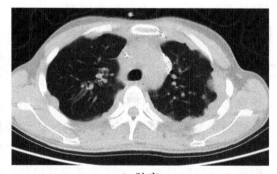

a. 纵隔窗 　　　　　　　　　　　　　　b. 肺窗

图 4-36　胸部 CT 轴位平扫图

【CT 报告示范】双肺散在多个大小不等之结节影，大者直径约 34mm。双侧胸膜增厚呈结节状。两肺门增大，纵隔内见多个肿大淋巴结，大者直径约 21mm。显示胸部诸骨无破坏。心脏、大血管未见异常改变。

【影像印象】结合病史，考虑双侧胸膜、两肺及纵隔、肺门多处转移瘤。

第六节　纵隔病变

一、胸腺瘤

【影像诊断要点】胸腺瘤是前纵隔最常见肿瘤。X线表现：正位片可见纵隔增宽，侧位片可见前纵隔肿块影。CT表现：可见肿瘤呈类圆形，可有分叶，多位于前纵隔中部，增强检查肿瘤较均匀强化；恶性胸腺瘤浸润性生长，边缘不规则，侵及胸膜可见胸膜结节形成及胸腔积液。心包亦常累及。

【病例】患者，男，26岁，上睑下垂（图4-37）。

【CT报告示范】前纵隔胸骨后可见一直径约2.8cm的类圆形软组织密度影，边缘光滑，与邻近血管脂肪间隙清晰，增强后呈中等均匀强化。纵隔内无肿大淋巴结。两肺清晰，无胸腔积液征。

【影像印象】前纵隔占位：考虑非侵袭性胸腺瘤。

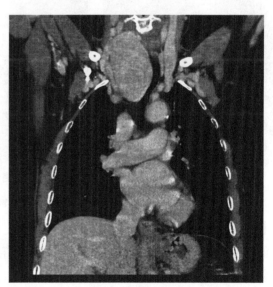

图4-37　胸部CT轴位平扫（纵隔窗）图

二、胸内甲状腺瘤

【影像诊断要点】X线检查可见上纵隔增宽，突出的肿块与颈部相连，并可随吞咽上下移动，气管可变形、移位。CT扫描，尤其是增强扫描可清楚显示肿块与甲状腺相连。

【病例】患者，男，53岁，咳嗽，背部疼痛，左颈扪及肿块（图4-38）。

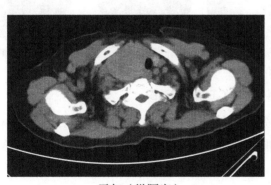

a.平扫（纵隔窗）　　　　　　　　b.冠状位增强重组

图4-38　胸部CT扫描图

【CT报告示范】甲状腺右叶可见一大小约7.8cm×4.5cm×4.2cm之椭圆形软组织密度影，边缘光滑，其内见小斑片状钙化，下缘坠入胸腔，增强扫描肿块明显强化，气管受压变窄并向左偏移，右颈部血管亦受压左移，颈部及纵隔均未见肿大淋巴结。

【影像印象】胸内甲状腺肿（甲状腺右叶腺瘤）。

三、畸胎瘤

【影像诊断要点】X 线检查可见肿瘤多位于前中纵隔，常呈类圆形；其内若发现骨骼影则有明确的诊断意义。CT 检查可准确定位；囊性畸胎瘤多为厚壁囊肿；CT 值可反映脂肪成分及钙化或骨化影。

【病例】患者，女，34 岁，胸骨后不适及隐痛（图 4-39）。

【CT 报告示范】前中纵隔右前侧可见一直径约8.2cm 之类圆形肿块影，边界较清晰，其内密度混杂，CT 值为 -82.4~+35.6HU，增强后实质部分中等强化，肿块较宽面贴附于纵隔。纵隔无肿大淋巴结。两肺未见实质性病变。无胸腔积液征。心脏、大血管未见异常改变。

【影像印象】前纵隔占位，考虑畸胎瘤。

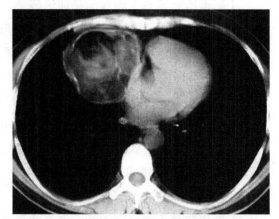

图 4-39　胸部 CT 轴位平扫（纵隔窗）图

四、淋巴瘤

【影像诊断要点】X 线检查正位胸片主要表现为上纵隔影增宽，边界清晰呈锯齿状。CT 可显示纵隔内肿大淋巴结。

【病例】患者，男，19 岁，发热，全身多处淋巴结肿大（图 4-40）。

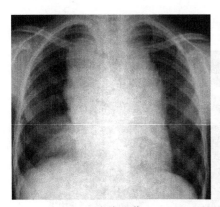
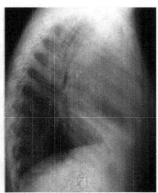
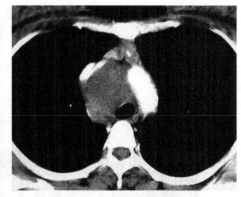

a.X 线正位　　　　　　　　　b.X 线侧位　　　　　　　　　c.CT 轴位增强

图 4-40　胸部 X 线正侧位片及 CT 轴位增强图

【影像报告示范】纵隔影向两侧明显增宽，纵隔内见多个结节影，气管前融合成大团块状，周围血管推移且分界不清，气管受压稍变窄。右肺中叶见长三角状密度增高影，其内见"含气支气管像"，肺门无增大。无胸腔积液征。

【影像印象】纵隔多个肿大淋巴结，淋巴瘤可能性大；右中叶感染。

五、神经源性肿瘤

【影像诊断要点】神经源性肿瘤是最常见的后纵隔肿瘤。X 线胸片上肿瘤多位于脊柱旁，呈类圆形，椎间孔常扩大。CT 上可更清楚显示病变及椎管内外受侵情况，多位于脊柱旁沟，呈类圆形或哑铃状，密度多均匀。

【病例】患者，女，26岁，背痛，肢体麻木（图4-41）。

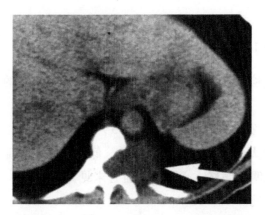

图4-41 胸部CT轴位平扫（纵隔窗）图

【CT报告示范】T10椎体左旁见一大小约4.7cm×3.9cm软组织团块影，边缘光滑，肿块内侧深入椎管，脊髓受压，左椎间孔明显扩大。余未见异常改变。

【影像印象】T10椎体左旁占位：考虑神经鞘瘤。

第七节 膈肌病变——膈膨升

【影像诊断要点】局限性膈膨升呈穹状，右侧多见，弥漫性膈膨升以左侧多见。病因有：膈发育异常、出生时损伤膈神经或其他病变累及膈神经、突发腹内压骤然增高。

【病例】患者，男，66岁，腹胀半年（图4-42）。

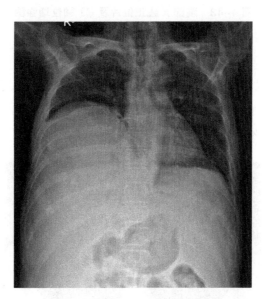

图4-42 胸部X线正位片

【影像报告示范】右膈明显抬高至第2前肋下水平，右下肺纹理明显挤压聚拢，右肺野尚清晰，左肺亦显清晰。纵隔无明显偏移，心影大小正常，双肋膈角尚显锐利。

【影像印象】右侧膈膨升，疑膈肌病变，右膈下病变不排除。

第八节　胸部外伤

一、气胸、液气胸

【影像诊断要点】X线检查：立位透视可直接观察到位于上方的气体及位于下方的液平面。CT检查可显示少量的气液。

【病例】患者，男，31岁，胸部外伤（图4-43）。

【影像报告示范】右肺大部呈透亮无肺纹理区，低处可见液平面，右肺压缩至肺门区呈致密团块状。左肺清晰。纵隔无明显偏移。心脏、大血管未见异常改变。

【影像印象】右侧液气胸。

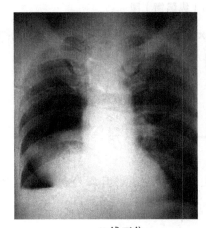 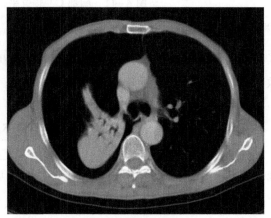

a.X线正位　　　　　　　　　　b.CT轴位增强

图4-43　胸部X线正位片及CT轴位增强图

二、肺挫伤

【影像诊断要点】肺内以渗出性病变为主，表现为斑片状模糊影，多在外伤后6小时左右出现，3~4天可完全吸收。CT可显示较小的病变，并可见轻微的胸壁外伤。

【病例】患者，男，27岁，右肺挤压伤（图4-44）。

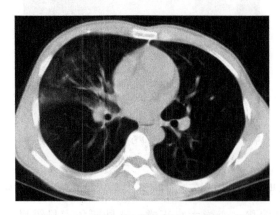

图4-44　胸部CT轴位平扫（肺窗）图

【CT报告示范】右中肺及下肺均可见斑片状模糊影，左肺清晰。右侧胸腔见少许弧形影，无气胸征。纵隔居中，心脏、大血管无异常改变。骨窗未见骨折征象。

【**影像印象**】右肺挫伤。

第九节 新生儿呼吸窘迫综合征（肺透明膜病）

【**影像诊断要点**】肺透明膜病为Ⅱ型肺泡细胞表面活性物质合成不足或障碍，在呼气肺残余气量不足，引起进行性肺泡萎缩塌陷导致的呼吸窘迫。常见早产儿。依据肺透亮度减低的不同程度分为四级，Ⅰ级为透亮度均匀性减低，伴颗粒感；Ⅱ级肺野呈磨玻璃影，亦见充气支气管征；Ⅲ级在Ⅱ级基础上伴心影及纵隔边缘模糊；Ⅳ级呈现白肺。

【**病例**】患者，男，1天，呼吸急促伴口唇发绀（图4-45）。

【**影像报告示范**】双肺透亮度明显减低呈近白肺，左肺野其内可见一条状充气支气管征，心影增大，边缘欠清晰。纵隔无明显偏移，双膈亦显模糊，双肋膈角亦欠清晰。

【**影像印象**】肺透明膜病Ⅳ级。

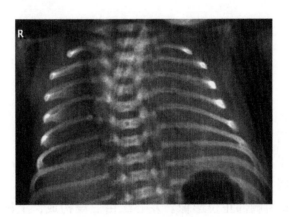

图4-45 胸部X线正位片

第五章　循环系统

循环系统包括心脏、大血管和外周血管，影像学检查对于循环系统疾病的诊断有十分重要的作用。心脏 X 线平片和透视可了解心脏大小、形态、位置、搏动和肺门及肺血改变。CT 及 MRI 技术不仅可以动态地显示心脏的形态结构，还可以测定心脏的功能，对血流量进行定量分析。

第一节　检查技术

一、X 线检查

1. 心脏后前位（正位）

【摄片体位】同胸部后前位（图 5-1a）。

【中心线】中心线水平方向对准第 6 胸椎高度，垂直射入探测器，摄影距离 200cm。

【屏气情况】平静呼吸中屏气曝光。

【照片显示】图 5-1b 为胸部正位影像。左心缘由三段构成，上段凸出的为主动脉结，中段为肺动脉段，下段为左心室。左心室的左下端为心尖部，与膈肌相交呈锐角或直角。中年以上常见有三角形阴影，为心包脂肪垫。右心缘由两段构成，上段为升主动脉和上腔静脉的复合投影，下段由右心房构成。右心缘与膈顶相交处为心膈角，角内阴影为下腔静脉的投影。

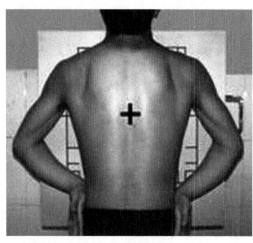 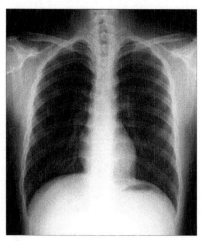

a. 示意图　　　　　　　　　　　　　b. 显示图

图 5-1　胸部后前位

2. 心脏左侧位

【摄影体位】同胸部左侧位，左侧靠近胶片（图 5-2a）。摄片时服钡剂，观察左心房扩大时对食管的压迹；不服钡剂时观察心后间隙。

【**中心线**】中心线水平方向对准第 6 胸椎水平线与腋中线相交点前 5cm 处，垂直射入探测器。

【**屏气情况**】平静呼吸中屏气曝光。

【**照片显示**】图 5-2b 为胸部侧位像。心脏大血管居中偏前，呈前下后上倾斜。心前缘上部为升主动脉，下部为右心室。心后缘上段为左心房，下段为左心室。主动脉弓下方，主动脉窗内气管分叉前部的圆影，为右肺动脉的轴位投影。左肺动脉为平气管分叉的水平走向阴影。降主动脉沿脊柱前缘下行。

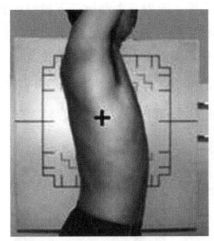 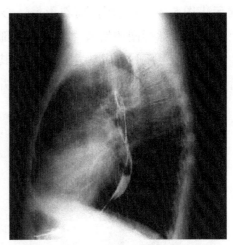

a. 示意图　　　　　　　　　　b. 显示图

图 5-2　胸部左侧位

3. 心脏右前斜位（第 1 斜位）

【**摄影体位**】受检者右前胸贴近探测器面板，身体冠状面与面板呈 45°~55°。左臂上举，屈肘环抱头上，右臂内旋伸向后下，手背置髋后（图 5-3a）。摄片时服钡剂，以利观察左心房扩大时对食管的压迹。

【**中心线**】中心线水平方向经左腋后线对准第 6 胸椎高度，垂直射入探测器。

【**屏气情况**】平静呼吸中屏气曝光。

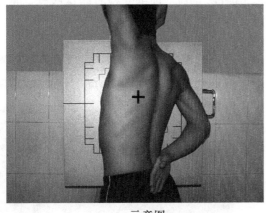 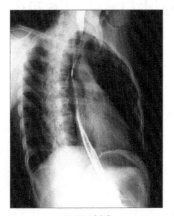

a. 示意图　　　　　　　　　　b. 显示图

图 5-3　胸部右前斜位

【**照片显示**】图 5-3b 为胸部右前斜位影像，心脏投影于斜位胸廓的前 2/3 部。心后缘上段为主动脉弓、上腔静脉及气管相重阴影，下段上为左心房，下为右心房，后心膈角处三角形影为下腔静脉的投影。降主动脉和充钡的食管投影于心后缘与脊柱间隙。心前缘自上而下为升主动脉、肺动脉干和右心室漏斗部的投影，下段大部分为右心室，只有膈上小部分是左心室的心尖部。

4. 心脏左前斜位

【摄影体位】受检者左前胸贴近探测器面板，身体冠状面与面板呈 60°~65°。左臂内旋，伸向后下，手背置于髋后。右臂上举，屈肘抱头上（图 5-4a）。

【中心线】中心线水平方向经右腋后线对准第 6 胸椎高度，垂直射入探测器。

【屏气情况】平静呼吸中屏气曝光。

【照片显示】图 5-4b 为胸部左前斜影像。心前缘上段为升主动脉，下段与膈肌相接的弧线为右心室，上方与主动脉影间的斜弧为右心房耳部的投影。主动脉弓前方有上腔静脉。心后缘上方是展开的主动脉弓，弓下透明区为主动脉窗，其中可见气管分叉及肺动脉分支。心后缘上部左心房斜凸向后，下部左心室由室间沟向上后凸出，并与左心房影相连。心膈面后缘有下腔静脉投影。

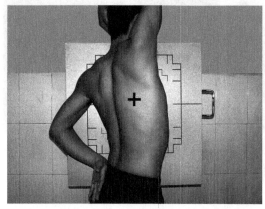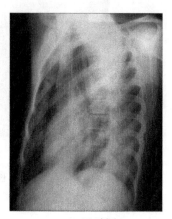

a. 示意图　　　　　　　　　　b. 显示图

图 5-4　胸部左前斜位

二、冠状动脉 CT 扫描技术

1. 扫描前准备工作（图 5-5）　①心理干预：介绍检查过程，消除受检者的紧张情绪。②控制心率：64 层及以上 CT 机型心率 ≤ 70 次 / 分。③呼吸训练：训练受检者做深吸气、屏气及呼气动作。④心电监护仪的准备。

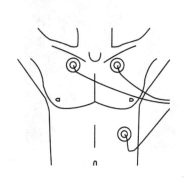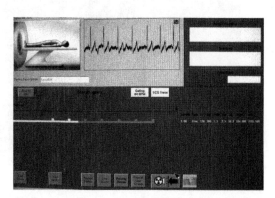

a. 电极片放置示意图　　　　　　　b. 心电图显示图

图 5-5　冠脉 CT 扫描

2. 体位与扫描范围　①体位：仰卧位，头先进，两臂上举抱头，身体置于床面正中，侧面定位像对准人体正中冠状面。②定位像：常规扫描胸部前后定位像和侧位定位像，双定位有利于将心脏图像定位到显示野中心。③扫描范围：根据检查需要设定扫描范围（图5-6）。

3. **参数**　①平扫：层厚≤2.5mm，层间距2.5mm，视野25cm×25cm，管电压120kV，前瞻心电门控，显示野固定不动。②冠状动脉CTA：层厚0.5~1.0mm，层间距0.5~1.0mm，采用心电门控扫描方式。

4. **心电门控扫描方式**　①心电前瞻门控扫描（序列扫描）：根据前3~5个心动周期的搏动，预测下一个心动周期R波的位置，并在相应的时相触发扫描。②心电回顾门控扫描（螺旋扫描）：采用螺旋扫描方式，心电信号和原始数据被同时记录下来，根据心电图信号采用回顾性图像重建。

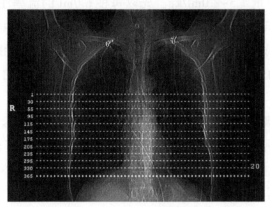
a. 正位定位图

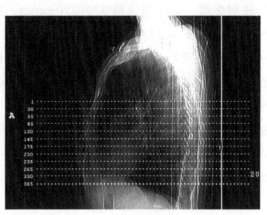
b. 侧位定位图

图5-6 心脏扫描范围

5. **图像处理**　①心电图编辑：心电图编辑方法有消除、忽略、插入和R波偏移等。②平扫的窗宽250~350HU，窗位35~45HU；增强扫描窗宽600~800HU，窗位300~400HU。③冠状动脉重建时相的选择：心率<65次/分，在舒张末期，即75%~80%时相；当心率为70~80次/分时，右冠状动脉最好时相为45%~50%，左冠状动脉为75%。④三维重组后处理：整个心脏冠状动脉的VR重组、冠脉树的VR和MIP、曲面重组。⑤心肌灌注成像：扫描方式同冠状动脉CTA。⑥左心室的功能分析：通过回顾性心电门控扫描，可以重建出心脏舒张期和收缩期两个时相的图像。在CT检查完成后处理工作站，计算出舒张末容积、收缩末容积、每搏输出量和射血分数。

三、肺动脉CTA检查技术

1. **扫描参数**　仰卧位，受检部位置于扫描中心。扫描范围从肺尖至肺底。BMI≤25kg/m²，管电压100kV；BMI>25kg/m²，管电压采用120kV，有效管电流180~250mA，层厚0.75~1.00mm，层间距0.75~1.00mm，软组织算法重建。探测器组合（64mm×0.625mm、128mm×0.600mm、320mm×0.600mm）。

2. **注射参数**　对比剂用量1.5~2.0ml/kg，含碘浓度270~370mg/ml。注射方式：先以每秒6.0ml的流率注射20.0ml生理盐水，然后以每秒5.0ml的流率注射50.0ml对比剂，最后以每秒4.0ml的流率注射20.0ml生理盐水。延迟扫描时间为自动触发扫描方式，阈值为80HU，感兴趣区（ROI）置于肺动脉干。

3. **图像处理**　①多平面重组（MPR）可以更清晰地显示各级肺动脉走行，管腔内栓子大小、分布及范围。②MIP能够较真实地反映组织间的密度差异，显示血管壁的钙化及其分布范围，能够直观、立体地显示肺动脉的解剖、走行，尤其对于外周肺动脉的显示有一定优势。③ VR 可以更直观、立体地观察血管结构，追踪血管的起源、走行。

四、主动脉 CTA 检查技术

1. **扫描参数** 仰卧位，双手上举与颈椎不在同一层面。扫描范围由胸腔入口至耻骨联合，腹主动脉检查从膈顶至耻骨联合。BMI ≤ 25kg/m²，管电压采用 100kV；BMI>25kg/m²，管电压采用 120kV。管电流 180~250mA，层厚 0.75~1.00mm、层间距 0.75~1.00mm。软组织算法重建。探测器组合（16mm×0.750mm、64mm×0.625mm、128mm×0.625mm、320mm×0.500mm）。

2. **注射参数** 对比剂含碘 270~370mg/ml，用量 1.5~2.0ml/kg。先以每秒 6.0ml 的流率注射生理盐水 20.0ml，然后以每秒 5.0ml 流率注射对比剂 100.0ml，最后以每秒 4.0ml 的流率注射生理盐水 20.0ml。对比剂总量 90.0~100.0ml，生理盐水总量 20.0~40.0ml。确定延迟扫描时间采用自动触发扫描方式，阈值为 100HU，ROI 置于降主动气管分叉下 1cm 水平（腹主动脉检查 ROI 在肝门水平，其他参数同主动脉 CTA 检查）。

3. **图像处理** ① MPR 可以更清晰地显示各级主动脉的走行，管腔内栓子大小、分布及累及范围。② MIP 能够较真实地反映组织间的密度差异，显示血管壁的钙化及其分布范围，能更直观、立体地显示主动脉的解剖、走行，尤其对于外周主动脉的显示有一定优势。③ VR 能使观察者更直观、立体地观察血管结构，追踪血管的起源、走行。

五、MRI 检查

心脏 MRI 检查主要优点有软组织对比优良、实时动态成像、无辐射、无碘剂不良反应，不仅可以反映解剖及形态学改变，还可以评价血流、心脏功能、心肌灌注及心肌活性，是评价心肌病变的重要方法之一。

1. **心电门控和呼吸门控** 心脏大血管处于不断的搏动中，且受呼吸运动伪影的干扰，故"冻结"心脏运动的心电门控和呼吸门控技术对心脏 MRI 检查至关重要。

（1）心电门控：利用心电图 R 波触发，经过触发延迟，在一定的时相内采集数据，可以保证各种心脏成像序列在不同心动周期的同一期时相内连续采集数据。

（2）呼吸门控：利用呼吸波的波峰固定触发扫描，从而达到同步采集。目前临床上许多新的扫描序列，一次屏气（约 15 秒）即可完成数据采集。

2. **成像方位** 依据体轴定位，分为横轴位、矢状位及冠状位，依据心轴定位，分为短轴位、长轴位、二腔心和四腔心。

横轴位需要扫描下述层面：主动脉弓部层面、主动脉弓下层面、左肺动脉层面、右肺动脉层面、主动脉根部层面、左室流出道层面、左室体部层面和左室膈面。矢状位需要扫描正中矢状位层面和三尖瓣口层面。冠状位需要扫描左室 – 升主动脉层面和左房中部层面。

3. **扫描序列** 自旋回波（SE）序列是心脏 MRI 检查常规序列，用于显示心脏的解剖形态心肌和心包病、心脏肿瘤以及血栓等。

（1）传统 SE 序列：采集时间长、呼吸运动及心脏搏动伪影较大。

（2）快速 SE（FSE）序列：扫描时间短，T2WI 图像质量高，有利于显示心脏大血管的形态解剖。

（3）单次激发快速自旋回波序列：其成像速度极快，可用于心脏大血管的黑血成像。

（4）梯度回波（GRE）序列：包括小角度激发快速 GRE 序列、稳态进动快速成像序列、真实稳态快速 GRE 序列（true FISP）。该序列成像速度最快，常用于心脏功能评价、对比增强 MRA、血流测量、心脏瓣膜病与心内分流疾病的电影 MRI 观察。

4. 心肌灌注成像 心肌灌注是诊断心肌缺血的一种方法，它能反映心肌局部组织的血流灌注情况，结合负荷试验可以判定心肌是否缺血。静脉注射钆对比剂，分析对比剂通过心肌不同时期的信号改变，进而判断心肌血流灌注及心肌活性。

（1）首过法：分析对比剂首次通过心肌时的动态变化图像，以判断有无心肌缺血。

（2）延迟法：分析对比剂通过心肌后 5~30 分钟的图像，通过延迟心肌增强，检测心肌细胞的损伤程度，识别可逆性与不可逆性心肌损伤。

第二节　正常及异常 X 线表现

一、心脏大血管的正常 X 线示意图

（一）后前位（图 5-7）

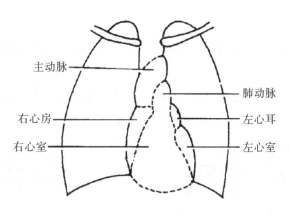

图 5-7　后前位示意图

（二）右前斜位（图 5-8）

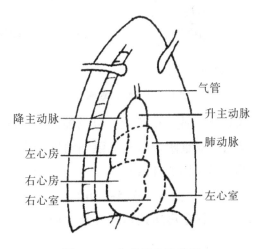

图 5-8　右前斜位示意图

（三）左前斜位（图5-9）

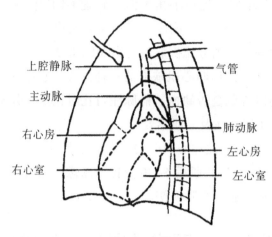

图5-9　左前斜位示意图

二、心脏增大的X线示意图

X线判断心脏是否增大,常用最简单的正位心胸比率法,即心脏最大横径与胸廓最大横径之比。成人正常应小于0.5,矮胖型者不超过0.52。

（一）房室增大

1. 左心室增大　多见于主动脉瓣和二尖瓣病变、左心室受累的心肌病、各种疾病引起的左心功能不全。

（1）后前位:膈面左室段延长,心尖下移,心腰凹陷,心胸比例增大（图5-10a）。

（2）左前斜位:左心室段向后下隆突并与脊柱重叠,心后三角变小或消失（图5-10b）。

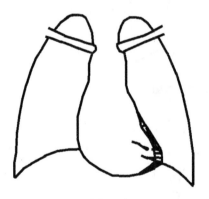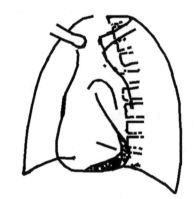

a.后前位示意图　　　　　　　　　　b.左前斜位示意图

图5-10　左心室增大

2. 左心房增大　多见于二尖瓣狭窄或关闭不全,以及慢性心房颤动患者。

（1）后前位:心影中上部见一双重阴影,气管隆凸角度增大。右心缘可见双弧影。左心房耳部膨凸,左心缘出现病理性第三弓（图5-11a）。

（2）左前斜位:左主支气管抬高、变窄（图5-11b）。

（3）右前斜位（服钡剂）:食管左房压迹加深延长及向后移位,移位的程度与左心房增大的程度常成正比（图5-11c）。

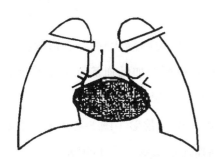
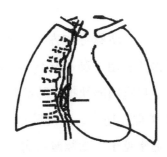
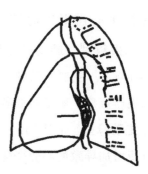

a.后前位示意图　　　　　b.左前斜位示意图　　　　　c.右前斜位示意图

图 5-11　左心房增大

3.**右心室增大**　多见于左向右分流的先天性心脏病（如房间隔缺损、室间隔缺损），肺血管疾病（如肺动脉血栓栓塞、肺动脉高压）等。

（1）后前位：心尖圆隆、上翘，肺动脉段突出（图 5-12a）。

（2）右前斜位：心前间隙变窄，肺动脉段明显突出（图 5-12b）。

（3）左前斜位：心前间隙变狭窄，室间沟向后上移位（图 5-12c）。

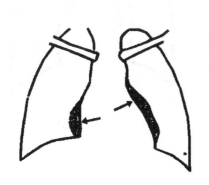
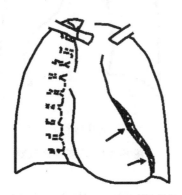
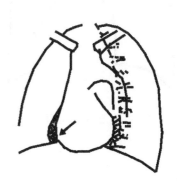

a.后前位示意图　　　　　b.右前斜位示意图　　　　　c.左前斜位示意图

图 5-12　右心室增大

4.**右心房增大**　多见于三尖瓣关闭不全及房间隔缺损。

（1）后前位：右心房段向右向上膨凸，右心房与心高的比值 >0.5（图 5-13a）。

（2）左前斜位：右心房段延长，与右心室之间形成夹角（图 5-13b）。

（3）右前斜位：心脏后下缘向后突出，常超越食管而无食管受压移位表现（图 5-13c）。

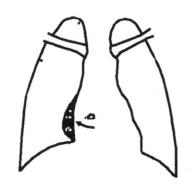
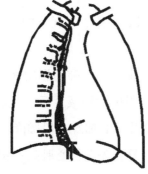
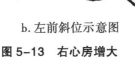
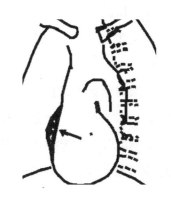

a.后前位示意图　　　　　b.左前斜位示意图　　　　　c.右前斜位示意图

图 5-13　右心房增大

（二）心脏形态改变

1. **二尖瓣型** 肺动脉段膨出，主动脉弓和左心室变小，心尖圆隆上翘，心轮廓类似梨形（图5-14a）。主要反映肺循环血流受阻、肺动脉高压、右心负荷增加的血流动力学改变，通常见于二尖瓣疾病、肺动脉瓣狭窄、房室间隔缺损、肺动脉高压、肺源性心脏病等。

2. **主动脉型** 心腰凹陷，心尖向左增大，主动脉弓突出，类似靴形（图5-14b）。主要反映左心负荷增加导致的心腔变化，通常见于主动脉瓣疾病、高血压心脏病、冠心病等。

3. **普大型** 心脏向两侧增大（图5-14c）。主要反映左右心双侧负荷增加的心腔变化或者心包病变等，对称性增大见于心包积液、心肌病。不对称性增大多见于联合瓣膜病。

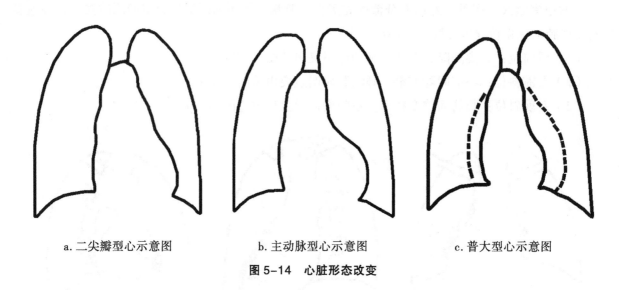

a. 二尖瓣型心示意图　　　　b. 主动脉型心示意图　　　　c. 普大型心示意图

图 5-14 心脏形态改变

第三节 常见病诊断

一、先天性心脏病——房间隔缺损

【**影像诊断要点**】X线表现：①心脏呈二尖瓣型，常有中度增大；②右房、右室增大，右房显著增大为特征；③肺动脉段突出，肺门血管扩张，两者均有搏动增强（肺门舞蹈）；④肺充血，后期肺动脉高压。

【**病例**】患者，女，26岁，劳累后心悸、气促，胸骨左缘2~3肋间可闻及收缩期吹风样杂音（图5-15）。

【**X线报告示范**】正位片两肺纹理增多，肺门影增大，右下肺动脉干增粗。心影增大，以右房增大明显，心尖圆钝、上翘。右前斜位吞钡摄片示：左房食管压迹无明显加深、后移，心后三角存在，心前胸骨后间隙缩小。侧位片示心前缘上段圆隆。

【**影像印象**】肺血、心影改变，符合先天性心脏病：房间隔缺损。

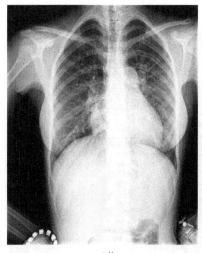

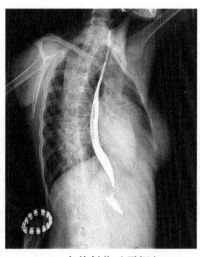

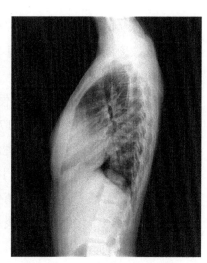

a. 正位　　　　　　　　b. 右前斜位（吞钡）　　　　　　　c. 侧位

图 5-15　胸部正侧斜位片

二、获得性心脏病

（一）风湿性心脏病——二尖瓣狭窄

【影像诊断要点】X 线表现：①双肺淤血，上肺静脉扩张，下肺静脉变细。②左房增大，右心缘可见双房影。③右室增大，肺动脉段突出；④左心缘上部出现病理性第三弓，左下心缘平直，心尖上翘。

【病例】患者，男，27 岁，活动后心慌、气短数年，听诊时心尖区闻及隆隆样舒张期杂音，心尖区扪及震颤（图 5-16）。

【X线报告示范】双肺纹理增多，肺野透光度减低，并可见杂乱的网状影，两肺门影增大、模糊。正位片心房区密度增高，可见"双房影"，支气管分叉角度增大。左心缘可见主动脉球、肺动脉段、左心耳和左心室四个弧段。左侧位服钡剂示：左房食管压迹加深并呈弧形后移，心后三角存在，心前胸骨后间隙缩小。

【影像印象】肺血管、心影改变，符合风湿性心脏病：二尖瓣狭窄。

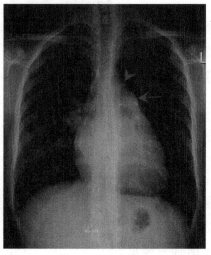

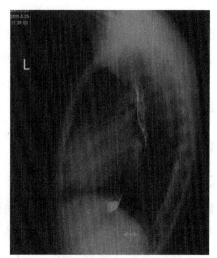

a. 正位　　　　　　　　　　　　　b. 侧位

图 5-16　胸部正侧位片

（二）肺源性心脏病

【影像诊断要点】X线表现：①肺部慢性病变；②肺气肿；③肺动脉段突出，右室增大。

【病例】患者，男，74岁，慢性支气管炎病史12年，心慌、气促、呼吸困难1年余（图5-17）。

【X线报告示范】两肺纹理增多、增粗、紊乱，两肺野透亮度增高，肋间隙增宽，两肺门扩大，右下肺动脉干增粗，心尖圆钝。双膈面低平，肋膈角稍变钝。

【影像印象】慢性支气管炎并肺气肿，肺源性心脏病。

（三）高血压性心脏病

【影像诊断要点】长期高血压病史，X线表现为左心增大，主动脉增宽、迂曲。

【病例】患者，男，70岁，高血压病史20余年（图5-18）。

【X线报告示范】两肺透亮度稍增高，两肺纹理增多、紊乱，双肺门影无增大。心影稍大，呈主动脉型，主动脉结突出，心尖圆钝、下移；双膈面光滑，肋膈角清晰。

【影像印象】心脏改变：符合高血压性心脏病。

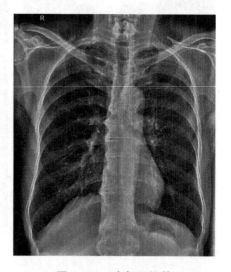

图 5-17　胸部正位片

三、心包积液

【影像诊断要点】X线表现：①积液小于300ml，心影大小、形态正常；中等量积液，心影向两侧扩大，心缘正常弧度消失，心脏呈烧瓶状或球形；②上腔静脉增宽；③主动脉影缩短；④心缘搏动减弱或消失，主动脉搏动正常。

【病例】患者，男，63岁，心前区疼痛，听诊心音遥远（图5-19）。

【X线报告示范】两肺纹理增粗，两肺野透亮度稍增高，双肺门影无明显增大，气管、支气管通畅。心影普遍性扩大，正常弧度消失，呈烧瓶状。双膈面光滑，肋膈角存在。

【影像印象】心影改变，考虑心包积液。

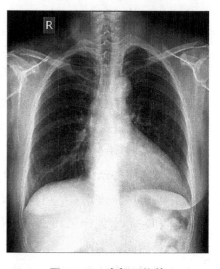

图 5-18　胸部正位片

四、大血管疾病

（一）冠状动脉粥样硬化

【影像诊断要点】①CT平扫可显示冠状动脉钙化，常表现为沿房室沟及室间沟走行的高密度斑点状、条索状影，亦可以呈不规则轨道式或整条冠状动脉钙化。②CTA结合三维重建技术，可观察冠状动脉主要分支有无狭窄及其部位、范围和形态。

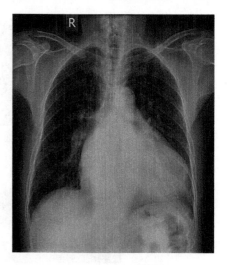

图 5-19　胸部正位片

【病例】患者，男，63岁，心绞痛、心律失常1年余（图5-20）。

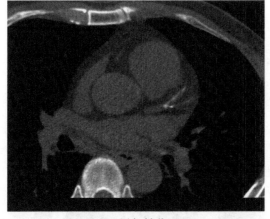

a. 平扫轴位

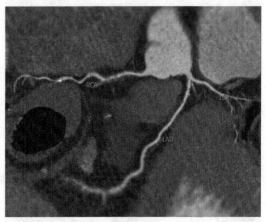

b. 二维重组

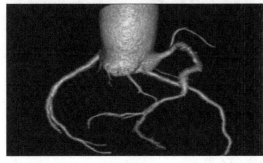

c. VR

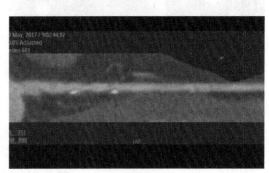

d. 曲面重组

图5-20 冠状动脉CT图

【影像报告示范】平扫主动脉瓣见少许钙化影；左冠状动脉前降支近端、第一对角支近端、右冠状动脉主干及远段边缘可见多发斑点、线状钙化影。心影明显增大，未见心包积液，余所示尚可。

冠状动脉CTA：冠状动脉呈均势型，右冠状动脉起源于右冠窦，左冠状动脉起源于左冠窦。右冠状动脉左主干，左前降支及第一、二对角支，左旋支的管腔边缘毛糙、部分狭窄，以左前降支起始部明显，狭窄率约40%。

【影像印象】①冠状动脉粥样硬化，三支病变；②心脏增大，主动脉瓣膜少许钙化。

（二）肺动脉栓塞

【影像诊断要点】肺动脉CTA显示：①肺动脉腔内偏心性或类圆形充盈缺损，充盈缺损位于管腔中央即出现"轨道征"和管腔闭塞；②附壁性环形充盈缺损，致管腔不同程度狭窄；③间接征象包括主肺动脉增宽、局限性肺纹理稀疏、肺梗死和胸腔积液。

【病例】患者，女，61岁，子宫内膜癌行子宫切除术后，突发呼吸困难半小时（图5-21）。

【影像报告示范】肺动脉CTA显示：右肺动脉主干及其大分支、左上肺动脉及其部分分支、左下肺动脉分支内见多发条片状充盈缺损影，其中部分右肺动脉内径增宽；双肺内见多发条索状、斑片状密度增高影，密度不均匀，边缘模糊。双侧胸腔内尚无明显积液。

【影像印象】肺动脉栓塞；双肺多发渗出灶，建议治疗后复查。

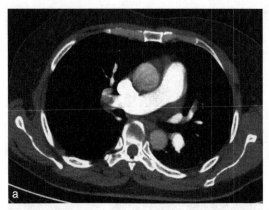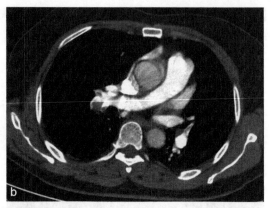

a-b. 轴位增强

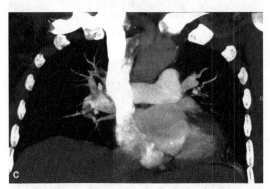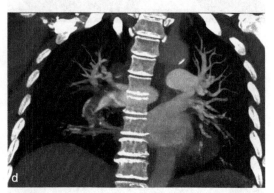

c-d. 厚层 MIP

图 5-21　肺动脉 CTA 图

（三）主动脉夹层

【影像诊断要点】主动脉 CTA 显示：主动脉双腔和内膜破口，通常真腔较窄，充盈对比剂较快，而假腔较大，充盈对比剂较慢；内膜破口和再破口及主要分支血管受累，包括冠状动脉、头臂动脉和肾动脉开口等。MRI 多平面成像可显示或低或高信号的内膜片，真、假双腔及内膜破口。

【病例 1】患者，男，49 岁，突发剧烈胸背部疼痛伴心率加快、呼吸困难半小时入院（图 5-22）。

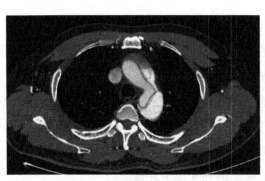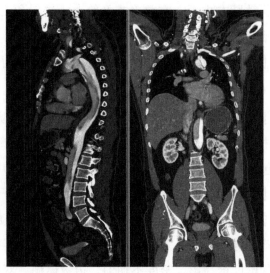

a. 轴位增强　　　　　　　　　　b. 重组矢状位、冠状位

图 5-22　主动脉 CTA 图

【CT报告示范】主动脉弓起始部至左髂总动脉见双腔影，其中真腔小，假腔大。破口位于主动脉弓近左颈总动脉处，并累及左颈总动脉，向下延伸至升主动脉中上段，相应升主动脉壁间可见新月形稍低密度影聚集；左锁骨下动脉、腹腔干、肠系膜上动脉、双肾动脉起自于真腔，真腔强化程度较假腔高。双下肺背侧见斑片状密度增高影，边界不清，胸腔见少量弧形积液。心影稍增大，心包未见积液。

【影像印象】主动脉夹层（Stanford A 型），伴升主动脉壁间血肿形成；双下肺背侧少许渗出灶伴双侧胸腔少量积液，建议治疗后复查。

【病例2】患者，男，67岁，高血压10余年，突发胸背部撕裂样疼痛5小时（图5-23）。

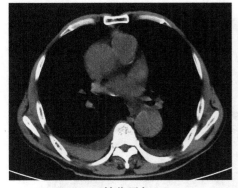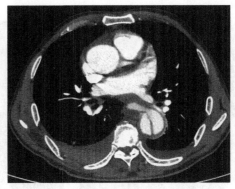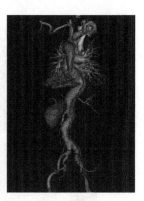

a. 轴位平扫　　　　　　　　　　b. 轴位增强　　　　　　　　　　c. VR

图 5-23　主动脉 CT 图

【CT报告示范】主动脉弓以下胸、腹主动脉呈双腔改变，其间可见撕脱的内膜片，并延伸至右髂总动脉分叉处，撕脱内膜片破口约位于胸主动脉中段（约平第8胸椎体水平）；肠系膜上动脉、腹腔干及左肾动脉开口于真腔，右肾动脉介于真假腔之间并明显受压变窄，右肾供血明显不足，延时期仅见部分肾皮质轻度强化。

【影像印象】主动脉夹层（Stanford B 型），并右肾动脉重度受压变窄。

（四）主动脉穿透性溃疡

【影像诊断要点】CT表现：①直接征象，主动脉壁上见突出于主动脉腔的龛影，且龛影口部与主动脉管腔相连，可呈窄颈征。②间接征象，血液外渗、纵隔血肿、心包积血。③弥漫性主动脉粥样硬化改变，即主动脉壁不规则增厚和钙化，伴溃疡样病变，即龛影，可伴不同程度的主动脉壁内血肿或假性动脉瘤。

【病例】患者，男，74岁，剧烈胸背部撕裂样疼痛6小时入院（图5-24）。

【CT报告示范】降主动脉及腹主动脉管壁可见广泛不规整增厚，并见多发附壁高密度钙化斑块，增强示管壁可见环形低密度无强化灶，部分见穿透性外凸的小龛影，内见造影剂残留；腹腔干稍变窄，管壁可见斑点状钙化。肝脏 S4、S2 段见直径约 10mm 低密度无强化影。左肾见两个类圆形低密度无强化灶，大者直径约 23mm。双肺下叶背侧可见斑片状密度增高、边缘模糊影，心影不大。

【影像印象】降主动脉及腹主动脉动脉粥样硬化，部分穿透性溃疡形成伴壁间血肿；腹腔干粥样硬化伴狭窄；肝脏、左肾囊肿；双肺感染，建议治疗后复查。

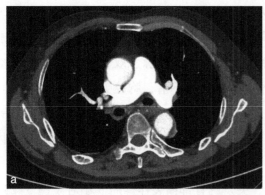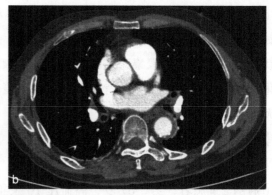

a-b.轴位增强

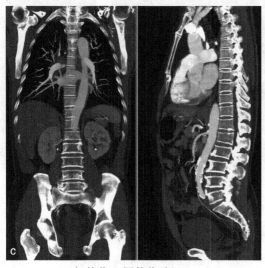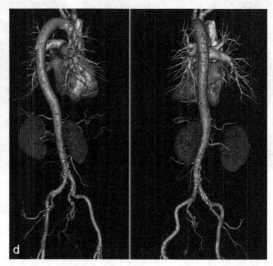

c.矢状位、冠状位重组 MIP   d.VR

图 5-24　主动脉 CTA 图

（五）真性腹主动脉瘤

【影像诊断要点】真性动脉瘤多呈囊状、梭形或梭囊状，管腔超过正常径线的 50% 或以上。主动脉管壁广泛粥样硬化和溃疡形成，动脉瘤体管壁增厚，密度增高。

【病例】患者，男，73 岁，行彩超示：腹主动脉及右侧髂总动脉瘤样扩张，考虑动脉瘤，进一步行腹主动脉 CTA 检查（图 5-25）。

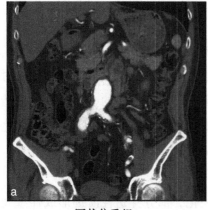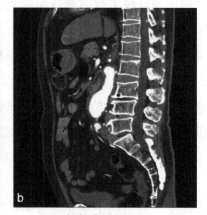

a 冠状位重组   b 矢状位重组

图 5-25　腹主动脉 CTA 图

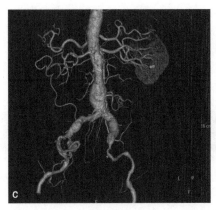
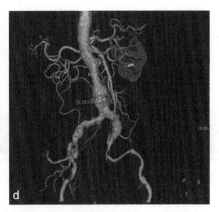

c-d.VR

图 5-25（续）　腹主动脉 CTA 图

【CT 报告示范】腹主动脉 CTA 显示：主动脉管壁见多发钙化灶，肾动脉平面以下腹主动脉至双侧髂总动脉管腔瘤样扩张，见多发溃疡形成。上方瘤颈长约 11.5mm，瘤颈宽约 16mm，腹主动脉最大血管外径约 37mm，瘤体长约 48mm。左、右侧髂总动脉宽分别约 22mm、20mm，双侧髂内动脉扩张明显，右侧髂内动脉直径约 23mm，内见附壁血栓形成，局部管腔显示不清，左侧髂内动脉直径约 17mm。双侧髂外动脉迂曲，见多发附壁钙化斑块形成。

【影像印象】①真性腹主动脉瘤（肾下型），累及双侧髂总、髂内动脉；②动脉粥样硬化改变伴多发溃疡斑块。

五、周围血管病变——下肢动脉粥样硬化性闭塞症

【影像诊断要点】CT 平扫可见动脉壁的钙化。CTA 可显示受累血管狭窄、闭塞，钙化斑块形成并显示病变的范围和程度。

【病例】患者，男，79 岁，因右下肢反复疼痛 10 年加重伴活动无力 2 天入院（图 5-26）。

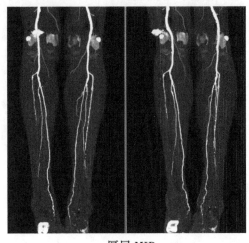
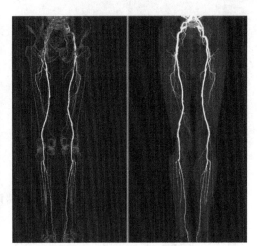

a. 厚层 MIP　　　　　　　　　　　　　　b.VR

图 5-26　下肢 CTA 图

【CT 报告示范】下肢 CTA 显示：双髂总动脉及髂内外动脉、右股动脉、腘动脉、右胫前动脉、右胫后动脉及右腓总动脉壁见散在斑片状钙化影，管腔无明显异常狭窄，亦无明显较大附壁血栓征；右胫后动脉及右腓总动脉远段呈锯齿状并见不完全充盈缺损像，其周无明显增多侧支小动脉血管网。

【影像印象】右下肢动脉广泛粥样硬化伴右胫后动脉及右腓总动脉远段闭塞。

第六章 乳 腺

乳腺影像检查以乳腺钼靶 X 线摄影、超声检查为主，两者结合是国际上广泛采用的检查方法。随着 MRI 技术的发展，特别是近年来专用乳腺线圈、磁共振对比剂及快速成像序列的开发应用，在某些方面 MRI 检查可以弥补乳腺钼靶 X 线摄影和超声检查的局限性，已成为钼靶 X 线摄影及超声检查的重要补充方法。

第一节 检查技术

一、钼靶 X 线摄影

乳腺钼靶 X 线摄影，通常包括双侧乳腺，以侧斜位（图 6-1a）和轴位（图 6-1b）为主，辅以局部压迫点片或局部放大点片摄影。

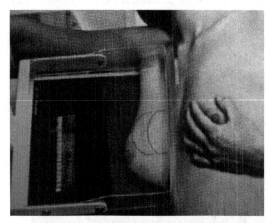
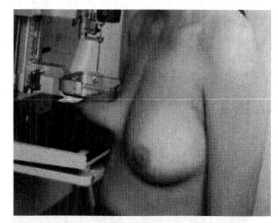

a. 侧斜位示意图   b. 轴位示意图

图 6-1 乳腺钼靶 X 线摄影

二、MRI 检查

1. **乳腺 MRI 平扫** 患者俯卧于检查床上，头先进。使用乳腺专用环形线圈、多通道阵列线圈，使双乳自然悬垂于表面线圈双孔内。定位中心对准线圈中心及两侧乳头连线。扫描范围包括双侧全部乳腺组织，必要时包括腋窝，观察淋巴结。

（1）方位及序列：以轴面为主，辅以矢状面扫描。平扫序列：轴面 T2WI 脂肪抑制、三维梯度回波序列 T1WI 或快速自旋回波序列 T1WI、DWI，必要时加扫矢状面 T2WI 脂肪抑制。

（2）技术参数：二维序列层厚 4.0~6.0mm，层间隔为层厚 ×（10%~20%）；三维序列层厚 ≤ 2.0mm，无层间隔或重叠扫描，FOV（300~400）mm ×（360~400）mm（双侧），矩阵 ≥ 256×320。

2. 乳腺 MRI 动态增强扫描　采用梯度回波三维快速成像技术，进行薄层（小于 3mm）无间距扫描，在较短时间内对所有层面进行信号测量和采集，再行任意角度或方位图像重组，获得较高的信噪比。MRI 增强扫描常用的对比剂为 Gd-DTPA（剂量为 0.1mmol/kg），一般采用静脉内团注法（注射流率每秒为 2~3ml），在注射对比剂后采用快速梯度回波 T1WI 连续扫描不同时相。动态检查时，延迟扫描时间一般为 10~15 秒，每分钟扫描 1~2 个时相。一般连续扫描 7~10 分钟，获得 7~20 个时相的动态图像。为了避免高信号的脂肪组织掩盖强化的病变高信号，需常规结合脂肪抑制技术。

3. 乳腺特殊功能成像（DWI/MRS 检查）　DWI 一般采用单次激发平面回波成像（EPI）技术。磁共振波谱（1H-MRS）检查多采用体素点分辨波谱（PRESS）序列进行，选取体素时要最大范围包含病灶，同时尽可能避开周围脂肪组织。

第二节　正常钼靶 X 线影像及 BI-RADS 分类

一、正常乳腺钼靶 X 线影像

1. **乳头**　位于乳腺的顶端和乳晕的中央，呈圆柱形，直径约 1.5~2.5cm。X 线片上呈突起状态、扁平形或稍有内陷的稍高密度影，边界清晰。

2. **乳晕**　呈盘状，位于乳头周围。

3. **皮肤**　呈线样阴影，厚度均匀一致。一般正常皮肤厚 0.5~3mm，乳晕区皮肤厚 1~5mm。

4. **皮下脂肪层**　介于皮肤与浅筋膜间，厚度约 5~25mm，在 X 线片上呈低密度透亮影。

5. **Cooper 韧带**　因人而异。发育差者，X 线片上见不到 Cooper 韧带阴影。发育好者，Cooper 韧带表现为狭长的三角形阴影，基底位于浅层上，尖端指向乳头方向。

6. **浅筋膜浅层**　整个乳腺包裹在浅筋膜浅层和深层间。X 线上难以显示。

7. **乳导管**　正常有 15~20 支乳导管，开口于乳头，以放射状向乳腺深部走行，止于腺泡。在 X 线片上多能见到大导管，小导管显示不清。

8. **腺体**　腺体影像是由许多小叶及其周围纤维组织间质融合而成，其边缘多较模糊。随着年龄的变化，腺体组织在 X 线上表现变化较大，可分为三型：

（1）致密型：年轻女性或中年未生育过的女性，因腺体及结缔组织多较丰富，脂肪组织较少，整个乳腺呈致密阴影，缺乏层次对比，称致密型乳腺（图 6-2a）。

（2）纤维腺体型：中年女性随着年龄增加，腺体组织逐渐萎缩，脂肪组织相对增加，X 线上表现为散在片状致密影，内见脂肪透亮区，称纤维腺体型乳腺，亦称混合型乳腺（图 6-2b）。

（3）脂肪型：有生育史的老年女性，整个乳腺大部或全部由脂肪组织、"小梁"（残留的纤维结缔组织与乳导管）及血管构成，X 线片上显示较为透亮，称脂肪型乳腺（图 6-2c）。

9. **乳后脂肪线**　位于乳腺组织和胸壁间，与胸壁平行。钼靶片上显示率低，表现为透亮线影。

10. **血管**　X 线片上在乳腺上部的皮下脂肪层多能见到静脉阴影，一般左右两侧大致等粗。

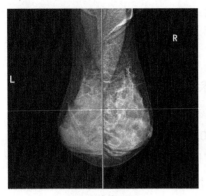 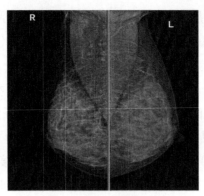 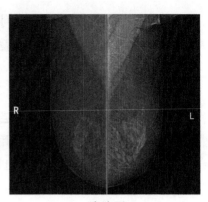

a. 致密型　　　　　　　　　b. 纤维腺体型　　　　　　　　c. 脂肪型

图 6-2　乳腺腺体分型

二、乳腺报告和数据系统 BI-RADS 分类

美国放射学院 2013 年第 5 版《乳腺影像报告》和数据系统 BI-RADS 分类如下：

0 类：不能评估，需要召回，结合其他检查后再评估。

Ⅰ 类：未见异常。

Ⅱ 类：考虑良性改变，建议定期随访（如每年 1 次）。

Ⅲ 类：良性疾病可能，但需要缩短随访周期（3~6 个月 1 次，恶性比例 < 2%）。

Ⅳ 类：有异常，不能完全排除恶性病变可能，需要活检明确（恶性比例 2%~95%）。

Ⅳ a 类：恶性可能性低（恶性比例 2%~10%）。

Ⅳ b 类：恶性可能性中等（恶性比例 11%~50%）。

Ⅳ c 类：恶性可能性高（恶性比例 51%~95%）。

Ⅴ 类：高度怀疑为恶性病变（恶性比例 >95%）。

Ⅵ 类：已由病理证实为恶性病变。

第三节　常见病诊断

一、乳腺结构不良

【**影像诊断要点**】X 线表现为乳腺内局限性或弥漫性片状、棉絮状或大小不等的结节影，边界不清。

【**病例 1**】患者，女，43 岁，双乳胀痛数月，月经前期明显（图 6-3）。

【**X 线报告示范**】双乳腺为多量腺体型，腺体组织增多，密度较高，呈多发圆形结节影及不规则片状影，结节边界清晰，其内未见钙化或骨化，未见毛刺征和分叶征。双乳腺皮肤正常，未见厚皮征。双侧乳头无内陷，乳晕区未见异常。右腋窝下见个别小淋巴结影。

【**影像印象**】双侧乳腺小叶增生或结节样增生（BI-RADS Ⅲ 类），建议追观。

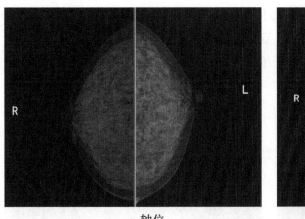 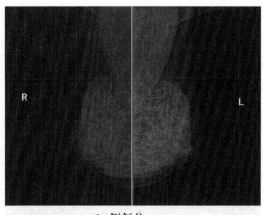

a.轴位   b.侧斜位

图 6-3 双侧乳腺钼靶摄影图

【病例 2】患者，女，35 岁，发现右乳肿块 1 年余（图 6-4）。

【X 线报告示范】双侧乳腺呈多量腺体型，腺体丰富，局部致密呈多发云絮状、团片状及结节状改变。双侧乳腺内可见多发结节影，其中较大者位于右侧乳腺 9 点钟方向，呈类圆形，大小约 3.2cm×2.9cm，边界清晰、光滑，周围腺体推压移位。双侧乳腺腺体内未见明显异常钙化影，双乳乳头无凹陷，乳晕周围皮肤无增厚，双侧腋窝见多发小淋巴结。

【影像印象】双乳多发结节，考虑乳腺结构不良（纤维性囊性腺病可能，BI-RADS Ⅲ 类）。

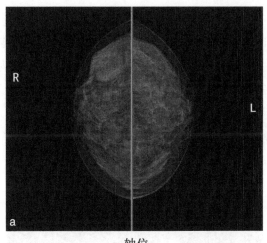 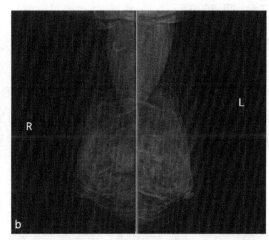

a.轴位   b.侧斜位

图 6-4 双侧乳腺钼靶摄影图

二、乳腺纤维腺瘤

【影像诊断要点】①患者多为 40 岁以下青年女性，无明显自觉症状。②影像学表现为类圆形肿块，边缘光滑、锐利，可有分叶。③肿块一般表现为密度均匀的阴影，在 X 线检查可见有较粗的钙化。④ MRI 因病灶组织成分不同可表现 T1 低信号或中等信号，T2 信号强度或低或高，信号均匀；部分纤维腺瘤在 T2 上可见内部呈低或中等信号分隔的特征性表现。动态增强扫描多为缓慢渐进性的均匀强化或由中心向外周扩散的离心样强化。

【病例】患者，女，32 岁，体检扪及右乳肿块（图 6-5）。

【X 线报告示范】双侧乳腺呈多量腺体型，右乳内下象限可见一稍高密度结节影，边界清晰，大小约 1.0cm×1.3cm，周围腺体稍推压移位，腺体结构无扭曲、纠集，双侧乳腺腺体内未见明显钙化影；双乳头无凹陷，乳晕周围皮肤无增厚，双侧腋窝未见肿大淋巴结。

【影像印象】①右侧乳腺内下象限结节：纤维瘤可能（BI-RADS Ⅲ类）；②双侧乳腺小叶增生（BI-RADS Ⅱ类）。

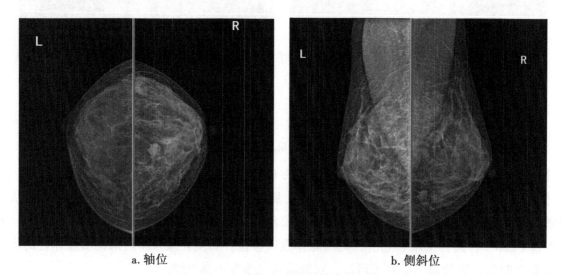

a. 轴位　　　　　　　　　　　　　　b. 侧斜位

图 6-5　双侧乳腺钼靶摄影图

三、乳腺癌

【影像诊断要点】①患者多为 40~60 岁的妇女。②影像学检查发现乳腺内肿块，边缘不规则并有放射状毛刺。③肿块内可有沙粒样钙化。④肿块与皮肤粘连，皮肤增厚回缩，乳头内陷。⑤MRI 肿块 T1 呈低信号，T2 呈不均匀高信号。形态不规则，可有星芒状或蟹足样突起，边缘不清，与周围组织分界不清，内部信号不均。增强扫描呈快速明显强化，随后快速廓清。

【病例 1】患者，女，49 岁，发现右侧乳腺肿块 5 年余（图 6-6）。

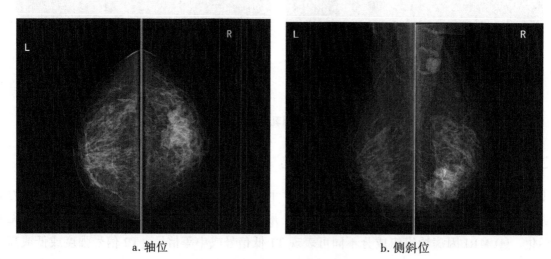

a. 轴位　　　　　　　　　　　　　　b. 侧斜位

图 6-6　双侧乳腺钼靶摄影图

【X 线报告示范】双侧乳腺呈多量腺体型，局部结构紊乱，右乳外下象限见一分叶状团块影，内部见细小点状钙化，边界不清，周围见小毛刺，病灶大小约 4.8cm×4.3cm，邻近右侧乳头内陷，右侧腋窝下见多枚软组织结节影，较大者大小约 2.1cm×1.8cm；左乳外侧象限内似见一直径约

0.7cm 的结节影，边界清晰，边缘光滑；左腋窝下见两小淋巴结影。

【影像印象】右乳外下象限肿块：考虑乳腺癌（BI-RADS V 类），伴右腋窝淋巴结转移；左乳内增生结节（BI-RADS Ⅲ 类）。

【病例 2】患者，女，53 岁，发现左乳肿块 3 月余（图 6-7）。

【MRI 报告示范】左乳腺外上象限见一形态不规则肿块影，范围约 4.8cm×4.6cm×4.2cm，边缘见毛刺、分叶，邻近皮肤增厚，局部凹陷呈 "酒窝" 征，肿块 T1WI 呈低信号，T2WI 呈高信号，DWI 弥散受限呈较高信号，ADC 图呈低信号；动态增强扫描病灶呈不规则明显强化，时间 - 信号曲线见动脉期迅速上升，达峰值后即下降，呈流出型。余双乳腺结构清晰，未见明显异常。

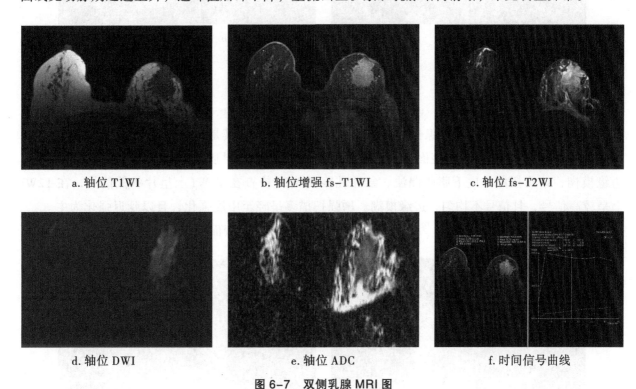

a. 轴位 T1WI　　　　　b. 轴位增强 fs-T1WI　　　　　c. 轴位 fs-T2WI

d. 轴位 DWI　　　　　e. 轴位 ADC　　　　　f. 时间信号曲线

图 6-7　双侧乳腺 MRI 图

【影像印象】左乳外上象限肿块：考虑乳腺癌（BI-RADS V 类）。

四、乳腺叶状肿瘤

【影像诊断要点】乳腺叶状肿瘤以中年妇女居多。影像学检查发现乳腺内巨大肿块，外形呈分叶状，边界清晰，多有较完整包膜。X 线表现为边界清晰的分叶状高密度肿块，此征象为叶状肿瘤的特征性表现。MRI 表现为边界清晰的类圆形或分叶状肿块，平扫 T1WI 肿块呈低信号，T2WI 呈较高信号，增强扫描多呈快速明显强化，动态增强扫描中、晚期持续强化呈平台型。功能成像 DWI 上弥散受限，ADC 值偏低。MRS 检查多可见明显增高的胆碱峰。

【病例】患者，女，48 岁，发现右乳肿块 5 年余，近半年来逐渐增大（图 6-8）。

【X 线报告示范】右乳晕后方见巨大高密度肿物，边界清晰，大小约 12cm×16cm×15cm，周围呈分叶状，其内密度均匀，未见异常钙化灶，周围皮肤未见增厚，乳头无凹陷。左侧乳腺腺体稍增多，结构清晰，其内未见明显异常密度灶。双腋下无肿大淋巴结影。

【影像印象】右乳巨大肿物，考虑叶状瘤（BI-RADS Ⅳa 类）；左侧乳腺小叶增生（BI-RADS Ⅱ 类）。

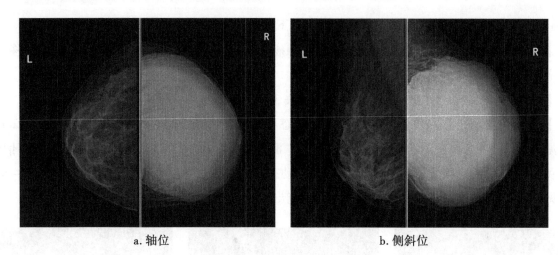

a. 轴位   b. 侧斜位

图 6-8 双侧乳腺钼靶摄影图

五、急性乳腺炎

【影像诊断要点】急性乳腺炎多见于产后哺乳期妇女，尤其是初产妇，初期可无全身反应，严重时可有寒战、高热，乳房表面皮肤发红、发热。X 线表现为乳腺某一区域或全乳片状致密影，边缘模糊，结构扭曲，皮下脂肪混浊。急性乳腺炎 MRI 检查在 T1WI 上呈片状低信号，在 T2WI 上呈较高信号，且信号不均匀，边缘模糊。增强扫描多呈轻至中度强化，且以延迟强化为主。

【病例】患者，女，45 岁，发现左乳肿块 1 天，有轻压痛，表面皮肤发红（图 6-9）。

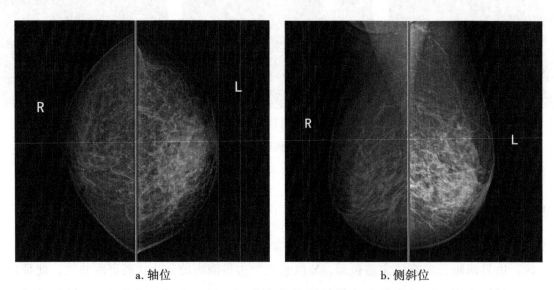

a. 轴位   b. 侧斜位

图 6-9 双侧乳腺钼靶摄影图

【X 线报告示范】左侧乳腺密度弥漫性增高，其内可见结节状稍高密度影，周围脂肪间隙混浊，左侧乳晕及周围皮肤增厚，左侧腋窝未见明显肿大淋巴结影。右侧乳腺呈纤维腺体型，腺体呈斑片状、结节状分布，未见明显肿块及异常钙化影；右侧乳晕及皮肤未见增厚。双侧乳头无凹陷，双侧腋窝下未见明显肿大淋巴结影。

【影像印象】考虑左侧急性乳腺炎，建议结合临床分析或抗感染治疗后复查；右侧乳腺小叶增生（BI-RADS Ⅱ 类）。

第七章 消化系统和腹膜腔

除急腹症常用腹部X线摄片检查外，消化系统首选的方法仍为胃肠道钡剂造影检查，它可诊断胃肠道畸形、炎症、溃疡和肿瘤性病变，应用气钡双重对比造影有助于发现轻微的和早期的胃肠道病变。CT具有优良的组织分辨力和直观清晰的解剖学图像，能对绝大多数疾病做出正确诊断，常作为肝、胆囊、胰腺、脾病变首选的检查方法。MRI多参数技术及快速和超快速序列在肝脏病变的鉴别诊断中具有重要价值，不需用造影剂即可通过T1加权像和T2加权像直接鉴别肝脏良、恶性疾病，通过水成像技术MRCP不需用造影剂即可达到造影目的，对胆囊、胆道及胰腺疾病的诊断有很大的价值。

第一节 检查技术

一、X线检查

【摄影体位】受检者站立，背部贴近摄影架探测器面板，双上肢自然下垂稍外展；人体正中矢状面与摄影架探测器垂直，并与探测器中线重合；照射野和探测器上缘包括膈肌，下缘包括耻骨联合上缘（图7-1a）；源－像距离为100cm；深呼气后。

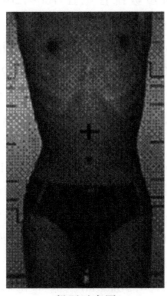

a.投照示意图

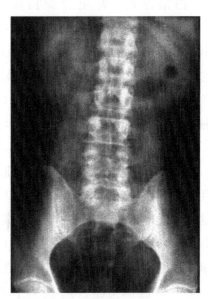

b.显示图

图7-1 腹部X线前后位（正位）

【中心线】中心线水平方向，怀疑消化道穿孔者对剑突至脐的中点射入探测器中心，消化系统其他病变经剑突与耻骨联合连线中点射入探测器中心；均垂直射入胶片。

【照片显示】图7-1b为腹部正位片。消化道穿孔者做X线摄片时应将膈肌囊括在内，以观察膈肌（右侧）下有无游离气体。肠梗阻者显示肠腔内有半圆或弧形液气平面，根据液面上充气肠型可判断梗阻位置为结肠、小肠或胃幽门部。肾下垂者可见肾脏致密阴影下移。

二、CT检查

1. **检查前应充分做好胃肠道的准备工作** 肠道准备的目的是尽量减少肠道内高密度物质和气体产生的伪影。检查前少渣饮食，1周内禁服含金属的药物或行消化道钡剂造影；检查当日禁食4小时以上，不禁水；检查前15~20分钟口服温水500~1000ml，检查前即刻在检查床上再服温水200~300ml（使胃及十二指肠壶腹部充盈，形成良好对比）。检查腹膜后腔提前1~2小时分段口服温水800~1000ml，使肠道系统充盈。扫描前应训练患者屏气，一般在呼气末期屏气扫描。

2. **体位和扫描范围** 常规平扫取仰卧位，足先进，两臂上举，身体置于检查床正中间，水平线对准人体腋中线。定位像采用腹部正位像，用于确定扫描基线和精准扫描范围（图7-2）。扫描基线分别为：①肝、脾和胃以膈顶为扫描基线；②胆囊和胰腺以肝门为扫描基线；③肾和肾上腺以肾上极为扫描基线；④腹膜后腔以肝门为扫描基线。

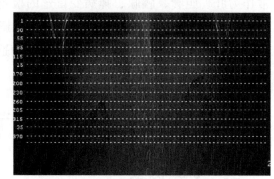

图7-2 上腹部CT扫描基线及范围

3. **范围** ①肝、脾从膈顶扫描至脾下角；②胆囊及胰腺从肝门扫描至胰腺下缘；③肾从肾上极扫描到肾下极；④肾上腺从肾上腺上缘扫描到肾门；⑤腹膜后隙从肝门扫描到髂前上棘；⑥胃从膈顶扫描到髂前上棘。

4. **参数** ①扫描方式：常规螺旋扫描。②扫描参数：管电压100~120kV，有效管电流200~300mA（或自动毫安技术）。根据机型选择不同探测器组合（16mm×1.500mm、32mm×1.200mm、64mm×0.625mm、128mm×0.600mm、320mm×0.500mm）。肝、脾扫描层厚5.00mm，胆管扫描层厚1.25~3.00mm，肾扫描层厚5.00mm，肾上腺扫描层厚1.25~3.00mm，腹膜后扫描层厚5mm，胃扫描层厚5mm。FOV（体部）为（300~350）mm×（300~350）mm。

5. **增强扫描** ①注射参数：腹部增强扫描均采用静脉内团注对比剂的方法，对比剂含碘浓度270~370mg/ml，流率每秒2.5~3.5ml，用量80~100ml。②扫描期相和延迟扫描时间：肝、脾通常采用三期扫描，动脉期延迟25~30秒，门静脉期延迟50~60秒，实质期延迟120~180秒；胰腺增强扫描通常采用双期扫描，动脉期延迟35~40秒，胰腺期延迟65~70秒；肾通常行皮质期、髓质期和排泄期扫描，皮质期延迟25~30秒，髓质期延迟90~110秒，排泄期延迟3~5分钟。

6. **腹部CTA** 用于显示腹主动脉及其分支血管，诊断腹主动脉夹层、腹主动脉瘤、肝血管异常及肾动脉狭窄等。通常采用MPR、MIP、SSD、VR等后处理技术。

7. **门静脉及下腔静脉CTA** 对比剂含碘浓度270~370mg/ml，流率每秒3~4ml，用量90~100ml。门静脉延迟50~60秒，下腔静脉延迟90~110秒。对扫描后获得的薄层轴面图像进行MIP重组。

8. **泌尿系统 CT 检查**　检查前受检者膀胱充盈，延迟 7.5~30 分钟，流率每秒为 3~4ml，用量 90~100ml。对扫描后获得的薄层轴面图像进行 MIP、SSD、VR 重组。

9. **胃部 CT 检查**　空腹 4 小时以上，检查前 30 分钟口服中性对比剂 500~800ml，检查前即刻再口服中性对比剂 200~300ml。推荐行肝动脉期和门静脉期双期扫描。

10. **小肠 CT 检查**　检查前 1 天进无渣半流食，晚餐后禁食，晚餐后 30 分钟口服缓泻剂（硫酸镁或番泻叶），检查当日早禁食。检查前 5~10 分钟肌内或静脉注射山莨菪碱 20mg 后 30 秒扫描（青光眼、前列腺肥大、心动过速等受检者禁用）。检查前 45~60 分钟开始分 3~4 次口服 2.5% 等渗甘露醇 1000~1500ml，检查前即刻在检查床上再补充口服 300~500ml，完全性肠梗阻患者不宜服用；推荐行肝动脉期和和门静脉期双期扫描。灌注 2%~3% 含碘对比剂可鉴别肠襻和潜在结肠外肿块以及各种并发症（如腹腔积液、瘘管、吻合口开裂或肠穿孔）。

11. **结、直肠 CT 检查**　检查前 2 天进无渣半流食，检查前 1 天晚餐后禁食。晚餐 30 分钟后口服缓泻剂或清洁胃肠道制剂（复方聚乙二醇电解质散）。液体可经口服或经肛门注入；气体采用空气或二氧化碳，扫描前经肛管注入。需要做仿真内窥镜检查者，应以气体作为肠道对比剂。检查前 5~10 分钟肌内或静脉注射山莨菪碱 20mg 后 30 秒扫描（青光眼、前列腺肥大、心动过速等受检者禁用）。充气实施过程中，受检者采取左侧卧位；充气完毕依次转体（俯卧位、右侧卧位、仰卧位）并在各体位停留 10~15 秒后再行扫描检查。推荐行肝动脉期和门静脉期双期扫描。对比剂碘浓度为 2%~3%。

12. **窗宽和窗位**　采用标准或软组织重建算法，适当调节窗宽和窗位。肝、胆管、胰腺、脾、肾、腹膜后隙及胃的扫描图像窗宽 200~250HU，窗位 30~50HU；肾上腺窗宽 250~300HU，窗位 30~50HU。

三、MRI 检查

肝 MRI 检查以横轴面扫描为主，受检者仰卧于检查床上，双手臂自然置于身体两侧。采用体部相控阵体部线圈、体线圈。线圈中心对准剑突下缘，若采用呼吸门控技术采集，需将呼吸门控感应器安放在上腹正中，加腹带压力适中。扫描范围大致与 CT 扫描范围一致。首选呼吸触发 T2WI 脂肪抑制和屏气的梯度回波 T1WI，应常规采用化学位移成像技术判断肝内病变有无脂质沉积或脂肪肝。MRI 平扫怀疑或发现病变后，一般应进行脂肪抑制下的多时相动态增强扫描，应用快速扫描序列成像。增强扫描动脉期主要用于检测富血供肿瘤；门脉期肝实质明显强化，主要用于显示乏血供病灶；延迟期扫描可显示肝血管瘤、胆管细胞癌和局灶性结节增生等病灶的延迟强化。与 CT 增强扫描不同，肝 MRI 采用多层成像技术。所有层面同时激励，因此不存在扫描层面之间时间上的差别。MRI 对比剂应用剂量少，团注效果优于 CT。由于磁共振的组织特异性高于 CT，所以肝 MRI 动态增强扫描的延迟时间可短于 CT 增强扫描。

做肝 MRI 动态增强扫描时，需要应用对比剂形成肝实质的人工对比。目前常用细胞外间隙对比剂 Gd-DTPA，如钆喷酸葡胺、欧乃影等。通常的注射流率每秒 1.5~4ml，剂量 0.1ml/kg。定时选择动脉期 15~20 秒，门脉期 40~50 秒，延迟期扫描一般在 90 秒后进行。根据鉴别诊断的需要，还可以选用磁共振特异性对比剂，包括肝细胞特异性对比剂，网状内皮系统（Kupffer 细胞）特异性对比剂等。

磁共振胰胆管水成像（MRCP）可提供高质量的胆管和胰管解剖图像，准确评价胆胰管梗阻、扩张和其他管道异常。在斜冠状面 MRCP，可获得与胰管平面相应的投影图像，描绘出连续的胰管分段。MRCP 结合应用组织成像序列 T1WI 和 T2WI，可为评价胰腺病变的范围和信号特征提供全面的信息。

随着高场 MRI 以及新技术的应用，腹部成像伪影得以减少，胰腺 MRI 的图像质量明显提高，拓宽了 MRI 检查发现胰腺病变和确定病变特征的能力。综合应用 T1WI、T2WI、早期和晚期增强扫描、脂肪抑制、MRCP（图 7-3）和 MRA（图 7-4）等 MRI 技术，就可获得正常和病变胰腺的全面信息，为排除和诊断病变提供依据。

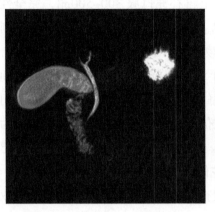

图 7-3　上腹部 MRCP（MIP）图　　图 7-4　腹主动脉 CE-MRA（VR）图

第二节　正常表现

一、正常 X 线表现

（一）食管（图 7-5）

（1）食管在第 6 颈椎水平与下咽部相连，到第 11 胸椎水平与贲门相接。

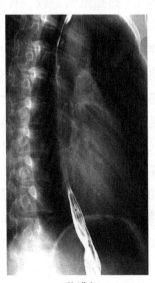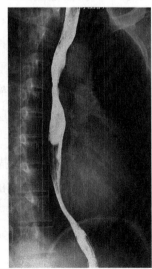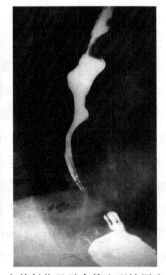

　　　a. 黏膜相　　　　　　　　b. 充盈相　　　　c. 右前斜位显示食管生理性压迹

图 7-5　正常食管吞钡图

（2）吞钡后观察食管前缘可见 3 个压迹；自上而下为主动脉弓压迹、左主支气管压迹、左心房压迹。

（3）食管黏膜皱襞为 3~4 条纤细、平行的纵向条纹影，与胃小弯的黏膜皱襞相连续。

（二）胃（图 7-6）

（1）胃分胃底、胃体、胃窦三部分，有胃小弯和胃大弯。

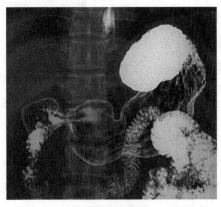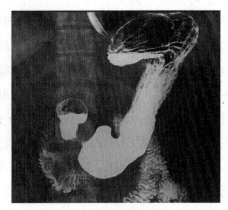

a. 气钡双重造影　　　　　　　　b. 充盈相

图 7-6　正常胃钡剂造影图

（2）胃的形态、大小和位置变化很大，与体型、张力和神经系统功能状态有关，一般分为四种类型，即牛角型、鱼钩型、无力型、瀑布型。

（3）胃黏膜像因皱襞间的沟内充钡，呈条纹状致密影，皱襞则为条状透明影，胃小弯的皱襞平行整齐，向胃大弯处逐渐变粗而呈横向或斜向。胃底皱襞较粗而弯曲，略呈网状。

（三）十二指肠（图 7-7）

（1）十二指肠全程呈"C"形，分球部、降部、水平部和升部四段。

（2）球部呈锥形，两缘对称，尖部指向右上后方，底部平整，幽门开口于中央。降部位于第 1~3 腰椎右缘，在第 3 腰椎高度成为升部。升部于第 1~2 腰椎水平急转向下续为空肠。

（3）球部黏膜皱襞呈纵向，降部和升部黏膜皱襞呈环状或羽毛状。

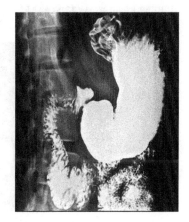

图 7-7　正常十二指肠钡剂造影图

（四）空肠与回肠（图 7-8）

（1）空肠与回肠之间无明确分界，但空肠大部分位于左上中腹；回肠位于中下腹和右下腹部，末段位于盆腔。

（2）空肠黏膜皱襞细致密集，常呈羽毛状，回肠黏膜皱襞稀少，呈环状，末段回肠则可见纵向黏膜皱襞。

（五）结肠（图 7-9）

（1）结肠位于腹腔四周，分为盲肠、升结肠、横结肠、降结肠、乙状结肠和直肠。

（2）结肠的主要 X 线特征为结肠袋，袋间为半月襞，横结肠以上较明显，降结肠以下逐渐变浅，至乙状结肠基本消失，直肠无结肠袋。

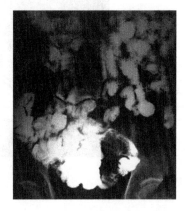

图 7-8　正常空肠及回肠钡剂造影图

（3）结肠黏膜皱襞表现纵、横、斜三种方向交错结合的纹理，盲肠与升、横结肠皱襞较密，以斜向及横向为主，降结肠以下皱襞渐稀且以纵向为主。

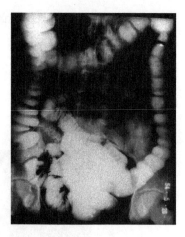

图 7-9　正常钡灌肠充盈相图

二、正常 CT 表现（图 7-10）

肝分为 8 个功能段，即尾叶为 S1，左外上段为 S2，左外下段为 S3，左内段为 S4，右前下段为 S5，右后下段为 S6，右后上段为 S7，右前上段为 S8。肝边缘轮廓光滑，棱角锐利，外缘紧贴腹壁。CT 对肝可做出大小的估计，如果为连续扫描，层厚为 1cm，正常肝由膈顶至肝下缘不超过 15 个层面；也可以通过肝叶径线的测量并算出肝叶大小比例来估计肝叶的大小，方法为取门静脉主干的层面，分别测量肝左、右叶最大前后径和肝右、尾叶最大横径并进行相应比较。正常肝右、左叶前后径比例等于 1.2~1.9，肝右、尾叶横径比例等于 2~3。平扫检查肝实质表现为均匀一致的软组织密度影，比脾密度影高，CT 值为 55~65HU。通常肝静脉或门静脉影在肝实质内表现为条形或圆形低密度影。

对比增强扫描，动脉期肝动脉表现为散在分布的线状、点状高密度影；门静脉期扫描门静脉及其左右分支显示清楚，边缘光滑，增强密度均匀；平衡期，于第二肝门层面可见左、中、右三支肝静脉回流入下腔静脉，为肝段划分的血管标志。

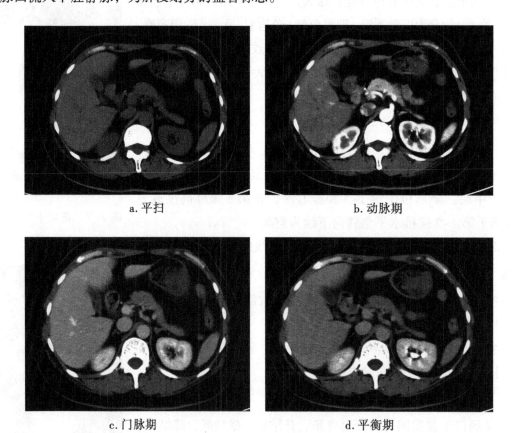

a. 平扫　　　　　　　　　　　　　　　b. 动脉期

c. 门脉期　　　　　　　　　　　　　　d. 平衡期

图 7-10　腹部 CT 轴位图

胆囊位于肝门下方，肝右叶内侧。横断面表现圆形或类圆形，直径 4~5cm，胆囊腔表现均匀水样低密度，CT 值为 0~20HU。胆囊壁光滑锐利，厚度 2~3mm。对比增强检查胆囊腔内无对比强化，胆囊壁表现均匀一致的强化。

正常肝内、外胆管大多数 CT 不显示，薄层扫描少数可能显示，平扫表现为小圆形或管状低密度区，与血管影表现相同，对比增强后血管增强而胆管没有增强可以鉴别。

正常胰腺实质密度均匀，略低于脾，增强扫描后密度均匀增高，呈带状，横跨于第 1~2 腰椎体之前，由头向尾逐渐变细。正常胰头、体、尾与胰腺长轴垂直的径线分别可达 3cm、2.5cm 和 2cm，60 岁以上老人胰腺逐渐萎缩变细，因此诊断时不能仅凭绝对值的测量。另外，胰腺的形态、位置也受年龄、体形、性别等因素影响，存在个体差异。一般胰尾位置最高，胰体位于中线。钩突是胰头部最低的部分，是胰头下方向内延伸的楔形突出，其前方可见肠系膜上动、静脉，外侧是十二指肠降段，下方为十二指肠水平段。脾静脉沿胰腺体、尾部后缘走行，是识别胰腺的标志。胰管位于胰腺偏前部，可不显示或表现为细线状低密度影。

正常脾前后径平均为 10cm，宽为 6cm，上下径为 15cm。平扫近似于新月形或内缘凹陷的半圆形，密度均匀，略低于肝。正常脾内侧缘常有小切迹，脾门处可见大血管出入，增强扫描动脉期脾不均匀强化，门静脉期和实质期脾的密度逐渐变均匀。

三、正常 MRI 表现（图 7-11）

（1）脾含水比肝丰富，T1WI 脾信号低于肝，T2WI 脾信号高于肝。

（2）皮下、肝周及腹膜后脂肪在 T1WI、T2WI 像上均呈高信号。

（3）肝内血管在 T1WI 表现为低信号，T2WI 及 T2WI 脂肪抑制上均呈高信号。

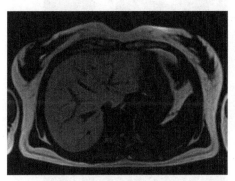

a.T1WI 轴位

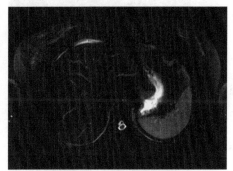

b.T2WI 轴位脂肪抑制

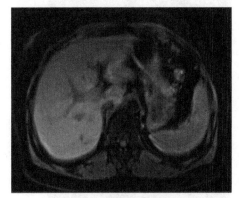

c.T1WI 轴位脂肪抑制

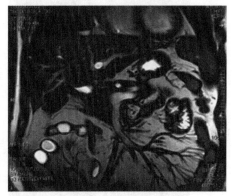

d.T2WI 冠状位

图 7-11　腹部 MRI 图

（4）胆囊内胆汁、胃内容物及肠道内水分在 T1WI 像上为低信号，T2WI 像上为高信号。

第三节　常见病诊断

一、食管病变

（一）食管癌

【影像诊断要点】 X线钡剂造影：①黏膜皱襞消失、中断、破坏。②管腔狭窄，在典型浸润型癌，肿瘤表现为环状狭窄，狭窄范围一般局限，边缘较整齐，与正常区分界清晰。管腔狭窄也见于各型食管癌的进展期，范围常较大，轮廓不规则，不对称，管壁僵硬。③腔内充盈缺损，肿块向腔内突出，造成形状不规则、大小不等的充盈缺损，是增生型癌的主要表现。④不规则的龛影，早期为浅小龛影。典型溃疡型癌，可见轮廓不规则的长形龛影，其长径与食管的纵轴一致，周围有不规则的充盈缺损。⑤受累段食管局限性僵硬。向食管壁内或食管外生长的肿瘤可形成纵隔内肿块影。CT显示肿块侵犯周围情况明显优于X线片。

【病例】 患者，男，57岁，进行性吞咽困难（图7-12）。

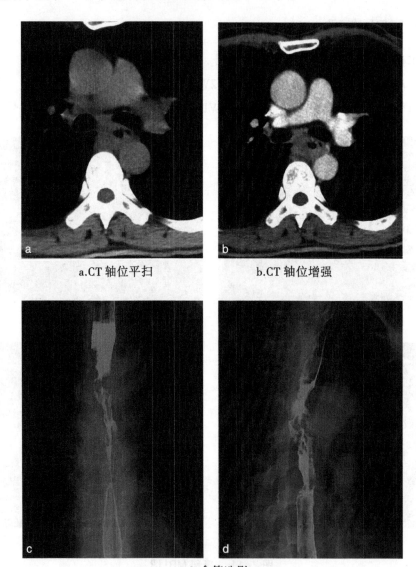

a.CT轴位平扫　　　　　　　　b.CT轴位增强

c-d. 食管造影

图7-12　食管CT及造影图

【影像报告示范】常规胸透：两肺野未见明确实变影，心膈未见异常。食管钡剂造影：钡剂流通过会厌处可见短暂停留之后顺利下行，会厌谷可见钡剂残留，食管胸段处可见管腔狭窄，舒缩度差，管壁毛糙，多处可见充盈缺损，累及长度约 6.5cm（平第 4~6 胸椎水平），钡剂顺利进入胃腔。CT 表现：胸部食管中段管壁可见不均匀性增厚，并见溃疡形成，管腔变窄。增强扫描呈不均匀强化。

【影像印象】食管胸中段癌。

（二）食管静脉曲张

【影像诊断要点】食管静脉曲张常见于肝硬化，为门静脉高压的重要并发症。X 线钡剂造影：早期食管静脉曲张发生于食管下段，表现为黏膜皱襞稍宽或略为迂曲，有时因皱襞显示不连续而如虚线状，管壁边缘也稍不整齐。典型表现为食管中下段的黏膜皱襞明显增宽、迂曲、呈蚯蚓状或串珠状充盈缺损，管壁边缘呈锯齿状。病变加重，还可出现食管张力降低，管腔扩张，蠕动减弱，钡剂排空延迟。

【病例】患者，男，46 岁，柏油样大便（图 7-13）。

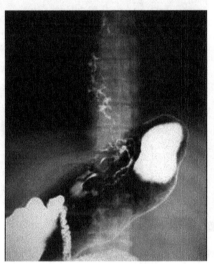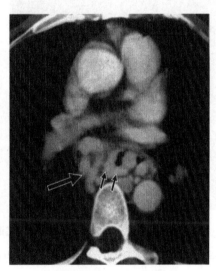

a. 上消化道造影　　　　　　　b. 上腹部 CT 轴位增强

图 7-13　上消化道造影及上腹部 CT 图

【影像报告示范】常规胸透：两肺野未见明确实变影，心膈未见异常。食管钡剂造影：吞钡后食管上段钡剂通过顺利，壁柔软，黏膜皱襞正常；食管下段扩张，收缩欠佳，排空稍延迟，黏膜皱襞粗细不均，食管下段及胃底可见串珠状或蚯蚓状充盈缺损，食管壁凹凸不平；其他未见异常。CT 增强扫描：于下段食管内外见多条扭曲增粗血管影。门静脉及分支亦见增粗。

【影像印象】食管下段及胃底静脉曲张。

（三）贲门失弛缓症

【影像诊断要点】X 线钡剂造影检查显示食管下段逐渐变细呈鸟嘴状，蠕动减弱或消失，边缘光整、壁软。病变区以上食管扩张，严重者形成巨大食管。

【病例】患者，男，46 岁，吞咽困难（图 7-14）。

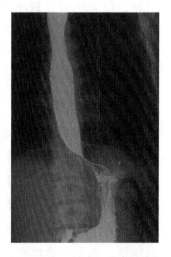

图 7-14　上消化道造影图

【X线报告示范】常规胸透：两肺野未见明确异常影，心膈未见异常。食管钡剂造影：钡流至贲门处受阻，钡剂呈窄条状通过，钡剂在贲门处呈"鸟嘴样"改变，其上方整条食管扩张明显；食管黏膜皱襞排列规则，未见明确增粗、紊乱、中断现象；未见明确龛影及充盈缺损影；食管壁光整。

【影像印象】贲门失弛缓症。

二、胃部病变

（一）胃溃疡

【影像诊断要点】胃溃疡多发生于胃小弯处。X线钡剂造影：①龛影，切线位呈小丘状或乳头状阴影突出于胃轮廓外，常有"狭颈征"和"项圈征"。正位表现为类圆形浓钡点。②黏膜皱襞纠集，直达龛影边缘，呈星芒状。③胃大弯侧痉挛性切迹。④胃分泌增加，空腹时胃内有潴留液。

【病例】患者，男，42岁，反复上腹部疼痛，返酸、嗳气（图7-15）。

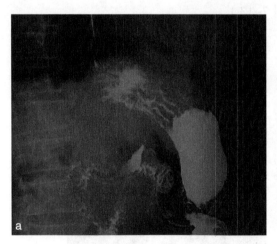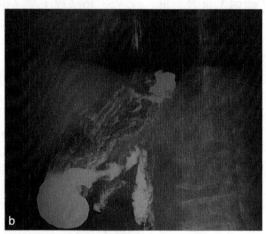

图7-15 上消化道造影图（a、b）

【X线报告示范】常规胸透：两肺野未见明确实变影，心膈未见异常。食管钡剂造影：钡剂流经食管通畅，未见明确狭窄、扩张现象；食管壁光整、柔软，舒缩功能良好；食管黏膜皱襞排列规则，未见明确增粗、紊乱、中断现象；未见明确龛影及充盈缺损影。胃呈鱼钩型，无空腹潴留液，位置中等；胃小弯侧可见直径约2cm乳头状龛影突出于轮廓外，颈部可见项圈征，周围黏膜皱襞辐射状集中；胃壁光整，张力中等，柔软，蠕动功能良好；幽门管居中，钡通过良好。十二指肠球部呈三角形，未见明确龛影及充盈缺损影，无激惹现象，余段未见异常。

【影像印象】胃小弯侧溃疡。

（二）胃癌

【影像诊断要点】胃癌好发年龄为40~60岁，以胃窦部多见。X线钡剂造影：①胃黏膜皱襞破坏，中断和消失；②腔内不规则充盈缺损；③胃壁僵硬，胃腔狭窄；④壁内龛影并"环堤征"。

【病例1】患者，男，53岁，上腹部疼痛（图7-16）。

【X线报告示范】常规胸透：两肺野未见明确实变影，心膈未见异常。食管钡剂造影：钡剂流经食管通畅，未见明确狭窄、扩张现象；食管壁光整，柔软，舒缩功能良好；食管黏膜皱襞排列规则，未见明确增粗、紊乱、中断现象；未见明确龛影及充盈缺损影。胃呈牛角型，胃窦部见一大小约 13.5cm×4.5cm 的形态不规则充盈缺损影病变区黏膜皱襞破坏、中断；胃小区及胃小沟结构破坏；胃壁僵硬，蠕动消失。十二指肠球部呈三角形，未见明确龛影及充盈缺损影，无激惹现象，余段未见异常。

【影像印象】胃窦癌。

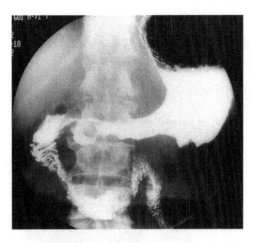

图 7-16　上消化道造影图

【病例 2】患者，女，31 岁，上腹部疼痛（图 7-17）。

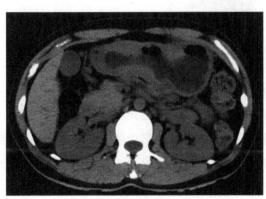

a.轴位平扫

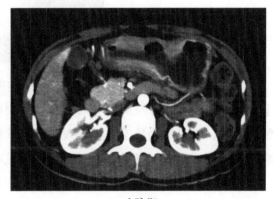

b.动脉期

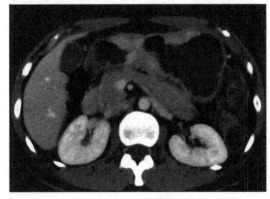

c.门脉期

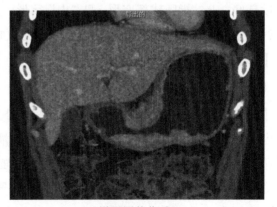

d.增强冠状位重组

图 7-17　上腹部 CT 图

【CT 报告示范】胃窦部小弯侧见胃壁不均匀增厚，最厚处约 19.5mm；增强扫描呈不均匀强化；黏膜欠规则，局部可见黏膜缺损；胃窦部胃腔稍狭窄；胃网膜囊处见多发淋巴结影，增强扫描呈不均匀强化，肠系膜脂肪间隙内亦见个别结节灶，增强扫描呈中度强化。

【影像印象】胃窦部占位性病变：考虑胃癌，伴网膜囊淋巴结转移。

三、十二指肠病变

（一）十二指肠溃疡

【影像诊断要点】十二指肠溃疡发病多在青壮年，好发于十二指肠球部。X线钡剂造影：十二指肠球部龛影，球部变形，激惹征象，局部压痛。

【病例】患者，男，29岁，周期性右上腹疼痛，进食后可缓解，伴返酸、嗳气（图7-18）。

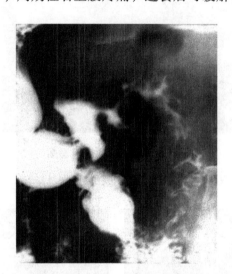

图7-18　上消化道造影图

【X线报告示范】常规胸透：两肺野未见明确实变影，心膈未见异常。食管钡剂造影：钡剂流经食管通畅，未见明确狭窄、扩张现象；食管壁光整、柔软，舒缩功能良好；食管黏膜皱襞排列规则，未见明确增粗、紊乱、中断现象；未见明确龛影及充盈缺损影。胃呈鱼钩型，无空腹潴留液，位置中等；胃黏膜皱襞排列规则，未见明确增粗、紊乱、中断现象；胃小区及胃小沟未见异常，未见明确龛影及充盈缺损影；胃壁光整，张力中等，柔软，蠕动功能良好；幽门管居中，钡通过良好。十二指肠球部变形，呈"山"字形，见一约黄豆大小斑钡之龛影，周围黏膜皱襞增粗，呈放射状排列，见轻度激惹现象，未见明确充盈缺损影，余段未见异常。

【影像印象】十二指肠球部溃疡。

（二）十二指肠间质瘤

【影像诊断要点】CT表现：平扫见向腔内外生长境界清晰的肿块，呈圆形、椭圆形或分叶状。肿块内部密度均匀或不均匀，较大肿块容易出现液化、坏死及囊变。增强扫描时，因肿块血供丰富，呈明显均匀或不均匀强化，内部坏死、液化区无强化。部分肿块可见"Torri-celli-Bernoulli征"（直径>5cm的肿块内有坏死，可与空腔脏器相通，气体进入肿块内形成此征象）。

【病例】患者，女，61岁，发现右上腹部占位（图7-19）。

【CT报告示范】十二指肠降部周围可见团片状软组织肿块影，大小约8.2cm×6.2cm×8.6cm，密度欠均匀，内见多发小片状稍低密度影及少许钙化、少量气体影；病灶呈浅分叶状，边界尚清晰，局部稍毛糙，周围可见多发小淋巴结；病灶局部与十二指肠肠壁分界不清，邻近十二指肠肠壁似增厚；增强扫描动脉期强化明显，呈持续性强化，病灶由胃十二指肠动脉供血，其内可见粗大清晰静脉影汇入肠系膜上静脉。

【影像印象】十二指肠富血供占位：考虑间质瘤。

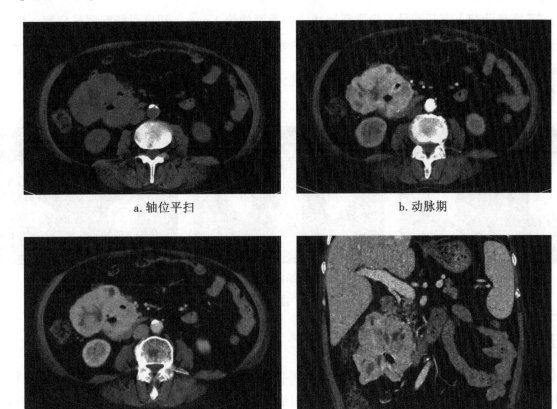

a.轴位平扫　　　　　　　　　　　　b.动脉期

c.门脉期　　　　　　　　　　　　d.增强冠状位重组

图7-19　腹部CT图

四、结直肠病变——结直肠癌

【影像诊断要点】结直肠癌发病以40~50岁男性多见，好发部位为直肠与乙状结肠。依其大体病理分为增生型、浸润型和溃疡型。结肠气钡双重对比造影表现如下：肠腔内可见肿块，其轮廓不规则，该处肠壁僵硬、结肠袋消失。肠管狭窄，常只累及一小段肠管，狭窄可偏于一侧或环绕整个肠壁，形成环状狭窄，轮廓可以光滑整齐或不规则。肠壁僵硬，病变界限清晰，易造成肠梗阻。较大的龛影，形状多不规则，边缘多不整齐，具有一些尖角，龛影周围常有不同程度的充盈缺损和狭窄，肠壁僵硬，结肠袋消失。

【病例1】患者，男，45岁，腹泻，脓血便、黏液样便（图7-20）。

【X线报告示范】常规胸透：两肺野未见明确实变影，心膈未见异常。X线钡剂造影：钡剂灌肠插管顺利，钡剂依次充盈至降结肠中段时因患者难以忍受停止灌钡。转动体位，使钡剂均匀涂布于各结肠段：降结肠中

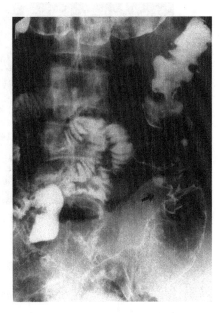

图7-20　气钡灌肠图

段可见长约5.3cm一段肠管呈中心性狭窄,肠黏膜破坏、中断,管壁僵直。其他各段肠管未见异常。

【影像印象】结肠癌。

【病例2】患者,男,61岁,脓血便(图7-21)。

【CT报告示范】直肠壁呈不规则环形增厚,最厚处约2.4cm,相应段肠腔明显变窄,增强扫描增厚的肠壁明显强化。病变与周围组织间分界尚清晰。膀胱、前列腺、精囊均无明显异常改变。盆腔无肿大淋巴结。

【影像印象】直肠癌。

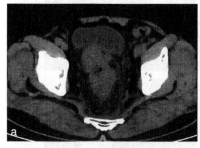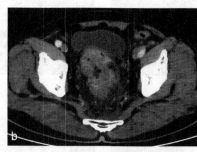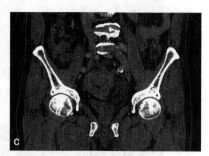

| a.轴位平扫 | b.轴位增强 | c.增强冠状位重组 |

图7-21 盆腔CT图

五、阑尾病变——阑尾炎

【影像诊断要点】CT表现:直接征象为阑尾增粗肿大,直径>6mm,阑尾壁增厚,腔内积液、积气和粪石。间接征象包括阑尾盲肠周围脂肪组织密度增高,脂肪间隙模糊。若阑尾如周围脓肿形成,则表现为中心为液体密度的团块影,壁厚而边界不清,可出现气液平。

【病例】患者,女,67岁,转移性右下腹疼痛3天(图7-22)。

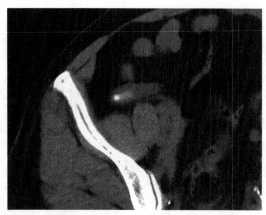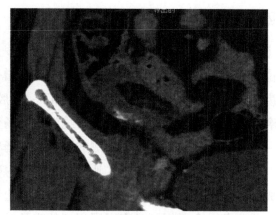

| a.轴位平扫 | b.冠状位重组 |

图7-22 腹盆腔CT图

【CT报告示范】右髂窝内阑尾增粗、肿大,腔内见多发结节状高密度影,临近回盲部肠壁局限性增厚、水肿;阑尾周围脂肪间隙模糊,密度增高;肝、胆囊、胰腺、脾、双肾、双肾上腺未见异常。

【影像印象】阑尾炎。

六、肝脏疾病

（一）肝血管瘤

【影像诊断要点】 CT表现：①平扫表现为边界清晰的低密度区；②增强扫描从周边部开始强化，呈结节状或云絮状影，强化密度接近或等于主动脉的密度，强化区不断向中央扩大；③长时间持续强化，最后与周围正常肝实质形成等密度。MRI表现：①平扫T1WI表现为圆形或卵圆形的低信号，T2WI呈高信号，随着TE时间的延长，血管瘤的信号逐渐增高，在重T2WI上，病灶信号极高，表现为"亮灯泡征"，信号均匀；② Gd-DTPA增强扫描动脉期病灶边缘呈环形或结节状强化影，随时间推移，病灶强化范围扩大；③延迟期病灶基本充填，最后其信号高于或等于周围正常肝组织。

【病例1】 患者，女，36岁，B超发现右肝占位（图7-23）。

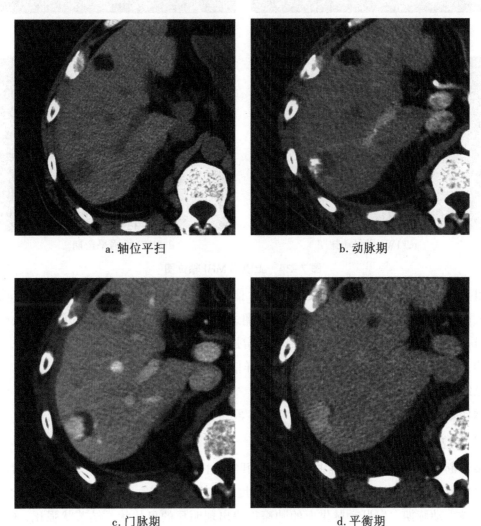

a.轴位平扫　　　　　　　　　　　　　b.动脉期

c.门脉期　　　　　　　　　　　　　　d.平衡期

图7-23　上腹部CT图

【CT报告示范】 肝内见多发大小不等类圆形病变，边界清晰，最大者位于肝右叶后上段，大小约为2.5cm×2.7cm，平扫呈均匀低密度，CT值为15HU，边界清晰，增强无强化；另肝右叶两个类圆形稍低密度灶，CT值约为50HU，大的直径约1.9cm，较大病灶动脉期边缘结节样强化，随时间推移，病灶强化范围扩大，延迟扫描病灶大部分充填，较小病灶动脉期及门脉期强化不明显，延迟期亦呈等密度。肝内胆管无扩张，脾不大，胆囊大小及形态正常，胰腺无异常，腹膜后未见肿大淋巴结。

【**影像印象**】肝右叶海绵状血管瘤；肝多发囊肿。

【**病例2**】患者，男，66岁，体检发现右肝占位（图7-24）。

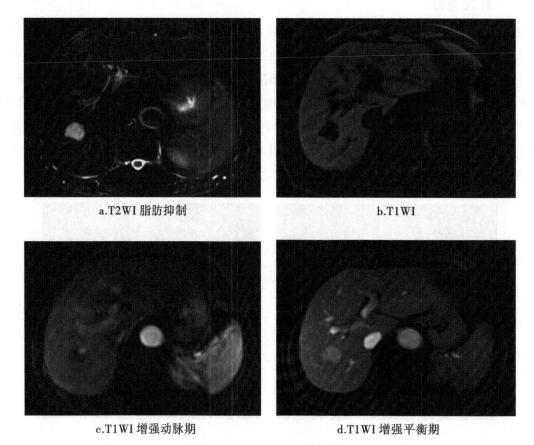

<table>
<tr><td>a.T2WI 脂肪抑制</td><td>b.T1WI</td></tr>
<tr><td>c.T1WI 增强动脉期</td><td>d.T1WI 增强平衡期</td></tr>
</table>

图7-24 上腹部 MRI 轴位图

【**MRI报告示范**】肝 S8 段可见类圆形异常信号灶，T1WI 呈低信号，T2WI 呈高信号，边界清晰，最大面约 2.4cm×2.1cm。增强扫描动脉期边缘可见斑点状明显强化，门脉期及延迟期亦呈相对高信号；肝 S5 段可见小点状水样信号影，增强扫描无强化；肝内、外胆管无扩张，胆囊、脾、胰腺未见明显异常；右肾实质内可见类圆形水样信号影，边界清晰，增强扫描无强化；腹膜后未见肿大淋巴结影，未见腹水征象。

【**影像印象**】肝 S8 段海绵状血管瘤；肝 S5 段小囊肿；右肾囊肿。

（二）原发性肝细胞癌

【**影像诊断要点**】CT 表现：常见肝硬化，肝实质内出现单发或多发，圆形或类圆形的肿块，边缘有假包膜者肿块边界清晰，肿块多数为低密度，少数为高密度，可能是肿瘤合并了出血、钙化。多期增强扫描：动脉期，以肝动脉供血的肿瘤很快出现明显的斑片状、结节状强化，CT 值迅速达到峰值；门静脉期，正常肝实质对比增强密度开始升高，此期肝实质明显强化达到峰值，肿瘤对比增强密度迅速下降，大多数病灶成为低密度；平衡期，肿块对比增强密度继续下降，在明显强化的肝实质内又表现低密度影，且病灶的边界显示更加清晰。全部对比增强过程呈"快进快出"现象。MRI 表现：①肝内肿块表现与 CT 相似。②在 T1WI 上多表现为低信号，T2WI 上肿瘤呈稍高信号，常因肿瘤内出血、脂肪变性或坏死表现为信号不均匀。③ Gd-DTPA 增强扫描强化表现同 CT，为"快进快出"强化方式。④ 40% 的肝癌可见假包膜，T1WI 对包膜的显示率达 40%-

80%，T1WI 通常表现为病灶周围完整或不完整的低信号带。

【病例1】患者，男，54 岁，乙肝病史多年，肝区疼痛，AFP 阳性（图 7-25）。

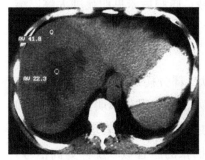
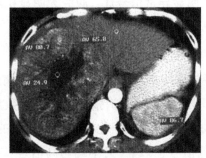
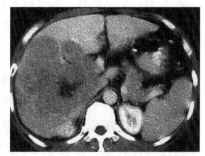

a．平扫　　　　　　　　　　　b．动脉期　　　　　　　　　　　c．门脉期

图 7-25　上腹部 CT 轴位图

【CT 报告示范】平扫于右肝见一大小约 11.7cm×7.5cm 之巨大肿块影，密度不均，中央为低密度坏死，边界尚清晰，动态增强扫描动脉期病灶实质部分明显强化，至门静脉期快速下降呈低密度。增强后门静脉等未见充盈缺损。肝内外胆管无扩张，脾不大，胆囊大小及形态正常，胰腺无异常，腹膜后未见肿大淋巴结，无腹水征。

【影像印象】右肝巨块型肝细胞癌。

【病例2】患者，男，46 岁，右上腹隐痛，腹胀伴乏力半年，AFP 近期升高（图 7-26）。

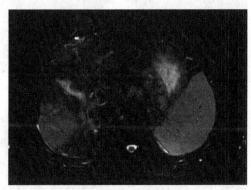
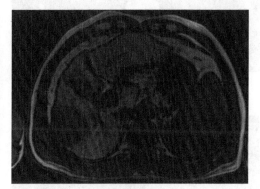

a．T2WI 脂肪抑制　　　　　　　　　　　　　　b．T1WI

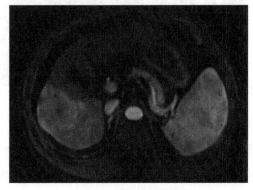
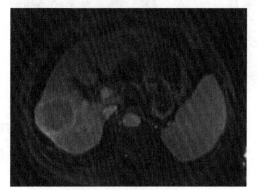

c．T1WI 增强动脉期　　　　　　　　　　　　　d．T1WI 增强门脉期

图 7-26　上腹部 MRI 轴位图

【MRI 报告示范】肝右叶见一巨大占位性病变，形状不规则，边界欠清晰，较大层面大小约为 11.3cm×12.5cm，病灶 T1WI 呈略低信号，T2WI 呈稍高信号，信号不均匀，其内可见裂隙状长 T1

长 T2 液化坏死区，Gd-DTPA 增强扫描动脉期病灶有强化，静脉期强化程度下降，延迟期扫描病灶呈低信号，邻近血管受压推移呈抱球状，门静脉右支可见充盈缺损，肝内胆管无扩张。胆囊、胰腺及脾大小、形态正常，实质内未见明显异常信号灶。腹腔无明显积液，腹膜后未见明显肿大淋巴结。

【影像印象】肝右叶巨块型肝细胞癌并门脉癌栓形成。

（三）胆管细胞癌

【影像诊断要点】CT 表现：平扫表现边缘不清的低密度实质病灶，部分病灶内可见不规则点状、斑片状钙化，肿块内和周围可见不规则的胆管扩张，增强后多数病灶早期强化不明显，随着时间的延长多数肿瘤强化程度逐渐增加，延迟期的强化区内见到扩张的胆管为其典型表现。MRI 表现：胆道浸润性肿瘤，肿瘤 T1WI 呈低信号、T2WI 为不均匀高信号。扩张的胆管似软藤样为高信号。根据发生部位可分：周围型（胆管细胞性肝癌）、肝门型、肝外胆管型（胆总管癌）及壶腹型。

【病例 1】患者，男，66 岁，右上腹疼痛，AFP 阴性，CA125 升高（图 7-27）。

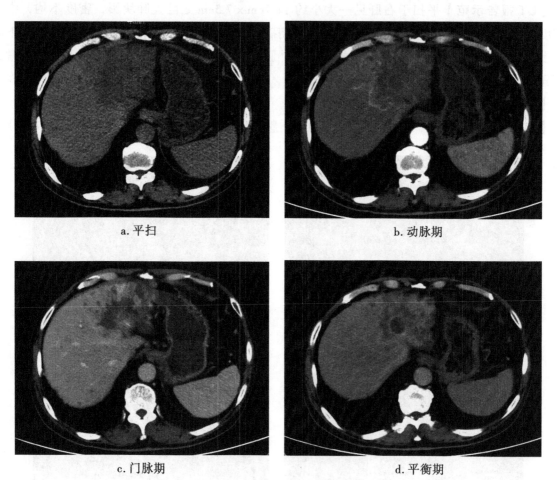

a. 平扫　　　　　　　　　　　　　　　　b. 动脉期

c. 门脉期　　　　　　　　　　　　　　　d. 平衡期

图 7-27　上腹部 CT 轴位图

【CT 报告示范】左肝内可见大片不均匀低密度影，最大面约 81mm×83mm，CT 值约为 37HU，增强扫描动脉期肿块边缘可见明显强化，门脉期及延迟期呈逐渐向心性强化，其内可见散在坏死无强化区；余肝实质内可见多发结节状低密度影，增强扫描呈不均匀强化；门静脉左支远端部分未见显示，肝内、外胆管无扩张；胆囊、脾、胰腺未见明显异常；双侧肾上腺可见结节状软组织影，最大者约 3.9cm×3.5cm，呈不均匀强化；腹膜后可见多发肿大淋巴结影；未见腹水征象。

【影像印象】考虑左肝胆管细胞癌并肝内多发转移，双侧肾上腺转移，腹膜后多发淋巴结转移。

【病例2】患者，男，56岁，腹部隐痛伴黄疸2月余（图7-28）。

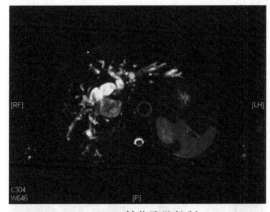

a.T2WI 轴位脂肪抑制

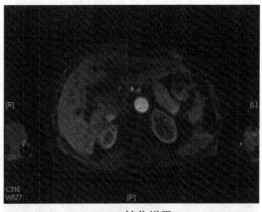

b.T1WI 轴位增强

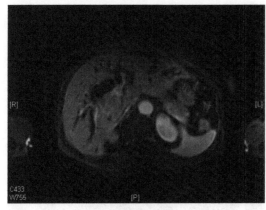

c.T1WI 轴位增强

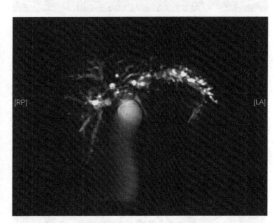

d.MRCP 最大密度冠状位重组

图 7-28　上腹部 MRI 图

【MRI 报告示范】于肝门区见一片状占位性病变，T1WI 呈略低信号，T2WI 呈混杂稍高信号，病灶边界欠清晰，范围约为 2.6cm×2.8cm；肝门区及肝内胆管扩张，Gd-DTPA 增强扫描动脉期病灶强化不明显，静脉期病灶有不规则强化。胆囊体积增大，胰腺大小形态正常，脾不大，腹膜后未见肿大淋巴结。MRCP 示：肝内胆管及肝门部胆管扩张，并于肝门部截断；胆囊体积明显增大。

【影像印象】肝门部胆管细胞癌并肝内胆管扩张。

（四）肝转移瘤

【影像诊断要点】CT 表现：平扫可见肝实质内多发小圆形或类圆形的低密度肿块，少数也可单发。对比增强扫描动脉期呈不规则边缘强化，门静脉期可出现整个瘤灶均匀或不均匀强化，平衡期强化程度减低。少数肿瘤中央见无增强的低密度影，边缘强化呈高密度影，外周有一稍低于肝密度的水肿带，构成所谓"牛眼征"。MRI 表现：①通常 T1WI 呈中等低信号，T2WI 呈中等高信号。②肿瘤内常因坏死、囊变、出血、脂肪浸润、纤维化和钙化等而信号不均匀。③在 T2WI 上中央为小圆形高信号，可表现为"靶征"或"牛眼征"，约 20% 的肿瘤周围 T2WI 呈高信号环，称为"亮环征"。④增强扫描多数病灶表现为边缘环形强化。

【病例1】患者，男，49岁，甲状腺癌术后3年，感肝区疼痛（图7-29）。

【CT 报告示范】平扫于肝左、右叶可见多发散在、大小不等之类圆形、片状低密度灶，边界欠清晰；增强扫描大多病灶呈周边环形强化，部分呈现"牛眼征"。脾不大，胰腺大小形态正常。

增强后门静脉等未见充盈缺损。腹膜后未见明显肿大淋巴结。无腹水征。

【影像印象】 肝内多发占位性病变，考虑为肝转移瘤。

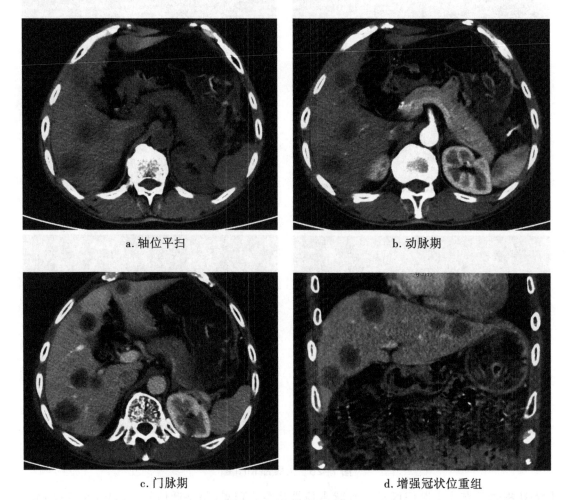

<table>
<tr><td>a. 轴位平扫</td><td>b. 动脉期</td></tr>
<tr><td>c. 门脉期</td><td>d. 增强冠状位重组</td></tr>
</table>

图 7-29　上腹部 CT 图

【病例 2】 患者，女，67 岁，1 年前患结肠癌手术治疗（图 7-30）。

【MRI 报告示范】 于肝右叶可见多个大小不等病灶，T1WI 呈环状稍低信号，T2WI 呈环状稍高信号，边界欠清晰，病灶信号不均匀，中央可见长 T1 长 T2 液化坏死区；增强扫描病灶周边环状强化，中央坏死区不强化。脾不大，胰腺大小形态正常。腹腔无明显积液，腹膜后未见明显肿大淋巴结。

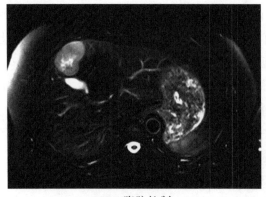
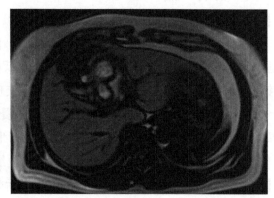

<table>
<tr><td>a.T2WI 脂肪抑制</td><td>b.T1WI</td></tr>
</table>

图 7-30　上腹部 MRI 轴位图

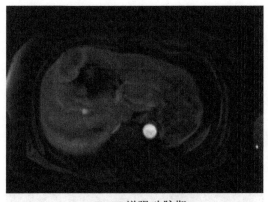
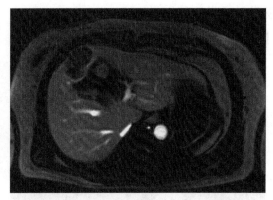

| c.T1WI 增强动脉期 | d.T1WI 增强平衡期 |

图 7-30（续）　上腹部 MRI 轴位图

【影像印象】右肝多发转移瘤。

（五）肝囊肿

【影像诊断要点】CT 表现：平扫显示肝实质内圆形低密度区，边缘锐利，边界清晰，囊内密度均匀，CT 值为 0~20HU。对比增强后，囊内无对比增强，在周围强化的肝实质的衬托下，囊肿边界更加清晰，囊壁菲薄一般不能显示。MRI 表现：病灶边缘光滑锐利，T1WI 呈低信号，T2WI 呈明显高信号；由于肝囊肿含水分达 95% 以上，T1 和 T2 的弛豫时间比海绵状血管瘤更长，T2 值为 89.4~279.79ms；弥散加权成像（DWI）弥散不受限，随 B 值增高信号降低明显。

【病例 1】患者，男，81 岁，B 超检查发现肝内多发囊肿（图 7-31）。

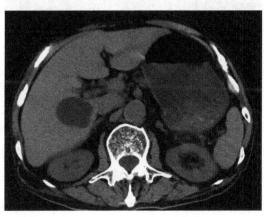
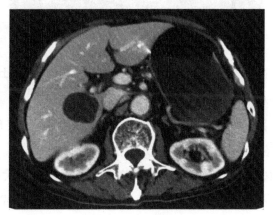

| a.平扫 | b.增强 |

图 7-31　上腹部 CT 轴位图

【CT 报告示范】右肝见一类圆形低密度影，CT 值约为 6HU 左右，病灶边界清晰，大小约 3.5cm×2.8cm，增强扫描未见强化；肝内、外胆管无扩张；脾不大，胆囊大小及形态正常，胰腺无异常，腹膜后未见肿大淋巴结。

【影像印象】右肝囊肿。

【病例 2】患者，女，32 岁，体检发现肝内占位，B 超提示右肝囊肿（图 7-32）。

【MRI 报告示范】肝右后叶见一类圆 T1WI 低信号、T2WI 高信号灶，信号均匀，边界清晰，大小约为 4.0cm×4.2cm，GD-DTPA 增强扫描无强化，边界显示更清晰，余肝内信号未见异常。肝内血管影走行正常，肝内胆管无扩张。脾不大，胰腺大小形态正常。腹腔无明显积液，腹膜后未见明显肿大淋巴结。

【影像印象】肝右后叶囊肿。

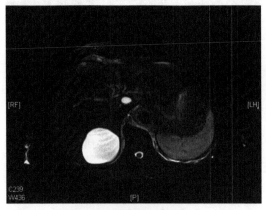
a.T2WI 轴位脂肪抑制

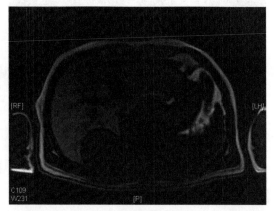
b.T1WI 轴位

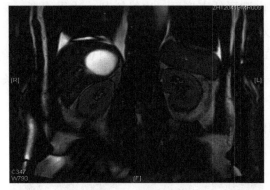
c.T2WI 冠状位

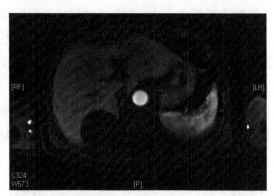
d.T1WI 轴位增强

图 7-32　上腹部 MRI 图

（六）肝硬化

【影像诊断要点】CT 表现：少数肝硬化表现为全肝萎缩；更多表现为尾叶、左叶外侧段增大，右叶发生萎缩，出现肝各叶大小比例失调。肝轮廓边缘显示凹凸不平。纤维组织增生和肝叶收缩导致肝门增大、肝裂增宽。可以伴有脾大、腹水、胃底和食管静脉曲张等门脉高压征象。MRI 表现：①肝硬化结节一般 T1WI 呈等信号或稍高信号，T2WI 呈等信号及稍低信号，信号均匀，无包膜，对比增强无明显强化；在强化的肝实质对比下，表现为边界清晰的低信号灶。②应用超顺磁性氧化铁（SPIO）进行对比增强，硬化结节因含有 Kupffer 细胞，SPIO 被吞噬，在 T2WI 上表现为信号进一步减低。③在显示肝脏大小、形态改变和脾大、门静脉高压征象方面与 CT 相同。

【病例 1】患者，男，54 岁，乙肝病史多年，感腹痛、乏力（图 7-33）。

【CT 报告示范】肝脏体积较小，边缘呈波浪状不平，肝各叶比例失调，左叶明显增大，右叶缩小，肝内密度欠均匀，呈多发小结节状，增强扫描未见明显异常强化；肝内外胆管未见异常扩张；脾大，约相当于 7 个肋单元；胆囊颈部可见类圆形高密度结石影，直径约 1.8cm；脾门及胃底、食管周围可见多个粗大迂曲血管影。

【影像印象】肝硬化，脾大，门脉高压；胆囊结石。

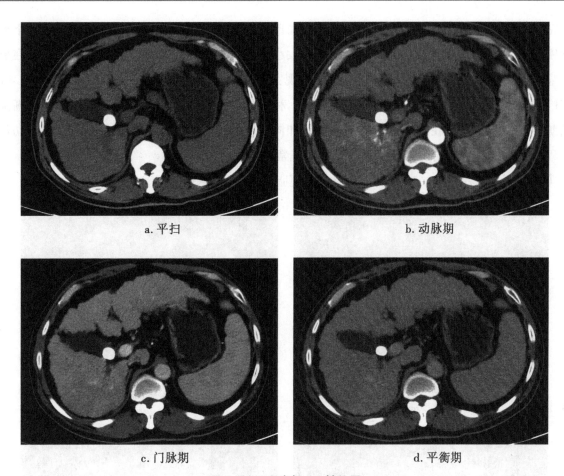

a.平扫   b.动脉期

c.门脉期   d.平衡期

图 7-33　上腹部 CT 轴位图

【病例 2】患者，男，42 岁，慢性乙肝病史，右上腹部隐痛，腹胀伴乏力半年（图 7-34）。

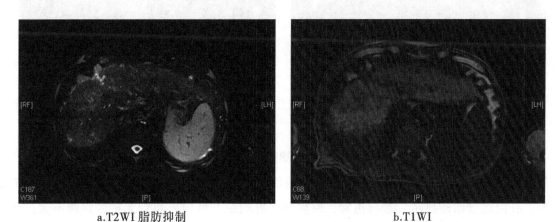

a.T2WI 脂肪抑制   b.T1WI

图 7-34　上腹部 MRI 轴位图

　　【MRI 报告示范】肝脏体积较小，边缘呈波浪状改变，肝各叶比例失调，左叶明显增大，右叶缩小；肝内信号欠均匀，呈多发小结节状，但未见明显局灶性信号异常。脾大约 9 个肋单元，胰腺大小形态正常。腹腔无明显积液，腹膜后未见明显肿大淋巴结。

　　【影像印象】肝硬化、脾大。

（七）脂肪肝

　　【影像诊断要点】CT 表现：平扫显示肝的密度降低，比脾的密度低。弥漫性脂肪浸润表现全肝密度降低，局灶性浸润则表现肝叶或肝段局部密度降低。由于肝的密度降低，衬托之下肝内血管密度相对高而清晰显示，但走向、排列、大小、分支正常，没有受压移位，肝内血管在肝实质内显示低密度区，可与肝癌等鉴别。MRI表现：大部分病例表现正常，少数病例显示T1WI和T2WI呈稍高信号，STIR序列上稍高信号消失；利用化学位移成像的同反相位成像，可清晰显示肝脂肪浸润；脂肪浸润在反相位图像上的信号和同相位相比为低信号。增强扫描弥漫性脂肪浸润强化程度一致，局灶性脂肪浸润强化不及周围正常肝实质。

【病例1】患者，男，37岁，B超检查发现脂肪肝（图7-35）。

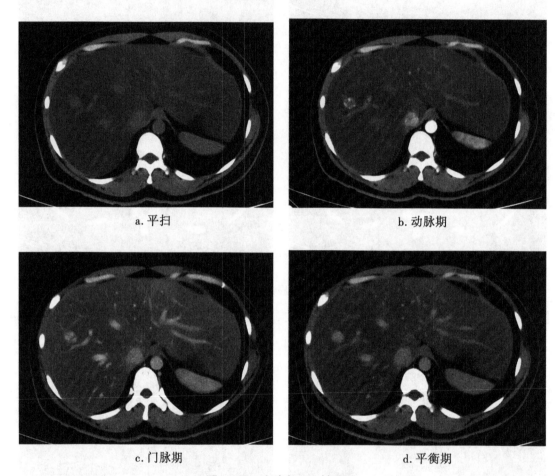

a. 平扫　　　　　　　　　　　　　　　　b. 动脉期

c. 门脉期　　　　　　　　　　　　　　　　d. 平衡期

图 7-35　上腹部 CT 轴位图

【CT报告示范】平扫示全肝密度普遍性减低，CT值为27.8~31.2HU，同层面脾脏CT值为43.6HU，肝内血管清晰显示，走行正常，密度高于肝组织。肝内外胆管无扩张，脾不大，胆囊大小及形态正常，胰腺无异常，腹膜后未见肿大淋巴结。

【影像印象】弥漫性脂肪肝。

【病例2】患者，女，32岁，体检B超发现肝脏局灶性脂肪浸润（图7-36）。

【MRI报告示范】肝脏形态较饱满，以右肝稍明显，右肝内信号欠均匀，T1WI反位像上右肝后叶信号较同相位像明显减低，其内血管及胆管走形均正常，余肝内信号均匀。肝内外胆管无扩张。脾不大，胆囊不大，胰腺大小形态正常。腹膜后未见肿大淋巴结，增强扫描后未见异常强化。

【影像印象】肝右后叶局灶性脂肪肝。

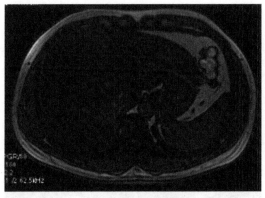
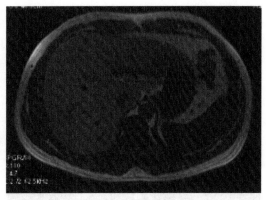

a.T1WI 反相位　　　　　　　　　　b.T1WI 同相位

图 7-36　上腹部 MRI 轴位图

（八）肝脓肿

【影像诊断要点】CT 表现：平扫显示肝实质圆形或类圆形低密度病灶，边界多模糊不清，密度不均匀，中央为脓腔，部分脓肿内出现小气泡或气液平面。急性期脓肿壁外周可出现环状水肿带。增强扫描，脓肿壁呈环形明显强化，脓腔和周围水肿带无强化。低密度的脓腔和环形强化的脓肿壁以及周围的无强化的低密度水肿带构成了所谓"环征"。"环征"和脓肿内的小气泡为肝脓肿的特征性表现。多房脓肿其内有分隔，增强后呈"蜂窝状"改变。MRI 表现：①脓腔在 T1WI 呈圆形、椭圆形或分叶状的低信号区，边缘多锐利；T2WI 呈大片高信号，其中心可见更高信号区，类似于"靶征"。②环绕周围的脓肿壁，在 T1WI 上信号强度高于脓腔而低于肝实质，T2WI 表现为中等信号。③周围肝实质充血和水肿，呈长 T1 低信号长 T2 高信号改变。④ Gd-DTPA 增强扫描动脉期脓腔壁即可有强化，程度较轻，门脉期和延迟期病灶边缘仍有持续强化；多房性脓腔的间隔可增强，呈"蜂窝状"改变；脓肿周围的肝实质因充血可有高灌注异常。

【病例 1】患者，女，43 岁，肝区疼痛，发热，白细胞数升高（图 7-37）。

【CT 报告示范】平扫于右肝后段见一大小约 6.8cm×8.2cm 的椭圆形不均匀低密度影，边缘模糊，增强扫描呈环形强化显示双环征。肝内外胆管无扩张，脾大约 7 个肋单元，胆囊大小及形态正常，胰腺无异常，腹膜后未见肿大淋巴结。

【影像印象】肝右叶脓肿，脾大。

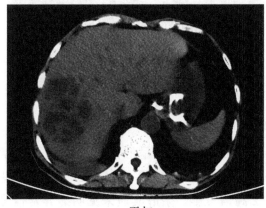
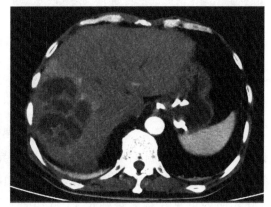

a. 平扫　　　　　　　　　　b. 动脉期

图 7-37　上腹部 CT 轴位图

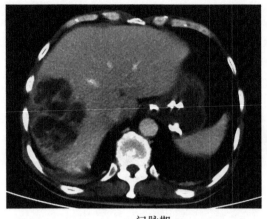
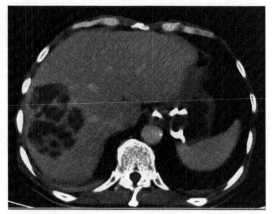

c. 门脉期   d. 平衡期

图 7-37（续）　上腹部 CT 轴位图

【病例 2】患者，男，42 岁，发热伴上腹部疼痛 1 月余（图 7-38）。

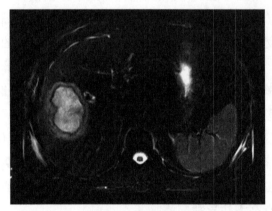
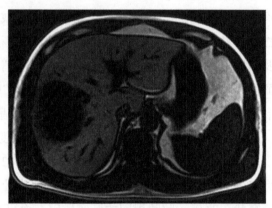

a.T2WI 脂肪抑制   b. 平扫 T1WI

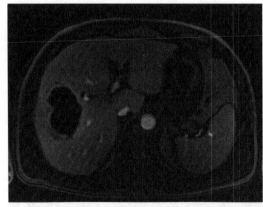
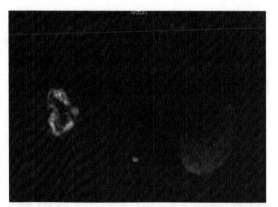

c.T1WI 增强   d .DWI

图 7-38　上腹部 MRI 轴位图

【MRI 报告示范】肝右叶见一巨大类圆形异常信号影，T1WI 呈低信号、T2WI 呈高信号，DWI 图像呈高信号，病灶最大层面大小约为 9.1cm×10.5cm，壁较厚，Gd-DTPA 增强呈花环状强化；肝实质内可见片状欠规则长 T1 低信号长 T2 高信号影。余肝实质未见明显异常信号灶。胆囊不大，脾不大，胰腺大小形态正常，腹膜后未见肿大淋巴结。

【影像印象】右肝脓肿。

（九）局灶性结节增生（FNH）

【影像诊断要点】CT表现：平扫通常表现为等密度或稍低密度肿块，密度均匀，部分病灶可显示中心的低密度瘢痕，多为星芒状、点条状。增强扫描时，动脉期肿块多呈明显强化，门脉期及平衡期强化程度下降，最终呈等或低密度；中央纤维瘢痕早期无强化而呈低密度，随着增强时间的延长，逐渐强化而呈等或高密度。MRI表现：①肿块在T1WI上呈等信号或稍低信号，在T2WI上呈等信号或稍高信号；中心瘢痕T1WI呈低信号，T2WI上呈高信号为其特征。② Gd-DTPA增强早期病灶明显强化，中心瘢痕及纤维分隔无早期强化，增强扫描中晚期大多数病灶为略高信号或等信号，中心瘢痕延迟强化为其特征性表现。

【病例1】患者，女，29岁，腹痛3月余（图7-39）。

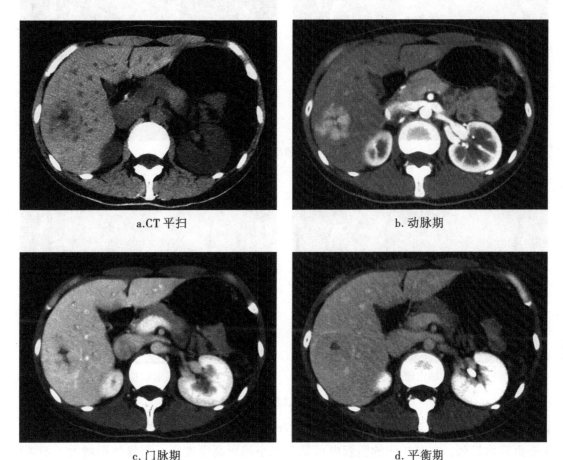

a.CT平扫　　　　　　　　　　　　　b. 动脉期

c. 门脉期　　　　　　　　　　　　　d. 平衡期

图7-39　上腹部CT轴位图

【CT报告示范】扫描示肝右叶S5段见一类圆形病灶，边界欠清晰，最大层面大小约为4.2×3.5cm，平扫呈低密度，密度不均匀，中央见斑片更低密度区；动态增强扫描动脉期病灶大部分即呈明显强化，CT值约为120HU，中央低密度强化不明显，门静脉期病灶呈等密度，强化范围有所扩大，中央低密度呈延迟强化。肝内胆管无扩张，脾不大，胆囊大小及形态正常，胰腺无异常，腹膜后未见肿大淋巴结。

【影像印象】右肝S5段占位：考虑FNH。

七、胆道疾病

（一）胆结石症

【影像诊断要点】CT表现：可见肝内、外胆管或胆囊内单发或多发圆形、多边形或泥沙状的高密度影，其位置可随体位变换而改变，与占位病变不同。胆总管结石可见上部胆管扩张。结石部位的层面，扩张的胆管突然消失，同时见到高密度结石呈"靶征"或"半月征"。MRI 表现：呈现圆形或椭圆形或不规则形 T1WI 和 T2WI 上信号缺损区，有时因结石成分的不同 T1WI 像上可表现为稍高信号；伴胆道梗阻，梗阻以上胆管扩张。MRCP 诊断胆总管结石的准确性及敏感性均较高。

【病例1】 患者，男，34 岁，反复发作的右上腹绞痛，有时伴呕吐（图 7-40）。

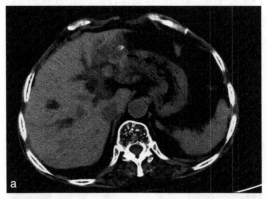
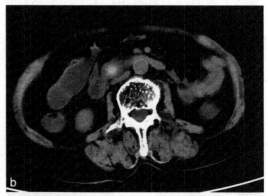

a-b. 轴位平扫

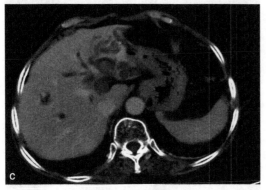
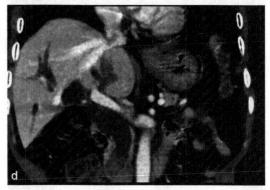

c. 轴位增强　　　　　　　　　　　　　d. 增强冠状位重组

图 7-40　上腹部 CT 图

【CT 报告示范】 胆总管下端见一直径约 17mm 之圆形稍高密度影，增强扫描无强化，其上方肝内外胆管均扩张，左肝扩张的胆管内可见多个小圆形高密度影。胆囊外形增大，胆囊壁无明显增厚。脾不大，胰腺无异常，腹膜后未见肿大淋巴结。

【影像印象】 ①胆总管下端及左肝内胆管结石并肝内外胆管扩张；②胆囊炎。

【病例2】 患者，男，42 岁，上腹部疼痛半年余。B 超提示：胆囊、胆总管多发结石（图 7-41）。

【MRI 报告示范】 胆囊体积增大，囊内见多发石榴籽样 T1WI 稍高信号，T2WI 脂肪抑制低信号影，边界清晰；胆总管扩张，最大层面内径约 13mm，中下段内见多发结节状 T1WI 稍高信号，T2WI 脂肪抑制低信号影。肝内胆管稍扩张；肝脏形态大小未见明显异常，信号均匀。脾脏不大，信号均匀。胰腺及双肾无明显异常。腹膜后未见肿大淋巴结影，无腹水征象。MRCP：胆囊体积明显增大，长径约 12cm，内见多发结节状充盈缺损；胆总管扩张，直径约 13mm，内见多发充盈缺损。肝内胆管稍扩张。

【影像印象】 ①胆总管中下段多发结石；②胆囊多发结石。

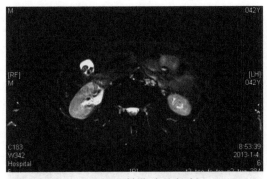
a.T2WI 轴位脂肪抑制

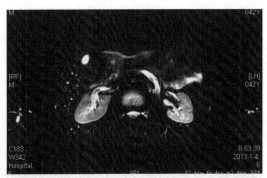
b.T2WI 轴位脂肪抑制

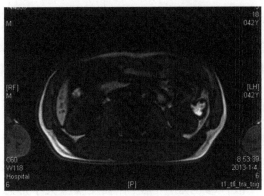
c.T1WI 轴位

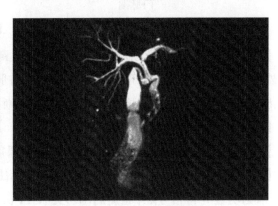
d.MRCP 最大密度投影图

图 7-41　上腹部 MRI 图

（二）胆囊炎

【影像诊断要点】CT 表现：急性胆囊炎的表现为胆囊明显增大，直径 >5cm，胆囊壁弥漫性增厚超过 3mm 并有明显均匀强化，胆囊周围常有环形低密度水肿带或液体潴留。慢性胆囊炎则表现胆囊缩小，胆囊壁增厚，可有钙化，典型改变示"瓷胆囊"征，增强扫描有强化。MRI 表现：①胆囊腔增大，胆囊壁增厚；②胆囊周围常可见长 T1 低信号长 T2 高信号液性渗出灶；胆囊内胆汁含量增高，T1WI 呈低信号，T2WI 为高信号。

【病例 1】患者，男，64 岁，急性发作右上腹持续性疼痛，放射至右肩胛部，Murphy 征阳性（图 7-42）。

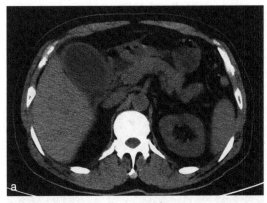
a. 平扫

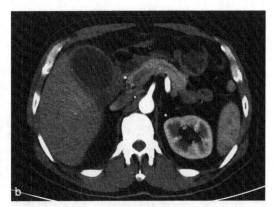
b. 动脉期

图 7-42　上腹部 CT 轴位图

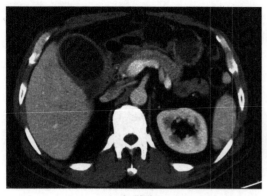
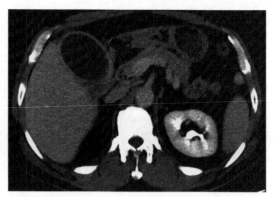

c.门脉期   d.平衡期

图 7-42（续） 上腹部 CT 轴位图

【CT 报告示范】胆囊外形增大，壁稍增厚，胆囊周围见窄环形低密度带，胆囊内未见异常密度影，肝内外胆管均未见异常高密度灶及扩张征象。右肝后缘见一直径约 9mm 之圆形低密度影，增强后无强化。胰腺体积稍缩小，密度尚均匀，边缘清晰，胰管无扩张。脾不大，腹膜后未见肿大淋巴结。

【影像印象】急性胆囊炎；右肝小囊肿。

【病例 2】患者，男，35 岁，突发右上腹部疼痛 1 小时（图 7-43）。

【MRI 报告示范】胆囊形态饱满，胆囊壁增厚，增强扫描后呈轻度环状强化；胆囊内信号尚均匀，未见明显异常信号灶，胆囊周围可见长 T1 长 T2 液性渗出灶。肝脏、脾脏及胰腺大小形态正常，实质内未见明显异常信号灶；腹膜后未见明显肿大淋巴结。

【影像印象】急性胆囊炎。

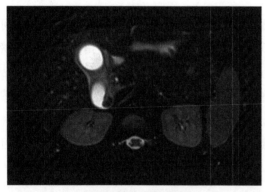
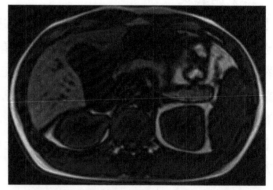

a.T2WI 轴位脂肪抑制   b.T1WI 轴位

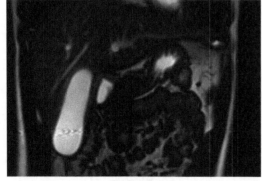
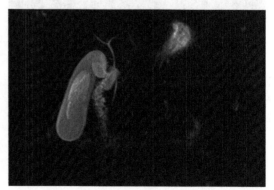

c.T2WI 冠状位   d.MRCP 最大密度投影

图 7-43 上腹部 MRI 图

（三）胆囊癌

【影像诊断要点】CT表现为三种类型。①胆囊壁增厚型：胆囊壁呈不规则或结节状增厚，内壁僵硬不光整，增强可见胆囊壁不均匀强化；②腔内型：胆囊腔单发或多发乳头状肿块，肿块以广基底与胆囊壁相连，基底部胆囊壁增厚，增强可见肿块明显不均匀强化；③肿块型：胆囊腔全部被肿瘤所占据，形成软组织肿块，增强肿瘤及其局部胆囊壁明显强化。同时可见胆管受压、不规则狭窄和上部扩张。MRI表现：①与CT表现相似，表现为胆囊壁不规则增厚，胆囊内可见T1WI呈低信号、T2WI呈稍高信号的实质性肿块；②在T2WI上，肿块周围的肝实质可出现不规则高信号带，提示肿瘤侵犯肝脏；③在MRCP上胆囊腔形态不规则，有充盈缺损；④晚期可见肝门部、十二指肠韧带及胰头部淋巴结肿大。

【病例1】患者，女，67岁，右上腹持续性疼痛，黄疸，消瘦（图7-44）。

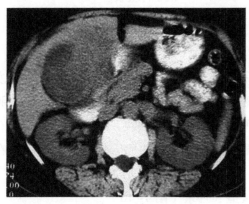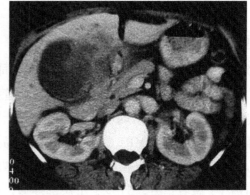

a.平扫　　　　　　　　　　　　　　　　　　b.增强

图 7-44　上腹部 CT 轴位图

【CT报告示范】胆囊外形增大，内侧可见不规则软组织肿块影，与周围肝实质分界不清，增强后肿块呈不均匀强化，门静脉等血管未见充盈缺损。肝内外胆管无扩张。脾不大，胰腺无异常，腹膜后未见肿大淋巴结。

【影像印象】胆囊癌。

【病例2】患者，女，62岁，右上腹持续性疼痛伴黄疸、消瘦2月余（图7-45）。

【MRI报告示范】胆囊体积增大，囊内信号不均匀，可见多发结节状T1稍高信号、T2低信号影填充；胆囊壁明显不均匀增厚，局部形成不规则软组织肿块突入胆囊腔内，T1WI为稍低信号，T2WI为稍高信号，信号欠均匀；Gd-DTPA增强扫描可见不均匀强化。

【影像印象】胆囊癌；胆囊内多发结石。

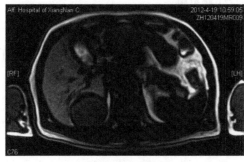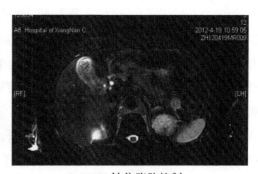

a.T1WI 轴位　　　　　　　　　　　　　　b.T2WI 轴位脂肪抑制

图 7-45　上腹部 MRI 图

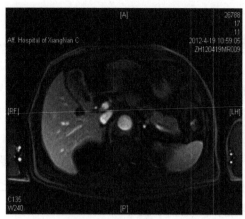
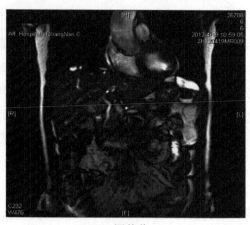

c.T1WI 轴位增强　　　　　　　　　　　　　d.T2WI 冠状位

图 7-45（续）　　上腹部 MRI 图

（四）胆管癌

【影像诊断要点】 CT 表现：肝内外胆管不同程度扩张，一般扩张都比较明显。肿瘤发生于上段胆管，可见肝门部软组织肿块；中、下段胆管癌可见胆囊增大和胆总管扩张，扩张的胆管于肿瘤部位突然变小或中断，末端可见局部胆管壁增厚或形成软组织肿块，增强明显强化。有时可有肝门部等处淋巴结转移。MRI 表现：①比较容易显示胆管癌引起的胆管扩张；② MRCP 在显示胆管扩张的同时，可见扩张末端的肿瘤表现为 T1WI 低信号、T2WI 不均匀高信号的肿块。

【病例1】 患者，男，67 岁，上腹部疼痛，黄疸 3 月余（图 7-46）。

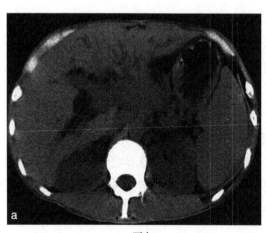
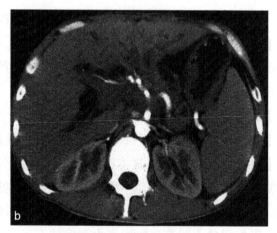

a.平扫　　　　　　　　　　　　　　　　　b.增强

图 7-46　上腹部 CT 轴位图

【CT 报告示范】 肝门区见不规则软组织肿块影，肝内胆管扩张，肝门及腹膜后见多个结节灶。增强扫描门静脉及分支未见显示。脾大约 8 个肋单元。胰、肾未见异常密度影。无腹水征。

【影像印象】 胆管癌并肝门及腹膜后淋巴结转移及门静脉瘤栓形成。

【病例2】 患者，男，96 岁，腹胀 3 月余，加重伴尿色加深 1 个月（图 7-47）。

【MRI 报告示范】 肝脏形态大小尚正常，肝内可见多发大小不等类圆形异常信号，T1 呈等低信号，T2 呈高信号，边界欠清晰，最大者位于于肝右叶，直径约 20mm。肝周、脾周可见少量弧形液性信号。MRCP 示肝内外胆管明显扩张，以肝门区及胆总管明显，至壶腹部突然中断，似见等信号软组织影，边缘不规整，胰管轻度扩张。

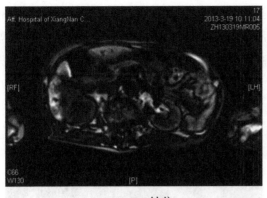

a.T1WI 轴位

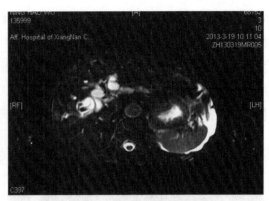

b.T2WI 轴位脂肪抑制

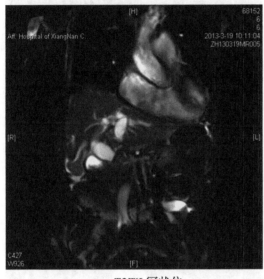

c.T2WI 冠状位

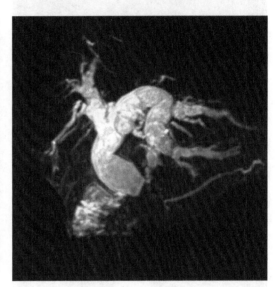

d.MRCP 最大密度投影图

图 7-47 上腹部 MRI 图

【影像印象】①胆总管下段癌伴梗阻性胆管扩张；②肝内多发转移灶；③少量腹水。

八、胰腺疾病

（一）胰腺炎

【影像诊断要点】CT 表现：急性胰腺炎典型表现是胰腺局部或弥漫性肿大，密度稍减低，胰腺周围常有炎性渗出，导致胰腺边缘不清及胰腺轮廓模糊，邻近肾前筋膜增厚。水肿型胰腺炎病变程度较轻，而坏死出血性胰腺炎者胰腺明显肿大，上述改变更显著，胰腺密度不均。坏死呈低密度区而出血呈高密度，增强扫描坏死区无强化。胰腺假性囊肿形成时，可见边界清晰的囊状低密度区。慢性胰腺炎表现为胰腺局部增大或萎缩，胰管不同程度扩张，胰腺钙化形成，钙化呈斑点状致密影，沿胰管分布。MRI 表现：①急性胰腺炎改变导致胰腺肿大、外形不规则，T1WI 呈低信号，T2WI 呈高信号；②胰腺边缘模糊不清，胰腺炎产生的胰腺内、外积液，在 T1WI 上呈低信号、在 T2WI 上呈高信号；③合并亚急性出血时，因含铁血黄素的沉积，T1WI 和 T2WI 均可表现为高信号。

【病例 1】患者，男，50 岁，上腹部剧痛，放射至胸背部，腹膜炎体征。血淀粉酶升高（图 7-48）。

【CT 报告示范】胰腺体积增大，密度弥漫性减低，增强扫描强化欠均匀，胰尾部呈相低强化，胰腺周围脂肪间隙模糊，可见液性渗出。左侧肾前筋膜增厚。肝脏大小形态尚可，肝实质密度弥漫性减低，CT值约为39HU，肝内、外胆管无扩张。胆囊大小形态尚可，腔内未见明显异常密度影，壁未见明显增厚。主胰管未见扩张。增强扫描脾脏边缘可见楔形稍低密度区，脾动脉边缘毛糙。未见明显肿大淋巴结影。

【影像印象】 ①考虑急性胰腺炎；②脂肪肝。

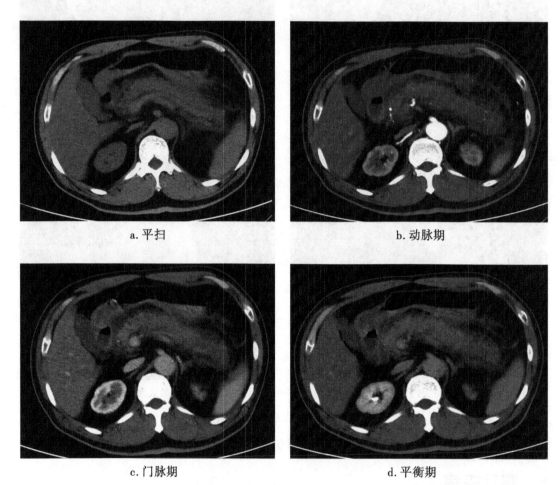

a.平扫　　　　　　　　　　　　　　　b.动脉期

c.门脉期　　　　　　　　　　　　　　d.平衡期

图 7-48　上腹部 CT 轴位图

【病例2】 患者，女，76岁，反复上腹部疼痛半年余，加重3天（图7-49）。

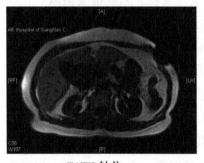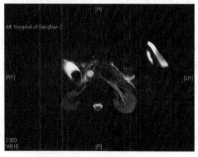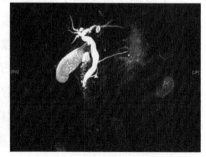

a.T1WI 轴位　　　　　b.T2WI 轴位脂肪抑制　　　　　c.MRCP 最大密度投影

图 7-49　上腹部 MRI 图

【MRI报告示范】 胰腺体积增大，以胰体、尾部为著；胰腺信号尚均匀，周围脂肪间隙内可见片状长T1长T2液性渗出信号影，边界不清晰。左侧肾前筋膜增厚。胆囊体积增大，壁增厚，于胆囊颈部见一类圆形 T1WI 等、低信号，T2WI 脂肪抑制低信号影，边界清晰，大小约 20mm×30mm。肝脏形态大小未见异常，脾脏不大，信号均匀；腹膜后无肿大淋巴结影。MRCP：胆囊体积增大，壁增厚，胆囊颈可见一类圆形充盈缺损，大小约 20mm×30mm。

【影像印象】①急性胰腺炎；②胆囊结石并胆囊炎。

（二）胰腺癌

【影像诊断要点】胰腺癌发生于胰头部最多。CT 表现：肿块的密度常与胰腺的密度相等或略低。较大的肿块可引起胰腺局部增大。如病灶内出现坏死、液化则形成低密度区。由于胰腺癌是少血管性肿块，增强扫描时肿块强化不明显，呈相对低密度。胰管、胆管扩张可形成"双管征"，此为胰头癌的常见征象。MRI 表现：①40 岁以上多见，胰头、颈癌常见，80% 以上的胰头癌侵犯胆总管，引起梗阻性黄疸，胰管、胆总管均扩张，可见"双管征"。②肿块形态不规则，边界欠清晰，T1WI 呈低信号或等信号。③由于肿瘤出血、坏死、液化，T2WI 混杂不均匀的信号，肿瘤性囊腔为不规则高信号；增强扫描实性肿块增强不明显。④肿瘤发展可侵犯或包绕周围血管、脂肪组织及腹膜；血管内可有瘤栓形成；晚期可出现腹水。

【病例 1】患者，男，52 岁，腹部胀痛不适，体重减轻（图 7-50）。

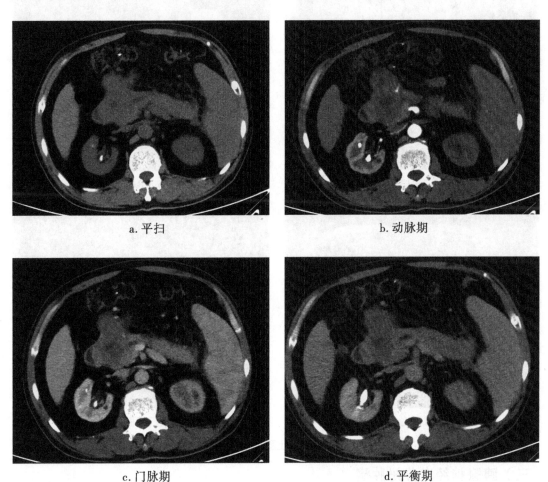

a. 平扫　　　　　　　　　　　　b. 动脉期

c. 门脉期　　　　　　　　　　　　d. 平衡期

图 7-50　上腹部 CT 轴位图

【CT 报告示范】胰头部可见分叶状稍低密度肿块，大小约 8.7cm×6.0cm，其内密度不均匀，可见斑片状更低密度坏死区，肿块边界与正常胰腺组织分界欠清晰，其远端胰管扩张，增强扫描肿块呈不均匀强化，强化程度低于周围正常胰腺组织。肝实质未见异常密度灶。增强扫描后门静脉等未见重影缺损。脾不大，腹膜后未见明显肿大淋巴结，无腹水征。

【影像印象】考虑胰头癌。

【病例2】患者，男，37岁，腹部胀痛不适1月余，伴黄疸和腰背部疼痛（图7-51）。

【MRI报告示范】胰腺体积不规则增大，以胰头部明显，T1WI呈等信号，T2WI呈略高信号，信号欠均匀，病灶与周围正常胰腺组织分界欠清晰；Gd-DTPA增强扫描病灶强化程度低于正常胰腺组织。胰管及肝内外胆管扩张。肝脏、胆囊及脾脏大小、形态正常，实质内未见明显异常信号灶。腹腔无明显积液，腹膜后未见明显肿大淋巴结。MRCP示：肝内外胆管、胰管扩张，并于胰头处截断。

【影像印象】胰头癌伴梗阻性胆管扩大。

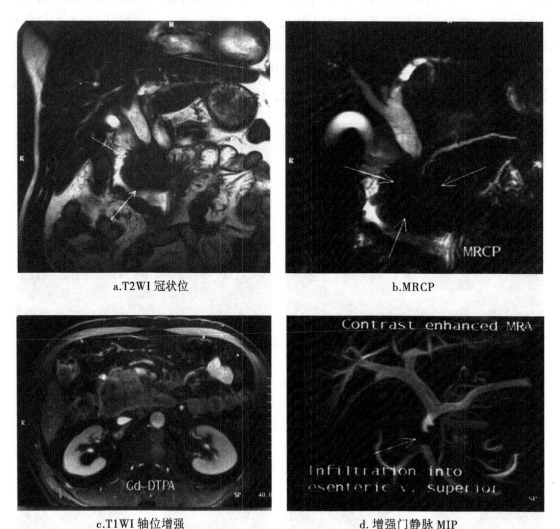

a.T2WI 冠状位   b.MRCP

c.T1WI 轴位增强   d. 增强门静脉 MIP

图 7-51　上腹部 MRI 图

（三）胰腺神经内分泌肿瘤

【影像诊断要点】CT表现：功能性神经内分泌肿瘤通常较小，密度类似正常胰腺；非功能性神经内分泌肿瘤通常较大，肿块密度可不均匀，可出现液化坏死，多发生在胰体、尾部；增强扫描，大多数神经内分泌肿瘤或癌都是富血供的，因而肿瘤动脉期强化十分明显，高于周围正常胰腺组织,并且强化持续时间较长,至门脉期强化仍然较明显。MRI 表现:胰腺神经内分泌肿瘤多为圆形、卵圆形,边界清晰,T1WI 呈低信号,T2WI 呈高信号;恶性神经内分泌肿瘤最常见转移到肝脏,增强检查呈富血供肿瘤表现。

【病例 1】患者,女,16 岁,腹痛 2 个月(图 7-52)。

【CT 报告示范】胰尾部见类圆形软组织密度影,边界清晰,大小约 4.2cm×3.7cm,其内密度欠均匀,CT 值为 31~35HU;增强扫描动脉期呈明显不均匀强化,门脉期及延迟期呈持续强化。胰腺体尾部受压向内、下移位,病变与左上腹部分肠管结构关系密切。肝脏、胆囊、胰腺、脾脏形态及密度未见明显异常,增强扫描无明显异常强化。腹膜后无明显肿大淋巴结影,无明显腹腔积液征。

【影像印象】胰尾部富血供占位:考虑神经内分泌肿瘤。

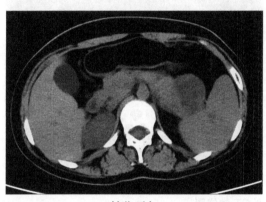

a. 轴位平扫

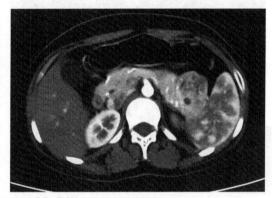

b. 动脉期

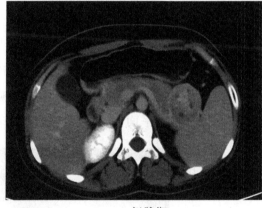

c. 门脉期

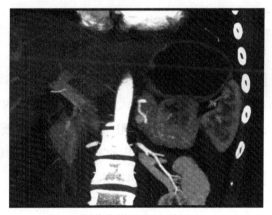

d. 冠状位增强 MIP 重组

图 7-52 上腹部 CT 图

【病例 2】患者,女,47 岁,发现胰腺肝脏占位 1 月余(图 7-53)。

【CT 报告示范】胰腺颈部见分叶状肿块影,密度不均匀,边界欠清晰,大小约 58mm×42mm;增强扫描呈明显不均匀强化,主胰管受压稍扩张,胆总管受压稍右移。肝实质内见多发小圆形低密度影,增强扫描动脉期明显强化,门脉期强化程度减低,较大者约 12mm×8mm,边界清晰。胆囊呈术后缺如,胆囊窝见多个高密度银夹影。脾脏体积不大,密度未见异常,增强扫描未见明显异常强化。双肾显示尚可。腹膜后无明显增大淋巴结影,未见腹水征。

【影像印象】考虑胰腺恶性神经内分泌肿瘤,并肝内多发转移灶。

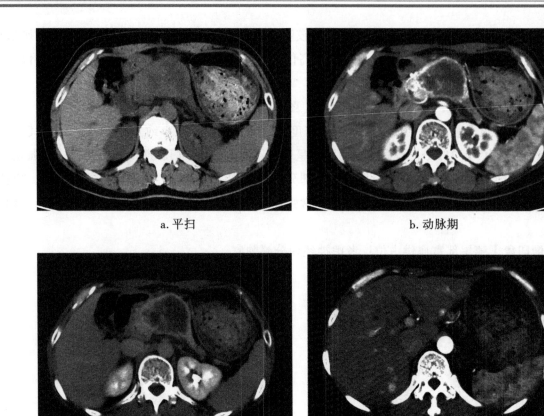

a. 平扫　　　　　　　　　　　　　　b. 动脉期

c. 平衡期　　　　　　　　　　　　　d. 动脉期

图 7-53　上腹部 CT 轴位图

九、急腹症

（一）肠梗阻

【影像诊断要点】肠梗阻诊断的首选检查方法为 X 线平片，肠梗阻可产生一系列梗阻征象及病因性征象，如肠曲胀气扩大、肠内高低不等的气液平面、肠曲活动受限等。结合临床表现，通过 X 线平片不仅可以明确梗阻与否，且可诊断梗阻的类型，梗阻的平面以及梗阻是否完全抑或不完全，对确定形成梗阻的病因也有一定的确定价值。

【病例 1】患者，男，41 岁，腹痛、腹胀，呕吐，停止排气（图 7-54）。

【X 线报告示范】站立位腹部平片于中上腹部见多段肠管充气扩张呈"拱形"，肠管壁呈"弹簧状"，肠腔内见多个液平面呈阶梯状排列。未见假肿瘤征、咖啡豆征、空回肠换位征等。

【影像印象】单纯性小肠梗阻。

【病例 2】患者，男，26 岁，腹痛、腹胀伴肛门排气排便减少 20 小时（图 7-55）。

【CT 报告示范】肠管多段小肠扩张积气积液，以空肠扩张明显，盆腔内肠壁似增厚，界限不清。肝形态大小、实质密度未见明显异常，肝内外胆管无扩张。胆囊不大，内无阳性结

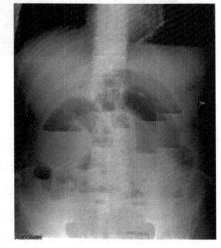

图 7-54　腹部立位片

石影。胰腺形态密度可，主胰管无扩张。脾不大。双肾无明显积水及囊肿征，双输尿管行程区亦无明显异常。腹膜后无肿大淋巴结。膀胱及前列腺无异常，盆腔内无积液征。

【影像印象】提示小肠梗阻。

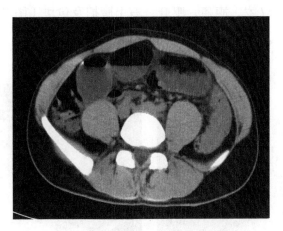

图 7-55 腹部 CT 轴位平扫图

（二）胃肠穿孔

【影像诊断要点】胃肠穿孔以胃、十二指肠溃疡穿孔最常见。站立位腹部平片显示膈下新月形游离气体。CT 主要用于检查穿孔后的并发症。

【病例1】患者，男，42岁，突发上腹剧痛，腹膜刺激征阳性，有胃溃疡病史（图 7-56）。

【X 线报告示范】站立位腹部 X 线平片于右侧膈下见长弧形低密度影，左膈下也见新月形低密度影。余无异常改变。

【影像印象】胃穿孔。

【病例2】患者，男，30岁，反复中上腹痛10天，加重伴脐周疼痛2小时（图 7-57）。

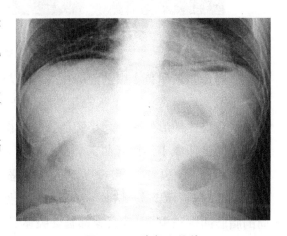

图 7-56 腹部立位片

【CT 报告示范】双侧腹腔高处可见气体影。肝形态大小、实质密度未见明显异常，肝内外胆管无扩张。胆囊不大，内无阳性结石影。胰腺形态密度可，主胰管无扩张。脾不大。双肾无明显积水及囊肿征，双输尿管行程区、膀胱亦无明显异常。腹部胃肠道无明显梗阻扩张及气液平征；右侧结肠旁沟可见少量积液，肠系膜密度增高、边缘模糊。腹膜后无肿大淋巴结，盆腔可见少量积液。

【影像印象】①腹腔积气：提示消化道穿孔；②腹腔少量积液。

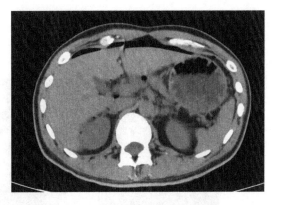

图 7-57 腹部 CT 轴位平扫图

（三）肠套叠

【影像诊断要点】用气钡灌肠检查进行诊断与治疗。气钡灌肠检查时，套叠头部在钡剂对比下显示为杯口状充盈缺损，钡剂排出后附着于黏膜皱襞显示为弹簧状。CT 检查：图像断面与套入肠管垂直时，肠套叠呈"靶环状"表现的肿块，各层密度高低相间；图像断面与套入肠管平行时，肠套叠呈高低密度相间的香肠状肿块；典型表现为"三层肠壁征"。

【**病例 1**】患者，男，47 岁，腹痛，呕吐，右上腹扪及包块（图 7-58）。

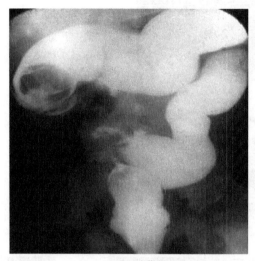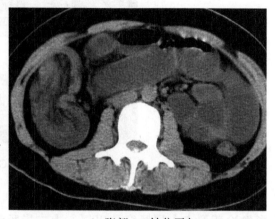

a. 钡剂灌肠　　　　　　　　　　　　b. 腹部 CT 轴位平扫

图 7-58　大肠钡剂灌肠及腹部 CT 平扫图

【**影像报告示范**】钡剂灌肠检查：钡剂至结肠肝曲部前行受阻，头部显示为杯口状充盈缺损，侧位显示为短弹簧状。CT 平扫于结肠近肝曲段可见结 - 结肠套叠，病变区肠管扩张，肠壁增厚成分层状，整体外形呈肾形。小肠部分肠管积液并可见短气液面。余无异常改变。

【**影像印象**】结肠肝曲部套叠。

【**病例 2**】患者，男，2 岁，腹痛伴恶心、呕吐 6 小时（图 7-59）。

【**CT 报告示范**】升结肠 - 结肠肝区可见套叠的肠管影，呈同心圆状，套叠的肠管壁增厚、水肿，周围脂肪间隙稍模糊，其余腹部肠管腔显示尚可，未见明显扩张积气及气液平面。余未见明显异常。

【**影像印象**】升结肠 - 结肠肝区肠管壁改变：考虑肠套叠。

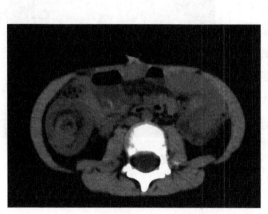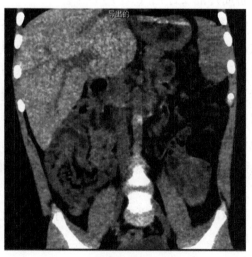

a. 轴位平扫　　　　　　　　　　　　b. 冠状位重组

图 7-59　腹部 CT 图

（四）肠系膜血管病变

【影像诊断要点】CT 表现：肠系膜血管病变指小肠或结肠因供血不足而发生的缺血性损害；主要包括肠系膜上动脉栓塞、肠系膜上动脉血栓形成和肠系膜上静脉血栓形成。CTA 可见病变血管区无强化或管腔内局限性充盈缺损；可合并肠管扩张、积液，发生急性小肠坏死时，肠壁可见积气。

【病例】患者，男，81 岁，反复腹胀 1 年余，再发 10 小时入院（图 7-60）。

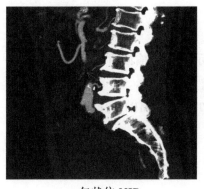
a. 矢状位 MIP

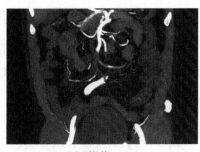
b. 冠状位 MIP

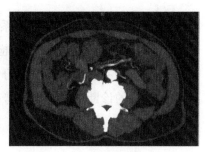
c. 轴位 MIP

图 7-60　腹部 CTA 图

【CT 报告示范】腹主动脉 CTA 示：肠系膜上动脉部分分支内可见充盈缺损，显示欠佳，肠系膜上动脉主干显示尚可，其余腹主动脉主要分支显示尚可，部分血管管壁增厚、毛糙，并可见点片状钙化，其中肠系膜下动脉起始部似管腔变窄，部分分支显示欠佳。

【影像印象】①肠系膜上动脉栓塞，肠系膜下动脉多处变窄；②腹主动脉多发钙化。

第八章　泌尿生殖系统和腹膜后间隙

腹部平片可用于显示泌尿系阳性结石；肾排泄性造影既可显示肾盂、输尿管的解剖学形态，又可判断肾排泄功能，故 X 线检查仍是泌尿系统疾病的常用检查方法之一。CT 已广泛应用于泌尿生殖系统检查，且效果远优于常规 X 线。肾上腺疾病应首选 CT 检查。MRI 检查对男、女性生殖系统疾病的诊断具有明显优势。

第一节　检查技术

一、X 线检查

（一）静脉尿路造影

静脉尿路造影又称静脉肾盂造影，是由静脉注入造影剂，经肾脏排泄至尿路使其显影的一种检查方法。优点是简便易行，患者痛苦少，显示尿路器质性改变的同时，亦能观察肾功能变化，临床应用较广。缺点为肾功能严重损害时，尿路显影不良。

【适应证】①尿路梗阻、积水、结石、慢性炎症、结核、肿瘤及囊肿等；②泌尿系统先天变异；③原因不明的血尿及脓尿；④腹膜后肿瘤的鉴别诊断。

【禁忌证】①碘过敏及甲状腺功能亢进者；②肾功能严重损害者；③急性尿路感染者；④严重的心血管疾病及肝功能不良者。

【造影剂】常用 60％泛影葡胺。成人一般体重用量为 20ml。

【造影前准备】①造影前 3 天吃少渣食物，造影前 2 天每晚服泻药 1 次；②造影前 1 天禁服高原子序数药物；③造影前 12 小时禁食或控制饮水；④造影前 1~2 小时清洁灌肠；⑤做碘过敏试验；⑥备好压迫输尿管用的棉垫、纱布卷等；⑦因造影时间较长，造影前向患者说明检查过程，取得患者的合作。

【造影方法】患者仰卧摄影台上，将 2 个长圆形棉垫以倒"八"字形置于脐下两侧（相当于骶骨岬旁输尿管经过处）。棉垫之上放血压表气囊，并用多头腹带与腹部一起夹紧，然后由静脉注入造影剂。在注药过程中，注入 1~2ml 后减慢速度，观察 2~3 分钟，如无反应即将造影剂在 2~3 分钟内注完。注射造影剂中若有反应，应立即停止注药，给予适当处理。若反应轻微，等症状缓解后仍可继续进行造影。造影剂注射结束后，给血压计气囊注气，压力为 9.3~10.7kPa，压迫输尿管，阻止造影剂进入膀胱，以利肾盂充盈。造影剂注射结束后 7 分钟、15 分钟、30 分钟，各拍摄肾区片 1 张。肾盂、肾盏充盈良好时，解除腹带拍摄全尿路片。若 30 分钟肾盂显影淡或不显影，膀胱内又无造影剂，应解除腹带，延长时间至 1~2 小时重拍摄肾区片。

【摄影技术】静脉尿路造影多拍摄肾区的前后位片，观察肾盂、肾盏内造影剂充盈情况。拍摄照片时患者取仰卧位，身体正中面对准台面中线且与台面垂直，双臂横置于滤线器托盘上。中心对准胸骨剑突至脐部连线的中点。X线中心线经第2腰椎体垂直射入胶片。曝光时，患者呼气后屏气。

【照片显示】静脉尿路造影时，肾盂、肾盏在注射造影剂后7分钟所拍摄的影像较淡，在注射造影后15分钟拍摄的影像较清晰。肾盂形状变异较多，一般是喇叭状，边缘清晰，向外分出肾大盏和肾小盏，肾小盏顶端凹陷呈杯口状。全尿路片可见条状的输尿管影及膀胱内有造影剂影。两侧肾盂、肾盏密度相等。

（二）逆行肾盂造影

逆行肾盂造影是将输尿管导管借助膀胱镜插入输尿管内，由导管注入造影剂充盈肾盂、肾盏以显示其形态的一种检查方法。优点是充盈满意，显影清晰，不受肾功能损害影响，利于器质性病变的诊断；缺点为操作复杂，患者痛苦较大，不能观察肾功能等。目前逆行肾盂造影主要作为静脉尿路造影的一种辅助检查。

【适应证】①与静脉尿路造影的应用范围大致相同，常用于静脉尿路造影显影不良而不能明确诊断者，如严重的肾结核、肾盂积水及先天性多囊肾等；②输尿管疾病；③邻近肾与输尿管的病变。

【禁忌证】①尿道狭窄及下尿路感染；②严重膀胱病变禁做膀胱镜检查者；③心血管及全身性严重疾病等。

【造影剂】常使用泛影葡胺等有机碘制剂，浓度为20%~30%，用量每侧每次5~10ml。

【造影前准备】一般准备同静脉尿路造影，但不必禁水和做碘过敏试验。有关膀胱镜检查的准备工作，由泌尿科进行。

【造影方法】通常插入膀胱镜及放置输尿管导管，由临床医生在手术室进行，然后到放射科进行摄影。插入输尿管导管后，患者仰卧摄影台上，脊柱对准台面中线，先摄取腹部平片以观察导管位置，导管顶端位于肾盂和输尿管交界处为宜。然后由双侧输尿管导管同时同速注射造影剂。注射造影剂时压力不宜过高，速度不应太快，注射造影剂的量以患者肾区有胀感为止，一般为5~10ml。注射造影剂后立即拍摄肾区片，根据显影情况决定是否再次注射造影剂摄影或拍摄其他体位片。照片满足诊断要求后，抽出导管，终止检查。欲观察输尿管情况时，应将导管顶端抽至输尿管下端，注射少量造影剂后拍摄腹部片。

【摄影技术】常规拍摄仰卧前后位片，有时加拍摄侧位、斜位、头高位或头低位片。

【照片显示】由于造影剂浓度高，肾盂、肾盏与周围组织对比良好，影像清晰，逆行肾盂造影优于静脉尿路造影。

二、CT检查

参考腹部CT检查。

三、MRI检查

泌尿系统MRI检查时患者采用仰卧位，使用相控线圈或体线圈，以前者为佳。膀胱也可使用直肠腔内表面线圈。扫描时使用呼吸补偿或呼吸门控技术，患者平静呼吸即可；使用快速自旋回波成像扫描时，患者需要深呼气后屏气。

（一）肾脏、输尿管、膀胱 MRI 检查

肾脏、输尿管 MRI 检查常用的位置有轴面自旋回波 T1WI，快速自旋回波 T2WI 及 T2WI 脂肪抑制，有时辅以矢状面和冠状面 T2WI。膀胱 MRI 检查常用的位置有矢状面、轴面自旋回波 T1WI，快速自旋回波 T2WI 及 T2WI 脂肪抑制，有时辅以冠状面 T2WI。根据情况，肾脏、输尿管、膀胱 MRI 检查还可应用梯度回波序列（GRE）及质子加权序列（PDWI）成像。各种序列均结合空间预饱和技术。

增强扫描时，静脉注入 Gd-DTPA，剂量为 0.05~0.1ml/kg。注射对比剂后扫描常用自旋回波 T1WI 序列或快速梯度回波序列成像。肾脏动态增强扫描主要用于了解肾实质病变的血流供应情况和肾脏分泌功能，可设计单层或多层动态扫描，观察兴趣区（ROI）在不同期相（如动脉期、静脉期、髓质期或实质期、分泌期）对比剂信号强度的变化。

（二）肾上腺 MRI 检查

肾上腺 MRI 检查先用快速自旋回波 T2WI 行上腹部冠状面扫描，然后行常规序列轴面 T1WI 和 T2WI 扫描，酌情辅以矢状面 T2WI，以更好显示病变起源和周围结构的关系。一般层厚 3~5mm，间隔 1mm。肾上腺病变 MRI 增强检查时，对比剂用法和扫描序列大致同肾脏检查，但层厚较薄。

在 T2WI 脂肪抑制上，肾上腺呈高信号，周围脂肪信号被抑制为低信号。对比观察梯度回波序列的同相位和反相位图像，有助于确定病变内部是否含有相当比例脂质，对肾上腺腺瘤的诊断有提示意义。

（三）肾动脉 MRA

肾动脉 MRA 目前有时间飞跃法、相位对比法和对比增强 MRA 三种方法。时间飞跃法主要利用血液的流动增强效应，未被饱和的血流流入已经被饱和的静态组织区，二者产生对比，流动的血流呈高信号，静态组织为低信号。相位对比法利用血流与周围静态组织的相位差别效应，血流呈高信号。对比增强 MRA 需要通过静脉注射 Gd-DTPA，使得血流与周围静态组织产生良好的对比。

（四）磁共振尿路成像（MRU）

MRU 为无创检查方法，可多角度显示尿路解剖形态以及病变部位和特性，尤其在显示有无尿路梗阻、明确梗阻水平方面，优势更明显。单次激发二维 MRU 序列：闭气采集，冠状面显示双侧尿路，多角度斜冠状面及矢状面显示单侧尿路。三维 MRU 成像时，扫描范围应包括双肾上极至耻骨联合。一般进行冠状面扫描，使用快速自旋回波重 T2 序列，结合脂肪抑制技术及呼吸门控技术。该扫描序列突出显示尿路中水信号或尿液信号，尿液周围的软组织信号则被抑制。将采集到的原始图像进行后处理，采用最大信号强度投影技术三维重组，多角度旋转，即得到立体 MRU 图像。

（五）前列腺、精囊病变

患者在检查前列腺、精囊病变之前膀胱应适当充盈，并除去身上的金属异物。患者取仰卧位，平静呼吸，应用体线圈、盆腔相控阵线圈或直肠内线圈检查，联合应用直肠内、外相控阵线圈可明显提高图像质量。常规用 T1WI 轴面和 T2WI 轴面、冠状面和矢状面成像。

前列腺 MRS 是利用不同化合物中氢质子具有不同的共振频率，以检测正常组织和病变的代谢产物，从而进行疾病的诊断方法。

前列腺 DWI 是检测活体组织中水分子扩散运动的最理想的方法，DWI 有助于前列腺癌的诊断、分期、鉴别诊断及疗效评价。多数前列腺癌病灶在高 b 值 DWI 上呈高信号，平均 ADC 值低于前列腺炎。

（六）女性盆腔

1. **盆腔大视野冠状面 T2WI**　首先应通过快速扫描序列获得一个大视野（FOV）的冠状面 T2WI，用以预览或大体评估盆腔脏器的解剖结构，并筛查肾脏与输尿管有无先天性异常和积水。扫描序列可采用快速梯度回波（GRE），如 FIESEA 序列，一次屏气完成扫描。

2. **盆腔轴面、矢状面 T1WI 和 T2WI**　在冠状面 T2WI 的基础上，可设计盆腔轴面和 / 或矢状面 FSE T1WI 和 T2WI 扫描，分别显示盆腔轴面和矢状面解剖。层厚 5~8mm，自由呼吸状态下完成扫描。T2WI 能提供盆腔器官的多种解剖和病变信息，如子宫和宫颈的带状解剖、卵巢内卵泡的大小和分布、盆腔积液等。

3. **子宫体和宫颈的长轴（矢状面、冠状面）及短轴面图像**　当可疑宫体与宫颈病变时，应有针对性地设计和采集宫体或宫颈的长轴与短轴面图像。具体方案如下：先根据宫体和宫颈的倾斜角度设计倾斜矢状面 T2WI，使扫描层面平行于子宫内膜或子宫颈管方向，获得对应的长轴矢状面 T2WI。由此（倾斜）矢状面 T2WI，再设计平行和垂直于子宫内膜或子宫颈管的（倾斜）冠状面和轴面 T2WI 扫描，分别获得对应的宫体（子宫内膜）或宫颈（子宫颈管）的长轴冠状面和短轴面的图像。根据宫体或宫颈的具体病变部位设计合适的扫描层面，选用合理的脉冲序列，是 MRI 检查和诊断子宫内膜病变和宫颈病变的基本要求。为提高空间分辨率，可采用小 FOV（20~40cm）和薄层（层厚 5~6mm）T2WI 扫描，以清晰显示宫体、宫颈、卵巢以及阴道的精细结构。

合适的子宫长轴冠状面或倾斜冠状面 T2WI 是清晰显示子宫发育异常的关键，该扫描层面还经常被用以评价宫内胎儿解剖和发育状况。为了尽可能减轻胎儿运动对成像质量的影响，获得清晰图像，观察胎儿解剖时一般采用超快速扫描序列（包括 SSFSE，RARE，HASTE）以及 T2 加权稳态自由进动梯度回波序列（包括 true FISP，FIESTA）。

第二节　正常表现

一、正常 X 线表现

（一）腹部平片

腹部平片在前后位片上，于脊柱两侧常能显示密度略高的肾影，边缘光滑，长径 12~13cm，宽径 5~6cm。肾影的长轴自内上斜向外下，其与脊柱在下方形成的角度称为肾脊角，正常为 15°~25°。侧位片上，肾影与腰椎重叠，不易分辨。正常输尿管不能显示（图 8-1）。

（二）尿路造影

尿路造影主要用于观察肾盏、肾盂和输尿管（图 8-2）。正常排泄性尿路造影时，注药后 1~2 分钟，肾实质显影，密度均匀；2~3 分钟后，肾盏和肾盂开始显影；15~30 分钟时，肾盏和肾盂显影最浓。肾盏包括肾小盏和肾大盏。肾小盏分为体部和穹窿部：①体部又称漏斗部，是与肾大盏相连的短管；②管的远端即为穹窿部，其顶端因肾乳头的突入而形成杯口状凹陷，杯口的两侧缘是尖锐的小盏穹窿。肾大盏边缘光整，呈长管状，分为三部分：①顶端或尖部，与数个肾小盏相连；②峡部或颈部，为长管状部分；③基底部，与肾盏相连。正常肾大、小盏的形态有很大差异，可短粗或细长，数目亦常不相同，两侧也多不对称。肾盂略呈三角形，上缘隆凸，下缘微凹，边缘光整。正常肾盂形态亦有很大变异，常呈喇叭状，少数呈分支型或壶腹型。

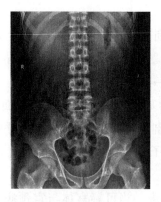 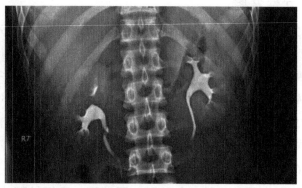

图 8-1　腹部平片　　　　　　　　　　图 8-2　IVP7 分钟片

正常输尿管在除去压迫带后显影（图 8-3），全程约 25cm，上端与肾盂相连，在腹膜后沿脊柱旁向前下行，入盆腔后在骶髂关节内侧走行，越过骶骨水平后再弯向外，最后斜行入膀胱。输尿管有三个生理狭窄，即输尿管与肾盂相连处、输尿管通过骨盆缘处和输尿管进入膀胱处。

正常膀胱呈软组织密度，与盆腔其他结构缺乏对比，不能分辨。膀胱造影能够显示膀胱腔，其大小、形态取决于充盈程度。充盈较满的膀胱呈椭圆形，横置在耻骨联合上方，边缘光滑、整齐，密度均一。膀胱顶部可略凹，为乙状结肠或子宫压迹。若膀胱未充盈，其粗大的黏膜皱襞致边缘不整齐而呈锯齿状。

若肾功能破坏严重，可选用逆行肾盂造影（图 8-4）。

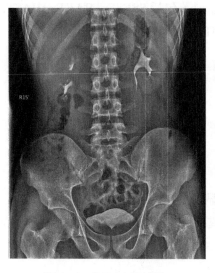 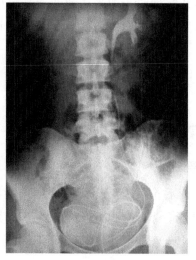

图 8-3　IVP15 分钟片　　　　　　　　图 8-4　逆行肾盂造影片

二、正常 CT 表现

平扫时（图 8-5），在肾周低密度脂肪组织的对比下，肾脏表现为圆形或椭圆形软组织密度影，边缘光整。肾的中部层面可见肾门内凹，指向前内。肾动脉和肾静脉呈窄带状软组织密度影，自肾门向腹主动脉和下腔静脉走行。除肾窦脂肪呈低密度和肾盂为水样密度外，肾实质密度是均一的，不能分辨肾皮质、髓质。自肾盂层面向下连续追踪，多可确定腹段输尿管，呈点状软组织密度影，而盆段输尿管难以识别。

　　增强扫描，肾脏的强化表现因扫描时间而异：皮质期（注药后 25~30 秒），肾动脉和肾皮质明显强化，而髓质仍维持较低密度（图 8-6）；实质期（注药后 90~120 秒），髓质强化程度类似或略高于皮质（图 8-7）。排泄期（注药后 5~10 分钟），肾实质强化程度下降，而肾盏和肾盂有造影剂充盈（图 8-8）。

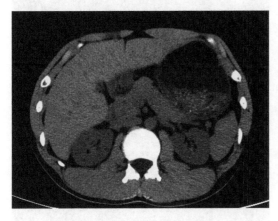

图 8-5　肾脏 CT 轴位平扫图

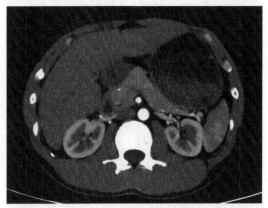

图 8-6　肾脏 CT 轴位增强皮质期图

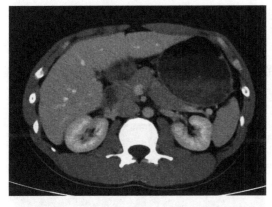

图 8-7　肾脏 CT 轴位增强实质期图

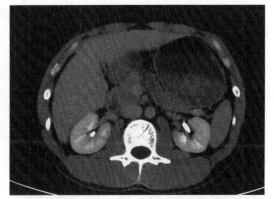

图 8-8　肾脏 CT 轴位增强排泄期图

三、正常 MRI 表现

（一）肾脏（图 8-9）

　　肾脏在 T1WI 像上，由于肾皮质、髓质含水不同，皮质信号略高于髓质；在 T2WI 像上，肾皮质、髓质均呈相似的稍高信号；肾窦脂肪组织在 T1WI、T2WI 上分别呈高信号和中高信号。

（二）输尿管、膀胱

　　输尿管无扩张积水时难以显示，扩张时因尿液聚集而呈 T1WI 明显低信号，T2WI 明显高信号改变；膀胱壁表现为厚度一致的薄壁环状影，与肌肉信号类似，膀胱内的尿液呈 T1WI 明显低信号，T2WI 明显高信号。

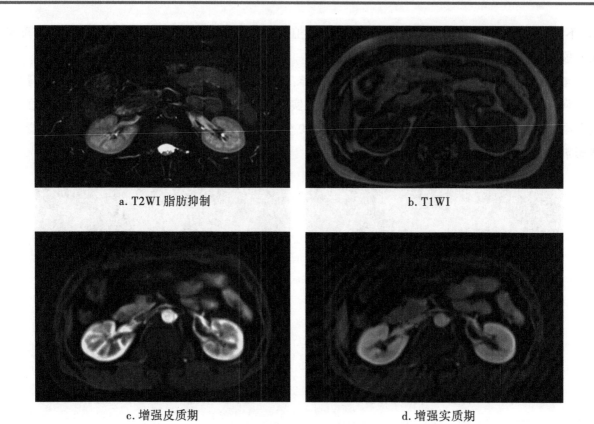

a. T2WI 脂肪抑制	b. T1WI
c. 增强皮质期	d. 增强实质期

图 8-9　肾脏 MRI 轴位图

（三）前列腺

在 T1WI 上，前列腺呈均一低信号，不能识别各解剖带；在 T2WI 上，中央腺体呈低信号，周围腺体或外腺的中央带亦呈低信号，周围腺体或外腺的周围带呈较高信号（图 8-10）。

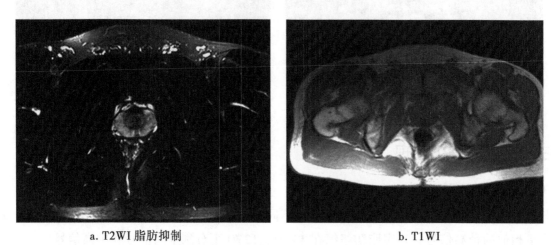

a. T2WI 脂肪抑制	b. T1WI

图 8-10　男性前列腺 MRI 轴位图

（四）子宫

在 T1WI 上，宫体、宫颈及阴道均呈低信号，难以区分。在 T2WI 上，宫体、宫颈和阴道呈分层表现；宫体分三层信号：中心高信号，代表子宫内膜和分泌物；中间薄的低信号带，亦称结合带为子宫肌内层；周围呈中等信号，代表子宫肌外层。宫颈自内向外有四层信号：即高信号的宫颈管内黏液、中等信号的宫颈黏膜皱襞、低信号的宫颈纤维基质和中等信号的宫颈肌层（图 8-11）。

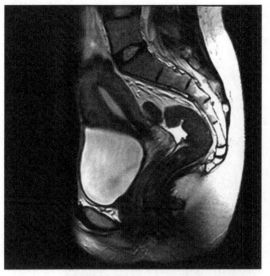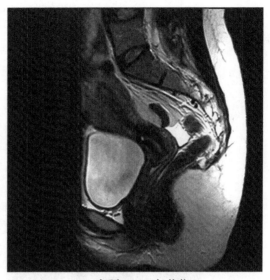

a. 子宫体部 T2WI 正中矢状位　　　　　　　　　　　b. 宫颈 T2WI 矢状位

图 8-11　女性子宫 MRI 矢状位图

第三节　常见病诊断

一、泌尿系统疾病

（一）先天发育异常

1. 一侧肾缺如

【影像诊断要点】排泄性尿路造影时缺如侧无肾和肾盂显示；逆行尿路造影，缺如侧输尿管呈盲端且管径较正常为细。CT 可明确诊断。

【病例】患者，男，23 岁，B 超诊断左肾缺如（图 8-12）。

【X 线报告示范】KUB 平片未见左肾轮廓，右肾影稍大。两侧肾区、输尿管走行区、膀胱区均未见异常高密度影。IVP 示：腹部加压片示右侧肾盂、肾盏显影及时、清晰，未见积水扩张、充盈缺损等异常征象；左肾盂、肾盏至延时仍未显影；腹部松压后右输尿管及膀胱充盈良好，未见异常；左输尿管未显示。腰椎及骨盆骨质未见异常。其他未见异常。

【影像印象】左肾缺如。

2. 肾盂输尿管重复畸形

【影像诊断要点】排泄性尿路造影可显示同侧肾区有两套肾盂、肾盏及输尿管，并可见两支输尿管汇合或分别进入膀胱。CTU 可清晰显示。

【病例】患者，男，23 岁，右侧腰部疼痛，血尿 3 天（图 8-13）。

【影像报告示范】KUB 平片示双肾轮廓清晰，右肾区可见

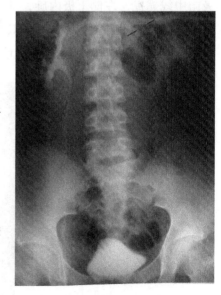

图 8-12　静脉尿路造影片

一类圆形高密度影，边界清晰，大小约 9mm×11mm，左肾区、双侧输尿管走行区、膀胱区均未见异常高密度影。IVP 示：腹部加压片示双侧肾盂、肾盏显影及时、清晰，腹部松压后摄影显示

右侧可见双肾盂、双输尿管，上方肾盂、肾盏扩张积水。左侧肾盂、肾盏未见积水扩张、充盈缺损等异常征象；膀胱未见异常改变。

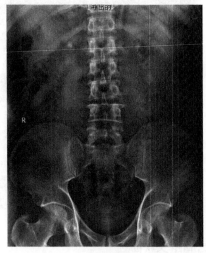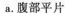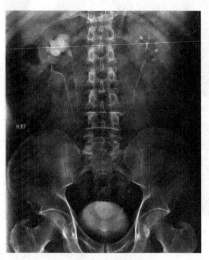

a. 腹部平片 　　　　　　　　　　　　b. 静脉尿路造影

图 8-13　腹部 X 线片

【影像印象】右侧双肾盂、双输尿管重复畸形；右肾结石并肾积水。

3. 马蹄肾畸形

【影像诊断要点】X 线平片上肾影位置较低且肾角发生改变。尿路造影示两肾下肾盏距离缩短，上肾盏增宽。CT 或 MRI 示在两肾下极或上极相互融合，其密度、信号强度及强化表现均与正常肾实质一致，有时可有肾结石、肾积水。

【病例】患者，男，40 岁，腰痛 15 天。

【影像报告示范】IVP（图 8-14）：双肾显影尚可，肾小盏饱满，右侧呈双肾盂改变，双肾下极向中线靠拢，左侧下极内旋，肾盂、输尿管移行处开口朝外；双侧输尿管通畅，膀胱充盈良好，未见异常。CT 表现（图 8-15）：双肾下极于腰 3 椎体水平融合，融合处跨越腔静脉、腹主动脉前方，肾盂肾盏无明显扩张；双输尿管无明显梗阻；增强扫描后双肾实质强化程度尚如常；余未见明显异常。

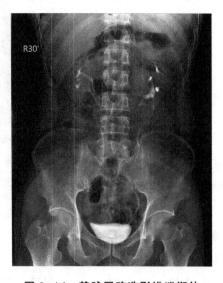

图 8-14　静脉尿路造影排泄期片

【影像印象】马蹄肾融合畸形。

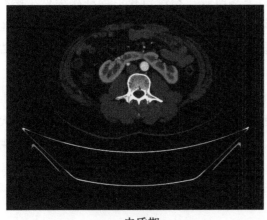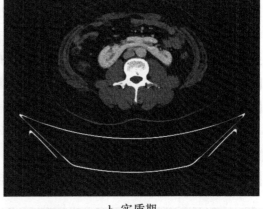

a. 皮质期　　　　　　　　　　　　　　　　b. 实质期

图 8-15　肾脏 CT 轴位增强图

（二）泌尿系统结石

1. 肾结石

【**影像诊断要点**】平片检查，肾结石可为单侧或双侧性，位于肾窦区，表现为圆形、卵圆形、桑椹状或鹿角状高密度影。侧位片上，肾结石与脊柱影重叠，借此与胆囊结石、淋巴结钙化等鉴别。CT 检查，能够确切发现位于肾盏和肾盂内的高密度结石影。

【**病例**】患者，男，35 岁，腰痛伴血尿（图 8-16）。

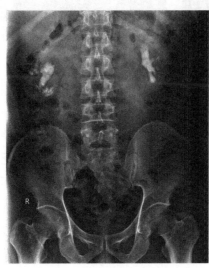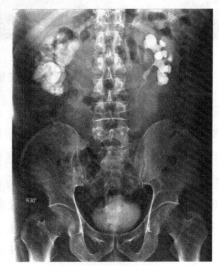

a. 腹部平片　　　　　　　　　　　　　　　　b. 静脉尿路造影

图 8-16　腹部 X 线片

【**X 线报告示范**】KUB：双肾影稍增大，双肾区均可见鹿角状致密影，较大者位于右侧，大小约 18mm×43mm；余泌尿系未见明显阳性结石影。IVP 示：经静脉注入造影剂后，双侧肾盂、肾盏明显扩张，输尿管未见明显扩张征象，膀胱充盈，内壁光滑。腰椎及骨盆骨质未见异常。其他未见异常。

【**影像印象**】双肾多发结石并积水。

2. 输尿管结石

【影像诊断要点】输尿管结石多为小的肾结石下移所致，易停留在生理性狭窄处。结石在 X 线平片和 CT 平扫上均表现为输尿管走行区内梭形致密影，CT 还可发现结石上方输尿管和肾盂常有不同程度的扩张积水。当 X 线平片和 CT 平扫难以确定致密影是否为结石时，可行尿路造影或 CT 增强扫描，以显示输尿管与致密影的关系，有助确定是否为结石。

【病例】患者，男，28 岁，腰痛伴血尿（图 8-17）。

【CT 报告示范】平扫及 MPR 重建于左输尿管上段于腰 4 椎体水平见结节状致密影，大小约 5mm×6mm，其以上段输尿管扩张，左肾轻度积水；右肾无积水扩张；余所示实质性器官未见明显异常。

【影像印象】左侧输尿管上段结石并左肾轻度积水。

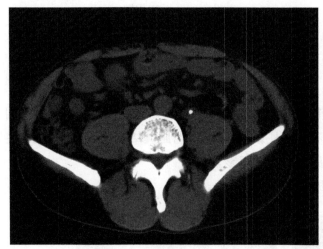 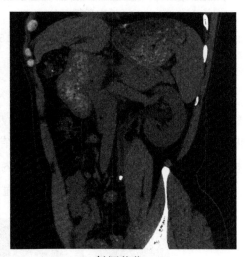

a. 轴位平扫　　　　　　　　　　　　　　b. 斜冠状位 MPR

图 8-17　左输尿管 CT 图

（三）泌尿系统结核

【影像诊断要点】尿路造影：较早期肾小盏边缘不整如虫蚀状；当肾实质干酪性坏死灶与肾小盏相通时，可见其外侧有一团对比剂与之相连；病变进展而造成肾盏、肾盂广泛破坏或形成肾盂积脓时，排泄性造影常不显影，逆行性造影则显示肾盏和肾盂共同形成一大而不规则的囊腔。输尿管结核表现管腔边缘不整、僵直或形成不规则串珠状表现。CT 表现：较早期显示肾实质内低密度灶，边缘不整；增强扫描，可有对比剂进入，代表结核性空洞。病变进展，表现部分肾盏乃至全部肾盏、肾盂扩张，呈多囊状低密度灶，密度高于尿液，常并有肾盂和输尿管壁的增厚。肾结核灶钙化时，可见点状或不规则致密影，甚至全肾钙化。

【病例】患者，男，34 岁，低热，尿频、尿痛、血尿（图 8-18）。

【CT 报告示范】平扫显示右肾体积缩小，其内可见斑片状钙化；左肾体积扩大。CTU 显示右肾盂体积缩小，边缘不规整，右输尿管呈不规则断续显示；左肾盂、输尿管显示积水扩张；膀胱充盈良好，壁光滑。肾周间隙清晰，腹膜后无肿大淋巴结。

【影像印象】①右肾、输尿管结核；②左肾、输尿管积水扩张。

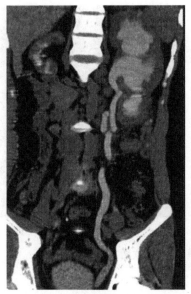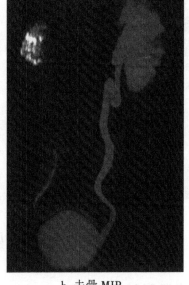

a. 冠状位 MPR　　　　　　　　　b. 去骨 MIP

图 8-18　排泄期泌尿系 CT 图

（四）泌尿系统肿瘤

1. 囊肿

【影像诊断要点】CT 表现：肾内边缘锐利，囊肿呈圆形水样低密度灶，囊壁薄而难以显示；可单发或多发。增强扫描病灶无强化。MRI 表现：①单纯性囊肿类似 CT 所见，呈水样信号强度的 T1WI 低信号、T2WI 高信号，信号均匀，增强扫描无强化。②在复杂性囊肿，由于囊液内蛋白含量较高或有出血成分，而在 T1WI 上可呈不同程度高信号，T2WI 上仍表现为较高信号。

【病例 1】患者，男，66 岁，右肾区隐痛（图 8-19）。

【CT 报告示范】右肾实质内可见一类圆形低密度影，密度均匀，CT 值约为 10.8HU，边界清晰，大小约 67mm×72mm，增强扫描无强化；泌尿系统未见明显阳性结石影；腹膜后无肿大淋巴结，余未见异常。

【影像印象】右肾囊肿。

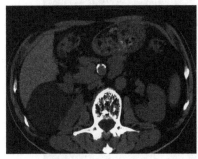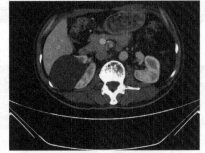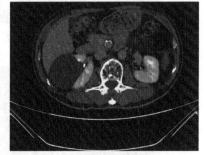

a. 平扫　　　　　　　　b. 增强实质期　　　　　　　　c. 增强排泄期

图 8-19　肾脏 CT 轴位图

【病例 2】患者，女，36 岁，体检时 B 超发现右肾囊肿（图 8-20）。

【MRI 报告示范】右肾中部可见一类圆形 T1WI 呈稍高信号，T2WI 呈明显高信号影，信号均匀，边界清晰，大小约 1.6cm×1.7cm，增强扫描无强化，与正常肾实质分界更清晰。左肾未见明显异常。双侧肾盂及输尿管无明显扩张积水，余未见明显异常。

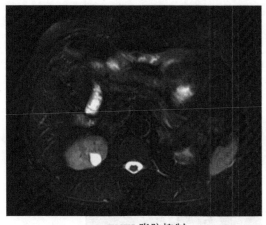
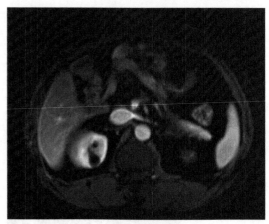

a. T2WI 脂肪抑制　　　　　　　　　　b. 增强实质期

图 8-20　肾脏 MRI 轴位图

【影像印象】右肾复杂囊肿。

2. 肾血管平滑肌脂肪瘤

【影像诊断要点】肾血管平滑肌脂肪瘤由不同比例的血管、平滑肌和脂肪组织构成。CT 表现：肾实质内见边界清晰的混杂密度肿块，内有脂肪性及软组织密度影。增强扫描，肿块的血管性结构明显强化。MRI 表现：病变内信号改变取决于肿瘤内部结构，由于肿瘤内所含的脂肪、肌肉和血管多少不一，故其信号强度也会随之改变；最具特征性改变是脂肪信号，T1WI 及 T2WI 均呈高信号。

【病例 1】患者，女，41 岁，B 超发现左肾占位（图 8-21）。

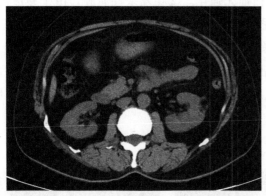
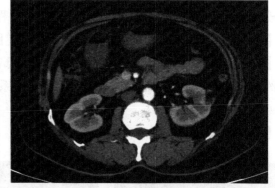

a. 平扫轴位　　　　　　　　　　b. 增强皮质期轴位

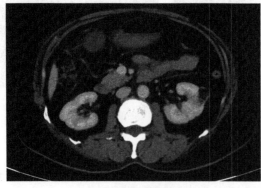
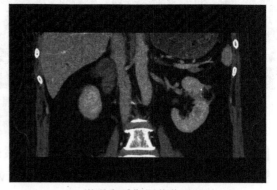

c. 增强实质期轴位　　　　　　　　　d. 增强实质期冠状位重组

图 8-21　肾脏 CT 图

【CT 报告示范】左肾中部外缘见一类圆形混杂密度，突出肾轮廓外，大小约 2.4cm×1.5cm，其内部分呈脂肪密度；增强扫描其实质部分明显持续强化。双肾未见扩张积水。余未见明显异常。

【影像印象】左肾血管平滑肌脂肪瘤。

【病例 2】患者，男，30 岁，B 超发现左肾占位（图 8-22）。

【MRI 报告示范】左肾见一巨大肿块影，突出于肾外生长，与肾窦相连，呈短 T1 长 T2 信号，T2WI 脂肪抑制呈低信号，其可见少许条状长 T1 长 T2 信号影，边界清晰，大小约 76mm×110mm；增强扫描可见血管样强化，肾脏受推移向前移位。右肾未见明显异常。余未见明显异常。

【影像印象】左肾血管平滑肌脂肪瘤。

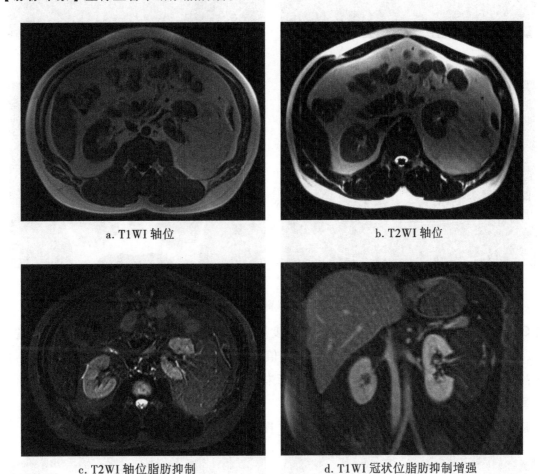

a. T1WI 轴位

b. T2WI 轴位

c. T2WI 轴位脂肪抑制

d. T1WI 冠状位脂肪抑制增强

图 8-22　肾脏 MRI 图

3. 肾癌

【影像诊断要点】CT 表现：肾癌表现为肾实质内肿块，较大者突向肾外。肿块的密度可以较均匀，低于或类似周围肾实质，偶尔为略高密度；也可密度不均，内有不规则低密度区，尤见于较大肿块。少数肿块内可有点状或不规则形钙化灶。增强扫描早期，肿块由于血供丰富而有明显且不均一强化，其后因周围肾实质显著强化而呈相对低密度。MRI 表现：①在 T1WI 上，肿块的信号强度常等于或低于肾皮质；②在 T2WI 上，肿块多为混杂高信号，有时肿块周边可见低信号环，为肿瘤的"假包膜"，具有一定特征；③肿瘤大时信号不均匀，可有坏死、液化、囊变及出血；④ Gd-DTPA 增强扫描，不同组织学亚型肾细胞癌的强化程度和形式类似 CT 增强检查；⑤转移征象：直接侵犯、静脉瘤栓及淋巴结转移。

【**病例 1**】患者，男，53 岁，无痛性血尿（图 8-23）。

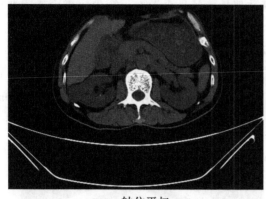

a. 轴位平扫

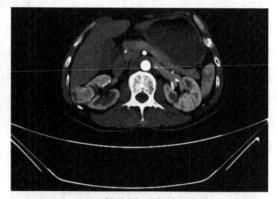

b. 轴位增强皮质期

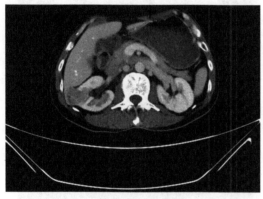

c. 轴位增强实质期

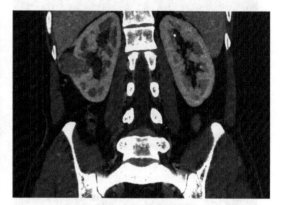

d. 冠状位增强重组

图 8-23　肾脏 CT 图

【**CT 报告示范**】右肾见团块状异常稍低密度灶，大小约 3.5cm×2.2cm，局部突出肾轮廓外，平扫 CT 值约为 30HU，增强动脉明显强化，CT 值约为 101HU，门脉期 CT 值约为 78HU，内可见少许小片状低密度无强化区。左肾及左侧输尿管未见异常。腹膜后未见肿大淋巴结。

【**影像印象**】右肾占位，考虑肾癌。

【**病例 2**】患者，女，53 岁，无痛性血尿（图 8-24）。

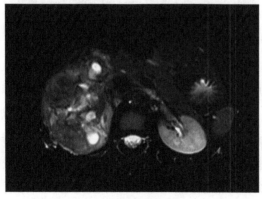

a. T2WI 脂肪抑制

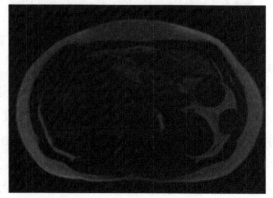

b. T1WI

图 8-24　肾脏 MRI 轴位图

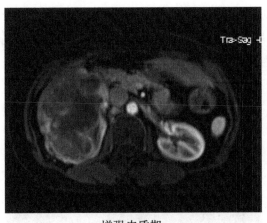
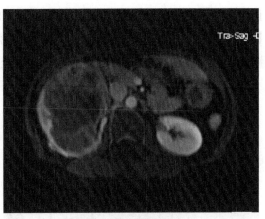

| c.增强皮质期 | d.增强实质期 |

图 8-24（续）　肾脏 MRI 轴位图

【MRI 报告示范】右肾体积增大，形态不规则，实质内可见一类圆形肿块影，信号不均，T1WI 以稍低信号为主，内可见斑片状欠规则稍高灶，T2WI 呈混杂稍高信号，肿块边界不清，较大层面范围约 10.4cm×8.6cm×11.5cm，增强检查动脉期可见多发粗大供血动脉影，动脉期呈明显不均匀强化，门脉期稍低于正常实质强化，右肾静脉迂曲、扩张，局部显影欠佳，下腔静脉显影良好，未见明显血栓形成；延迟期可见受压变形肾盂影；左肾未见明显异常；双肾上腺无明显异常；肝脏、脾脏、胰腺未见明显异常；无腹水征象。

【影像印象】右肾占位，考虑肾癌。

4. 肾盂癌

【影像诊断要点】尿路造影：显示肾盂、肾盏内有固定不变的充盈缺损，形态不规则，肾盂和肾盏可有不同程度的扩张。当肿瘤侵犯肾实质，可致肾盏移位、变形。CT 表现：表现为肾窦区肿块，其密度既不同于肾窦脂肪，也不同于尿液，易于辨认，肿块较大时可侵犯肾实质；增强检查，肿块有轻度强化。MRI 表现：表现与 CT 检查类似，T1WI 像上肾盂肾盏肿块信号强度高于尿液，T2WI 像上则低于尿液。MRU 还能清楚显示肿瘤导致的肾盂肾盏内充盈缺损。

【病例 1】患者，男，57 岁，无痛性血尿（图 8-25）。

【CT 报告示范】右肾盂至输尿管开口见稍高密度影充填，平扫 CT 值约为 46.5HU，增强后轻度强化，延时扫描仍无造影剂进入，右肾实质未见异常密度影。左肾无异常改变。肾周间隙清楚，腹膜后无肿大淋巴结。

【影像印象】右肾盂占位，考虑肾盂癌。

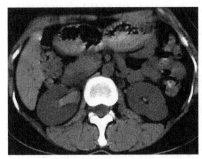
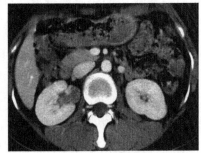
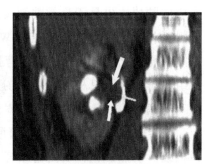

| a.轴位平扫 | b.轴位增强实质期 | c.冠状位增强排泄期重组 |

图 8-25　肾脏 CT 图

【病例 2】患者，男，60岁，间歇性无痛血尿伴腰酸痛 2 月余（图 8-26）。

【MRI 报告示范】左肾盂扩张，其内信号不均匀，可见不规则形 T1 稍低信号，T2 混杂稍高信号影充填，增强扫描病灶强化不明显。右肾及右侧输尿管未见明显异常。

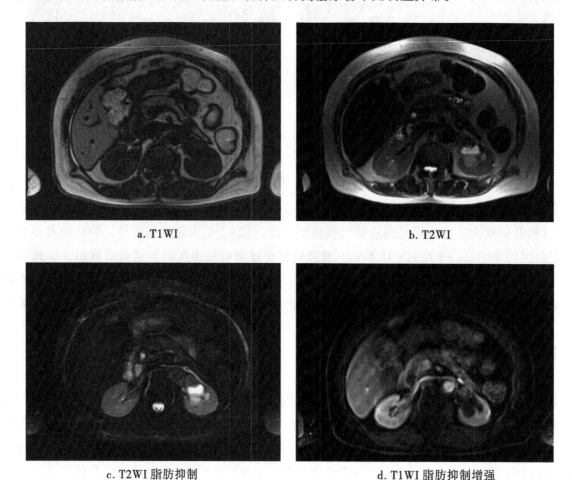

a. T1WI   b. T2WI

c. T2WI 脂肪抑制   d. T1WI 脂肪抑制增强

图 8-26　肾脏 MRI 轴位图

【影像印象】左肾盂占位，考虑肾盂癌。

5. 膀胱癌

【影像诊断要点】膀胱造影：乳头状癌表现为自膀胱壁突向腔内的结节状或菜花状充盈缺损，表面多凹凸不平，非乳头状癌时充盈缺损可不明显，仅显示局部膀胱壁僵硬。CT 表现：由于肿瘤的密度既不同于膀胱腔内尿液，也不同于膀胱周围脂肪组织，因而易于发现膀胱癌向腔内生长所形成的肿块，也易于显示肿瘤侵犯肌层所造成的膀胱壁增厚。MRI 表现：①在 T1WI 上，肿瘤信号强度类似正常膀胱壁；在 T2WI 上肿瘤多为中等信号，要显著高于正常膀胱壁。②增强扫描，早期肿瘤强化且显著高于正常膀胱壁，可以更清晰显示肿瘤范围。③ MRI 检查能确定膀胱癌对周围组织器官的侵犯及淋巴结转移。

【病例 1】患者，男，76岁，尿痛，肉眼血尿（图 8-27）。

【CT 报告示范】膀胱后壁形成一较大菜花状软组织肿块影，最大截面约 45mm×43mm。增强扫描后明显强化，右侧输尿管下端开口处受累及，所示右输尿管扩张，右精囊腺稍大。盆腔内未见明显肿大淋巴结影。盆腔骨质未见明显异常。

【影像印象】膀胱癌并累及右侧输尿管。

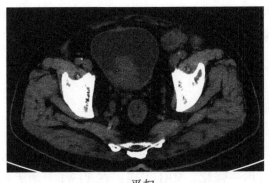
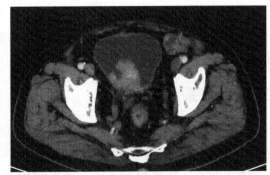

a. 平扫　　　　　　　　　　　　　　　　　　b. 增强

图 8-27　膀胱 CT 轴位图

【病例 2】 患者，男，48 岁，无痛性肉眼血尿 3 个月，常伴有尿频、尿急和尿痛（图 8-28）。

【MRI 报告示范】 膀胱充盈，后壁可见一结节状软组织影凸向腔内，T1WI 呈等信号，T2WI 呈稍高信号，大小约 2.3cm×2.2cm，表面凹凸不整。增强扫描后明显强化，邻近膀胱壁稍增厚并强化明显。盆腔内未见明显肿大淋巴结影，未见积液征象。

【影像印象】 膀胱后壁占位，考虑膀胱癌。

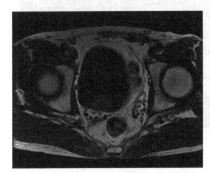
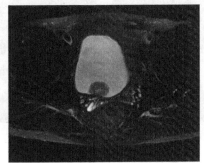
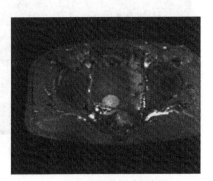

a.T1WI　　　　　　　　　b. T2WI 脂肪抑制　　　　　　　c.T1WI 脂肪抑制增强

图 8-28　膀胱 MRI 轴位图

（五）肾外伤

【影像诊断要点】 肾外伤包括肾被膜下血肿、肾周血肿、肾实质内血肿及肾撕裂伤。CT 检查，肾被膜下血肿早期表现为与肾实质边缘紧密相连的新月形高密度区，常致邻近肾实质受压和变形；肾实质内可见高密度、低密度或混杂密度灶，增强扫描病灶区多无强化；若集合系统损伤，则含对比剂的尿液可进入病灶内。

【病例】 患者，男，31 岁，外伤后血尿（图 8-29）。

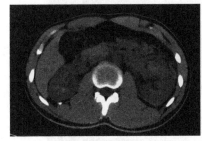
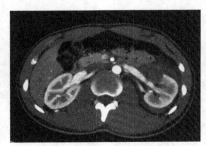
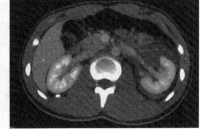

a. 平扫　　　　　　　　　　b. 增强皮质期　　　　　　　　c. 增强排泄期

图 8-29　肾脏 CT 轴位图

【CT报告示范】左肾体积增大，前部实质内可见斑片状高、低混杂密度影，边界不清晰，增强扫描无强化。肾周可见弧形稍高密度影，边缘较毛糙。右肾及肝、胰、脾等未见异常。

【影像印象】左肾挫裂伤伴肾周血肿。

二、生殖系统疾病

（一）前列腺增生

【影像诊断要点】CT表现：前列腺弥漫性一致性增大，超过耻骨联合上缘2cm或横径超过5cm，密度无改变，边缘锐利光滑，增强扫描后呈均一强化。MRI表现：在T1WI上增大的前列腺呈均一低信号，在T2WI上增大的前列腺周围带仍维持正常较高信号，并显示受压变薄，甚至近于消失。DWI和动态增强扫描，增大的前列腺内无局灶性高信号灶或异常多血供区。MRS检查，增生的移行带由于腺体增生Cit峰明显升高，Cho峰和Cre峰变化不明显。

【病例1】患者，男，67岁，排尿困难（图8-30）。

【CT报告示范】前列腺增大，密度均匀，边界清晰，最大横经约5.5cm，增强扫描呈均匀强化。精囊腺及膀胱未见明显异常，盆腔未见肿大淋巴结。

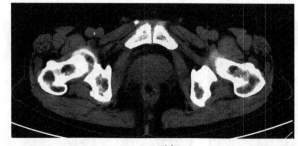
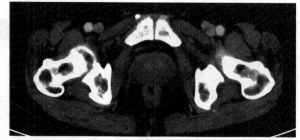

a.平扫　　　　　　　　　　　　　　　b.增强

图8-30　前列腺CT轴位图

【影像印象】前列腺增生。

【病例2】患者，男，76岁，进行性排尿困难半年，伴尿频、尿急及夜尿增多（图8-31）。

【MRI报告示范】前列腺形态饱满，大小为：左右径5.3cm，上下径4.6cm，前后径4.6cm。前列腺外形尚正常，边界清晰；T1WI呈稍低信号，T2WI示前列腺移行带增大，内可见多发混杂信号结节影；增强扫描呈结节呈不均匀强化。外周带受压变窄呈环状，外周带信号未见明显异常，增强扫描无异常强化灶。

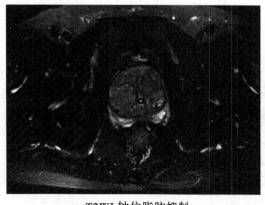
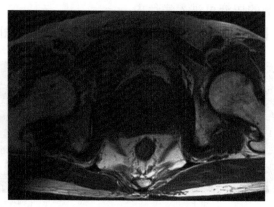

a.T2WI轴位脂肪抑制　　　　　　　　　　b.轴位T1WI

图8-31　前列腺MRI图

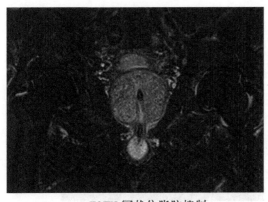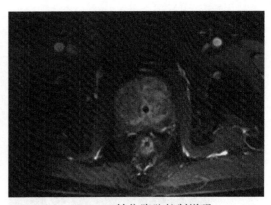

c.T2WI 冠状位脂肪抑制　　　　　　　　　　　d.T1WI 轴位脂肪抑制增强

图 8-31（续） 前列腺 MRI 图

【影像印象】前列腺增生。

（二）前列腺癌

【影像诊断要点】CT 表现：对早期病变的诊断帮助不大。晚期表现为前列腺明显增大，边缘不规则，密度不均匀；精囊增大、不对称及膀胱精囊角消失。MRI 表现：①在 T1WI 上，前列腺癌与前列腺组织均呈较低信号，难以识别。②在 T2WI 上，前列腺癌与前列腺组织则为正常较高信号的周围区内出现低信号结节影，因此肿瘤与周围区的正常前列腺组织信号有显著差异。③ DWI 检查，肿瘤表现为明显高信号结节，动态增强扫描，肿瘤呈富血供结节。④ MRS 检查，前列腺结节的 Cit 峰明显下降和 / 或（Cho+Cre）/Cit 的比值显著升高。

【病例 1】患者，男，62 岁，排尿困难，肛门指检前列腺触及肿块（图 8-32）。

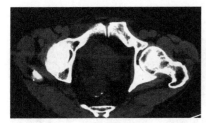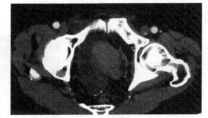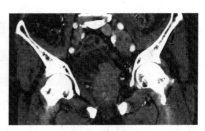

a.轴位平扫　　　　　　　　　　b.轴位增强　　　　　　　　　c.冠状位增强重组

图 8-32 前列腺 CT 图

【CT 报告示范】前列腺增大，形态不规则、密度不均匀，局部呈分叶状，向后上方突向膀胱内，大小约 66mm×49mm，增强扫描呈明显不均匀强化。左侧精囊腺显示不清，膀胱左后下壁不均匀增厚，密度不均匀，增强扫描呈不均匀强化。盆腔内可见多发肿大淋巴结影。

【影像印象】前列腺癌侵犯膀胱、左侧精囊腺伴盆腔多发淋巴结转移。

【病例 2】患者，男，54 岁，排尿困难 3 月余（图 8-33）。

【MRI 报告示范】在 T2WI 上，前列腺右侧外周带信号减低，并形成不规整低信号肿块，DWI 呈高信号，ADC 图呈低信号，异常信号区累及邻近内腺及联合部，相应包膜显示尚完整。增强扫描病灶呈明显不均匀强化，其周脂肪间隙局部稍模糊，静脉丛稍迂曲扩张。膀胱充盈良好，壁光滑，腔内未见明显异常信号灶。盆腔内未见明显积液及肿大淋巴结。所见骨盆构成骨结构完整，信号未见明显异常。

【影像印象】前列腺癌。

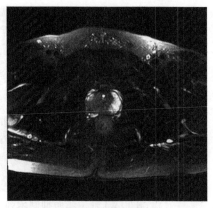
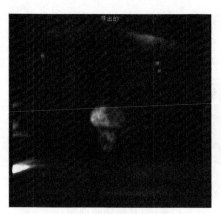

a.T2WI 脂肪抑制　　　　　　　　　　　b.DWI

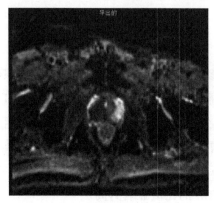
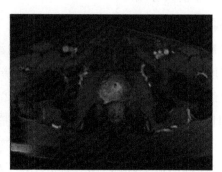

c.ADC　　　　　　　　　　　　d.T1WI 脂肪抑制增强

图 8-33　前列腺 MRI 轴位图

（三）女性生殖系统发育异常

【影像诊断要点】X 线表现：子宫输卵管造影能显示子宫内腔，根据显影内腔形态和有无纵隔及其长度可诊断出大多数子宫畸形，并可明确畸形类型。CT 表现：可发现先天性无子宫、较小的幼稚子宫及双子宫。MRI 表现：能清楚地显示子宫腔内外情况，是目前显示子宫畸形最合适的检查方法。

【病例】患者，女，24 岁，不孕 2 年余（图 8-34）。

【X 线造影报告示范】插管完成后，经导管注入碘油造影剂，造影剂注入顺利，宫颈管显示良好，宫底可见一切迹，双侧子宫角明显增大，腔内未见明显分隔；双侧输卵管通畅。

【影像印象】双角子宫。

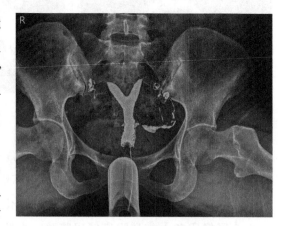

图 8-34　子宫输卵管造影片

（四）子宫肌瘤

【影像诊断要点】子宫肌瘤是子宫最常见的良性肿瘤，30~50 岁妇女多见；多见于子宫体部，偶尔发生在子宫颈部或子宫阔韧带前后叶之间，可分壁间型、浆膜下型和黏膜下型。CT 表现：较大的肿瘤可显示子宫增大，可呈分叶状改变，肌瘤的密度可等于或略低于正常子宫肌。增强扫描，肌瘤可有不同程度强化，多略低于正常子宫肌的强化。MRI 表现：T1WI 和 T2WI 均呈低信号，

Gd-DTPA增强扫描无明显强化,如有退变可强化;瘤体可发生囊性退变、出血,表现为信号不均匀。

【病例1】患者,女,43岁,下腹痛,白带增多(图8-35)。

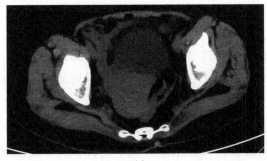

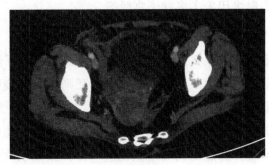

a. 平扫　　　　　　　　　　　　　　b. 增强

图 8-35　盆腔 CT 轴位图

【CT报告示范】子宫体积增大,后壁间可见一类圆形等密度影,边界清晰,大小约40mm×35mm,增强扫描呈均匀中度强化,略低于正常子宫肌层,与周围组织间分界显示更清晰。盆腔内无肿大淋巴结及积液征。

【影像印象】子宫肌瘤。

【病例2】患者,女,42岁,反复阴道流液1月余(图8-36)。

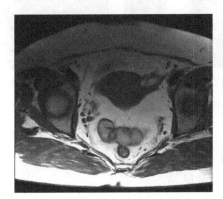

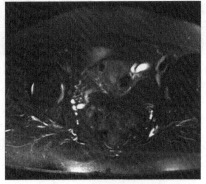

a. 轴位 T1WI　　　　　　　　　　b.T2WI轴位脂肪抑制

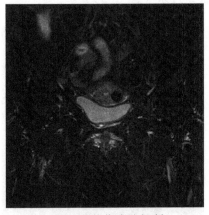

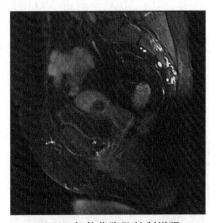

c.T2WI冠状位脂肪抑制　　　　　d.T1WI矢状位脂肪抑制增强

图 8-36　盆腔 MRI 图

【MRI报告示范】双侧子宫壁间见两类圆形异常信号影,T1WI呈稍低信号,T2WI脂肪抑制呈低信号;肿块边界清晰,左侧者较大,大小约1.8cm×1.3cm,增强扫描后呈轻度强化,低于子宫肌层强化。子宫内膜信号未见明显异常。子宫颈部及阴道内信号形态未见异常。膀胱形态、信号未见异常。双侧附件区未见明显异常。双侧腹股沟区见多个稍大淋巴结。

【影像印象】多发子宫肌瘤。

（五）宫颈癌

【影像诊断要点】宫颈癌是妇科最常见的恶性肿瘤。CT表现：宫颈增大，边缘不规整，可见中等密度的软组织肿块，其内有坏死则可见不规则低密度影；增强扫描多呈不均匀强化。MRI表现：①在T2WI上呈软组织信号影，将宫颈管扩大或破坏了低信号的宫颈基质；T1WI呈低信号，与子宫肌层分界不清。②可进行肿瘤分期，Ⅰ期肿瘤：MRI检查不能识别的原位癌和微小肿瘤；Ⅱ期肿瘤：肿瘤突入和侵犯阴道上部，或显示宫颈增大，外缘不规则或不对称，宫旁出现肿块或宫旁脂肪组织内出现异常信号的粗线状影；Ⅲ期肿瘤：肿块向下侵犯阴道的下部，向外延伸至盆壁，或出现肾积水表现；Ⅳ期肿瘤：膀胱或直肠周围脂肪界面消失，正常膀胱壁或直肠壁的低信号有中断，甚至出现膀胱壁或直肠壁的增厚或腔内肿物。

【病例1】患者，女，42岁，同房后阴道出血（图8-37）。

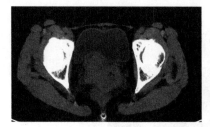 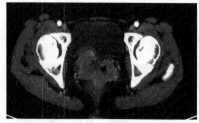 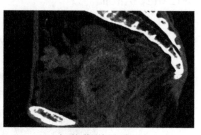

a.轴位平扫　　　　　　　　　　b.轴位增强　　　　　　　　　　c.矢状位增强重组

图8-37　盆腔CT图

【CT报告示范】宫颈部可见一不规则肿块，边界不清，大小约88mm×45mm×55mm，密度不均；中心可见不规则坏死；增强扫描肿块呈明显不均匀强化，中心坏死区不强化，侵犯阴道下端。直肠后壁受累、肿胀，膀胱稍受压。盆腔内无肿大淋巴结。

【影像印象】考虑宫颈癌侵犯阴道下1/3及直肠前壁。

【病例2】患者，女，50岁，阴道不规则流血3月余（图8-38）。

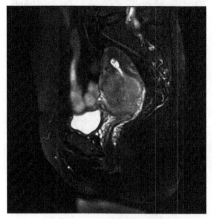 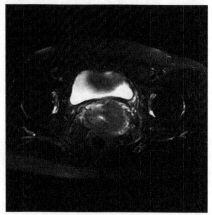

a.T2WI矢状位脂肪抑制　　　　　　　　　　b.T2WI轴位脂肪抑制

图8-38　女性盆腔MRI图

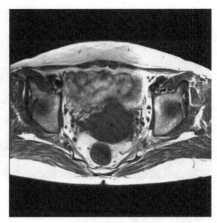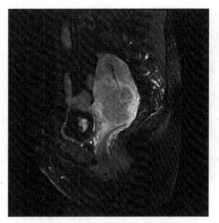

c.T1WI 轴位　　　　　　　　　　　d.T1WI 矢状位脂肪抑制增强

图 8-38（续）　女性盆腔 MRI 图

【MRI 报告示范】宫颈处明显膨隆，可见不规则肿块，T1WI 呈稍低信号，T2WI 呈稍高信号，边界不清，最大层面约 3.5cm×4.0cm×4.6cm。结合带显示不完整，部分浸入阴道上端，宫腔可见少许积液，增强扫描肿块呈不均匀强化。病变与直肠、膀胱间隙欠清晰，但壁无明显增厚。未见明显肿大淋巴结影。盆腔无积液。

【影像印象】考虑宫颈癌（Ⅱ期）。

（六）子宫内膜癌

【影像诊断要点】子宫内膜癌是女性生殖系统常见恶性肿瘤，发病率仅次于宫颈癌。CT 表现：早期肿瘤，当肿瘤较小时，CT 显示不清。增强扫描可显示肿瘤范围，肿瘤的强化程度低于正常肌层。MRI 表现：对于临床分期具有较高价值，可判断子宫肌层受累的深度、有无宫颈侵犯或宫外延伸。Ⅰ期肿瘤：病灶局限于子宫内膜时，在 T1WI 或 T2WI 上可显示正常，但 DWI 可表现为高信号；当肿瘤侵犯子宫肌时，在 T2WI 上能较为准确地测量出肿瘤侵犯子宫肌的深度，肿瘤破坏子宫内膜及子宫肌界面，侵入肌内层（Ⅰ_A 期）使低信号联合带中断，当突破联合带，可进一步侵犯子宫肌外层面（Ⅰ_B 期）。Gd-DTPA 增强 T1WI 扫描，子宫内膜癌的强化程度低于邻近正常子宫肌，能准确评估出肿瘤范围和侵犯深度。Ⅱ期肿瘤：在 T2WI 上可见中等信号的肿块延伸至宫颈，并扩张子宫颈管；肿瘤进一步向深部侵犯时，可破坏和中断低信号的宫颈纤维基质带。Ⅲ期和Ⅳ期肿瘤：发生宫旁延伸时，显示肿瘤累及宫旁组织并使其信号改变，可显示腹膜种植转移，淋巴结转移。

【病例】患者，女，65 岁，停经 20 年，阴道不规则流血 3 月余（图 8-39）。

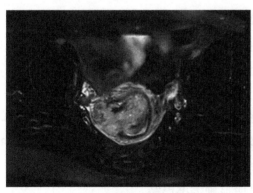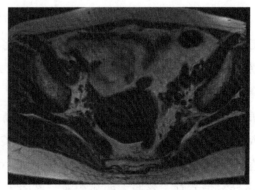

a.T2WI 轴位脂肪抑制　　　　　　　　b.T1WI 轴位

图 8-39　女性盆腔 MRI 图

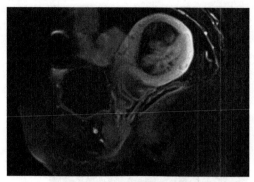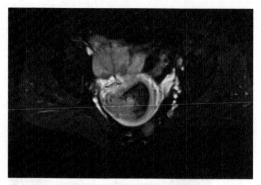

c.T1WI 矢状位脂肪抑制增强　　　　　　　　d.T1WI 轴位脂肪抑制增强

图 8-39（续）　女性盆腔 MRI 图

【MRI 报告示范】宫腔内右侧可见一肿块影，T1WI 呈稍低信号，T2WI 脂肪抑制呈等信号，边界不清，大小约 40mm×58mm×45mm，增强扫描呈明显不均匀强化。子宫底部右侧肌层受侵，周围脂肪间隙清楚，宫颈无异常，宫旁软组织结构清楚。盆腔无肿大淋巴结影，无积液征象。

【影像印象】考虑子宫内膜癌（ⅠB 期）。

（七）卵巢囊肿

【影像诊断要点】CT 表现：附件区见外形光滑的囊性肿块，呈圆形或椭圆形，密度均匀，CT 值类似水，增强扫描囊壁可有轻度强化。MRI 表现：①囊液在各成像序列上均与尿液成等信号，即 T1WI 上呈低信号，而 T2WI 上呈非常高的信号。②若囊内含蛋白质较多，T1WI 和 T2WI 均呈高信号。③多囊性卵巢表现在 T2WI 上，双侧卵巢被膜下有多发类圆形高信号小囊，中心基质肥大，卵巢常增大。

【病例 1】患者，女，34 岁，下腹不适（图 8-40）。

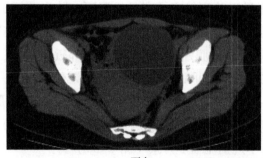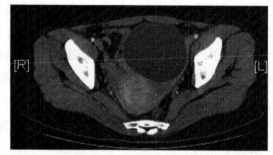

a.平扫　　　　　　　　　　　　　　　　　　b.增强

图 8-40　女性盆腔 CT 轴位图

【CT 报告示范】子宫左前方见一较大类圆形低密度影，密度均匀，CT 值约为 6HU，边界清晰，大小约为 81mm×90mm，增强无强化。子宫形态、大小正常，盆腔无明显肿大淋巴结，盆腔未见积液。

【影像印象】左侧卵巢囊肿。

【病例 2】患者，女，21 岁，右下腹部疼痛 6 月余，B 超发现右侧附件区占位（图 8-41）。

【MRI 报告示范】子宫右侧卵巢处可见一类圆形异常信号影，T1WI 呈明显低信号，T2WI 脂肪抑制呈明显高信号，边界清晰，较大层面大小约 34mm×36mm。子宫大小、形态正常，肌层内未见明显异常信号灶。盆腔无明显积液，盆腔未见明显肿大淋巴结。

【影像印象】右侧卵巢囊肿。

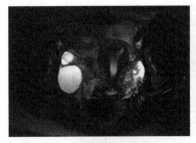
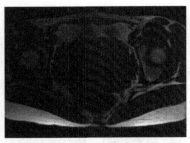
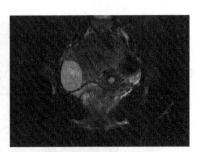

a.T2WI 轴位脂肪抑制　　　　　b. 轴位 T1WI　　　　　c.T2WI 冠状位脂肪抑制

图 8-41　女性盆腔 MRI 图

（八）卵巢囊腺瘤

【影像诊断要点】卵巢囊腺瘤是女性生殖系统常见良性肿瘤，可分为浆液性囊腺瘤和黏液性囊腺瘤。CT 表现：一般肿块较大。浆液性囊腺瘤呈水样低密度，壁薄且均一，体积一般较小，囊壁上可见乳头状结节。黏液性囊腺瘤密度较高，囊壁较厚，体积较大，囊壁上很少有乳头状结节，多为单侧发生。增强扫描，囊壁和分隔或乳头状结节有轻度均匀强化，囊腔无强化。MRI 表现：肿块边界清晰，常为多房状。肿块内多发分隔，常见于黏液性囊腺瘤。黏液性囊腺瘤由于内含黏液蛋白而致肿瘤在 T1WI 上信号强度有增高，T2WI 上亦呈高信号；浆液性者在 T1WI 上呈低信号，T2WI 上呈高信号。Gd-DTPA 增强扫描，肿瘤的壁、内隔、结节强化。

【病例 1】患者，女，47 岁，腹部胀痛 1 月余（图 8-42）。

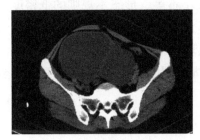
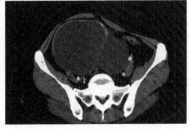
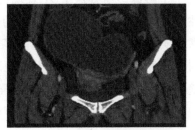

a. 轴位平扫　　　　　b. 轴位增强　　　　　c. 冠状位增强重组

图 8-42　女性盆腔 CT 图

【CT 报告示范】盆腔右后方可见较大低密度灶，呈多囊状改变，边界清晰，大小约 160mm×108mm×108mm，增强扫描囊壁及内隔可见强化，囊壁最厚处约 3mm，邻近结构受压移位。子宫受压向前移位，子宫腔、宫颈处及阴道未见明显异常病灶影。未见肿大淋巴结影，未见盆腔积液。

【影像印象】盆腔占位：考虑卵巢囊腺瘤。

【病例 2】患者，女，41 岁，下腹部胀痛，B 超发现盆腔巨大占位（图 8-43）。

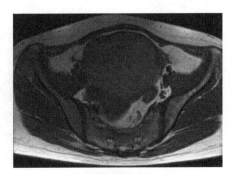
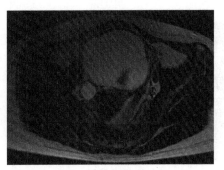

a.T1WI 轴位　　　　　　b.T2WI 轴位

图 8-43　女性盆腔 MRI 图

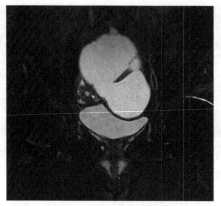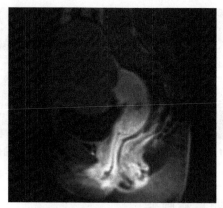

c.T2WI 冠状位脂肪抑制　　　　　　d.T1WI 矢状位脂肪抑制增强

图 8-43（续）　女性盆腔 MRI 图

【MRI 报告示范】盆腔内可见巨大囊性肿块，在 T1WI 上呈稍高信号，在 T2WI 脂肪抑制上呈高信号，大小约 8.0cm×8.6cm×10.6cm，呈多发状改变，其内可见多发分隔，部分可见壁结节，增强扫描包膜、分隔及壁结节可见强化；子宫大小形态尚可；膀胱顶部受压，边界清晰，信号未见异常；未见肿大淋巴结影，盆腔无积液。

【影像印象】盆腔占位：考虑卵巢黏液性囊腺瘤。

（九）卵巢癌

【影像诊断要点】CT 表现：盆腹腔内较大肿块，内有多发大小不等、形态不规则的低密度囊性部分，其间隔和囊壁厚薄不均，有明显呈软组织密度的实体部分。增强扫描，肿瘤的间隔、囊壁和实体部分发生明显强化。多伴有腹水。MRI 表现：①肿瘤表现为不规则的囊实性肿块，囊液因内容物不同，在 T1WI 上可表现为低至高信号，在 T2WI 上均显示为高信号；②囊内间隔和囊壁形态多不规则，Gd-DTPA 增强扫描可见强化，而囊液不强化。

【病例 1】患者，女，53 岁，下腹痛 4 天（图 8-44）。

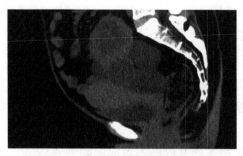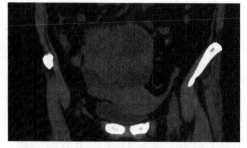

a.矢状位平扫重组　　　　　　　　b.冠状位平扫重组

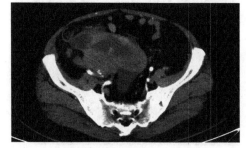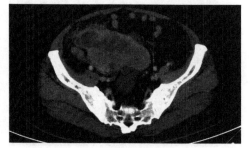

c.轴位增强动脉期　　　　　　　　d.轴位增强静脉期

图 8-44　女性盆腔 CT 图

【CT 报告示范】盆腔右侧见不规则软组织肿块影，密度不均匀，内含囊实性成分，边界不清，范围约 104mm×73mm。增强扫描呈不均匀明显强化，病变囊性部分无强化，向下与子宫底及子宫后壁分界欠清晰。子宫稍增大，腔内见片状积液密度影。未见明显肿大淋巴结影。余未见明显异常。

【影像印象】盆腔右侧肿块：考虑卵巢癌。

【病例 2】患者，女，63 岁，发现盆腔肿块 2 月余（图 8-45）。

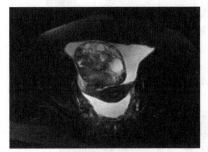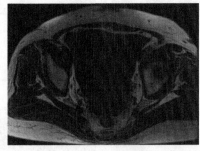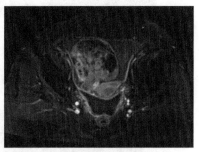

a.T2WI 脂肪抑制　　　　　　　　b.T1WI　　　　　　　　c.T1WI 脂肪抑制增强

图 8-45　女性盆腔 MRI 轴位图

【MRI 报告示范】右侧附件区可见一巨大囊实性肿块影，T1WI 呈稍低信号，T2WI 呈中等高信号，边界不清，较大层面约 77mm×127mm。增强扫描实质部分呈明显强化，囊性区无强化。子宫体积不大，增强无异常强化灶。腹盆腔可见大量液性信号影。腹膜后无肿大淋巴结影。

【影像印象】右侧卵巢癌并腹盆腔大量积液。

（十）卵巢囊性畸胎瘤

【影像诊断要点】卵巢囊性畸胎瘤由来自三个胚层的成熟组织构成，其中以外胚层组织为主。肿瘤内含皮脂样物质、脂肪、毛发，并可有浆液、牙齿或骨组织等。CT 表现：盆腔内可见边界清晰的混杂密度的囊性肿块，内含有脂肪、软组织和钙化。囊壁可局限性增厚，呈结节状突向腔内。少数囊性畸胎瘤无明确脂肪和钙化。增强软组织成分强化。MRI 表现：盆腔内混杂信号肿块。其特征是肿块内含有 T1WI 为高信号，T2WI 为中等高信号的脂肪信号灶，在频率饱和脂肪抑制上信号明显减低，且与皮下脂肪减低程度一致；有时可见液 - 液平面、壁结节和钙化形成的低信号区。

【病例 1】患者，女，19 岁，盆部疼痛 3 天，B 超发现盆腔占位（图 8-46）。

【CT 报告示范】左侧附件区可见一类圆形肿块影，密度不均，内可见极低密度影，CT 值约为 -96HU；亦可见斑块状高密度影，CT 值约为 236HU；肿块边界清晰，大小约 35mm×40mm。增强扫描实质部分呈中等程度强化。子宫形态及密度无异常。盆腔无积液，无肿大淋巴结影。

【影像印象】左侧卵巢畸胎瘤。

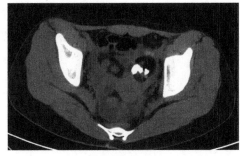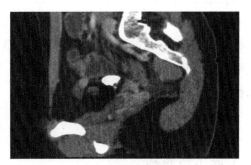

a. 轴位平扫　　　　　　　　　　b. 矢状位增强重组

图 8-46　女性盆腔 CT 图

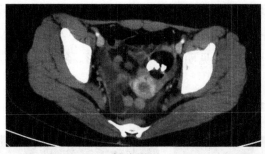

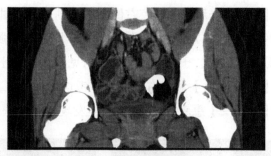

c. 轴位增强   d. 冠状位增强重组

图 8-46（续） 女性盆腔 CT 图

【病例 2】患者，女，51 岁，体检发现盆腔右侧占位（图 8-47）。

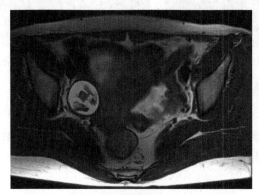

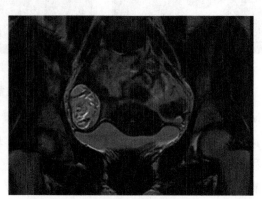

a. T1WI 轴位   b. T2WI 冠状位

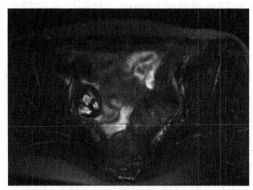

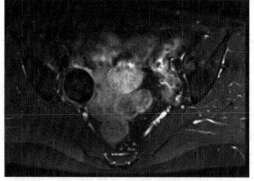

c. T2WI 轴位脂肪抑制   d. T1WI 轴位脂肪抑制增强

图 8-47 女性盆腔 MRI 图

【MRI 报告示范】右侧附件区可见一类圆形肿块影，信号不均，大部分组织 T1WI 呈高信号，T2WI 呈中等高信号，在 T2WI 脂肪抑制上呈低信号；其内可见斑片状软组织信号影，肿块边界清晰，大小约 31mm×36mm，增强扫描实质部分呈中等程度强化。子宫形态及密度无异常。盆腔无积液，无肿大淋巴结影。

【影像印象】右侧卵巢畸胎瘤。

三、肾上腺疾病

（一）肾上腺腺瘤

【影像诊断要点】CT 表现：单侧肾上腺类圆形或圆形肿块，边界清晰，与肾上腺侧支相连，大小多为 2~3cm，密度类似或低于肾实质。增强扫描，肿块呈轻至中度强化。同侧肾上腺残部和对侧肾上腺变小。MRI 表现：①瘤体呈圆形或椭圆形，边缘光整，瘤体在 T1WI 上与肝脏等信号，在 T2WI 上略高于肝脏，包膜完整。②若肿块内脂肪含量高，在 T1WI 上信号高于肝脏，在 T2WI 上信号与肝脏相近。③注射 Gd-DTPA 后，在早期大部分瘤体呈中等程度均匀强化，信号强度下降亦较快。

【病例 1】患者，女，39 岁，B 超发现右肾上腺占位（图 8-48）。

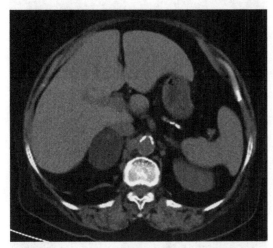

a.轴位平扫

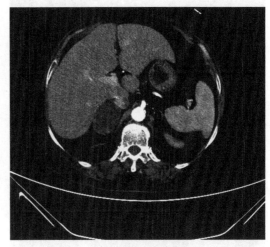

b.轴位增强动脉期

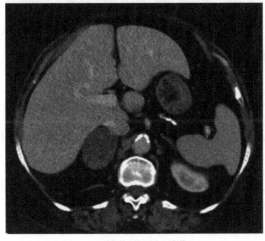

c.轴位增强门脉期

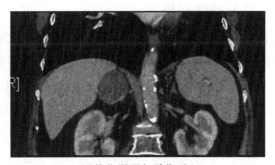

d.冠状位增强门脉期重组

图 8-48　肾上腺 CT 图

【CT 报告示范】右肾上腺区可见一类圆形低密度影，CT 值约为 -8HU，边界清晰，大小约为 39mm×51mm；增强扫描动脉期 CT 值约为 23HU，门静脉期 CT 值约为 20HU。左肾上腺未见明显异常。余未见明显异常。

【影像印象】右侧肾上腺腺瘤。

【病例 2】患者，女，38 岁，体检发现右侧肾上腺占位（图 8-49）。

【MRI 报告示范】右侧肾上腺内可见一类圆形异常信号灶，T1 呈中等信号，T2 呈稍高信号，内信号不均匀；病灶边界尚清晰，大小约为 4.0cm×5.1cm。增强扫描可见轻度不均匀强化。左侧肾上腺大小、形态及信号未见明显异常。

【影像印象】右侧肾上腺腺瘤。

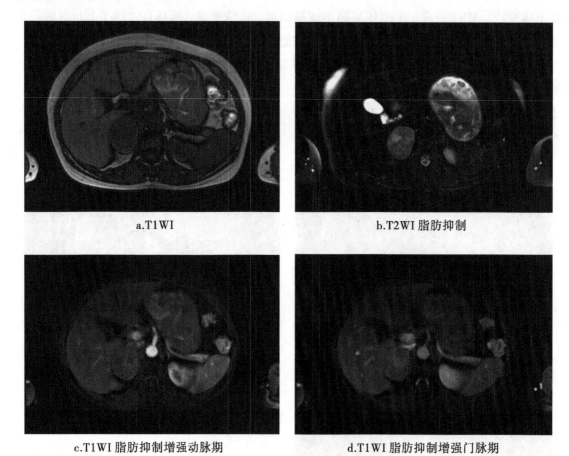

a.T1WI

b.T2WI 脂肪抑制

c.T1WI 脂肪抑制增强动脉期

d.T1WI 脂肪抑制增强门脉期

图 8-49 肾上腺 MRI 轴位图

（二）嗜铬细胞瘤

【影像诊断要点】嗜铬细胞瘤 90% 发生在肾上腺髓质，10%~15% 异位；单侧多见，右侧多于左侧，10% 多发，10% 可恶变；体积较大，多数大于 3cm，甚至达 10cm 以上；瘤体可有出血、坏死、囊腔形成。CT 表现：一侧肾上腺较大圆形或椭圆形肿块，密度不均甚至呈囊性改变。增强扫描，实性部分明显强化。MRI 表现：T1WI 呈低信号、T2WI 呈高信号，增强扫描呈显著强化，持续时间长。当瘤体大于 5cm、外形不规则、腹膜后淋巴结肿大时，提示恶变可能。

【病例 1】患者，男，35 岁，阵发性高血压（图 8-50）。

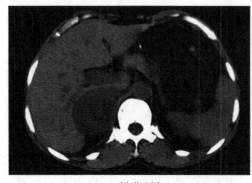
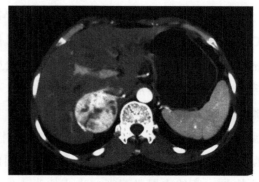

a.轴位平扫

b.轴位增强动脉期

图 8-50 肾上腺 CT 图

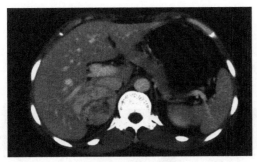
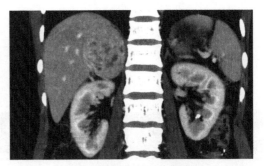

c. 轴位增强门脉期   d. 冠状位增强门脉期重组

图 8-50（续） 肾上腺 CT 图

【CT 报告示范】右肾上缘可见一类圆形软组织密度影，密度不均匀，边界清晰，大小约 3.4cm×3.2cm，增强扫描呈不均匀明显强化，其内低密度区无强化。肿块与周围组织分界清晰。左肾上腺及双肾未见异常改变，腹膜后无肿大淋巴结。

【影像印象】右侧肾上腺嗜铬细胞瘤。

【病例 2】患者，男，45 岁，阵发性头晕，血压波动范围大（图 8-51）。

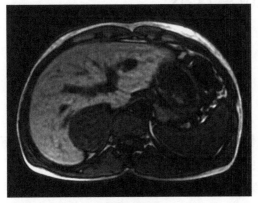
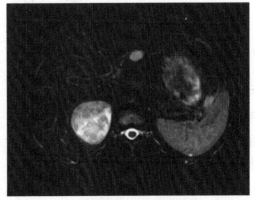

a. 轴位 T1WI   b.T2WI 轴位脂肪抑制

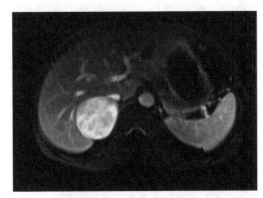
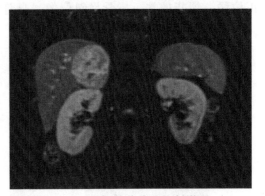

c.T1WI 轴位脂肪抑制增强   d.T1WI 冠状位脂肪抑制增强

图 8-51 肾上腺 MRI 图

【MRI 报告示范】右侧肾上腺区可见一类圆形异常信号灶，T1WI 呈稍低信号，T2WI 呈高信号，内信号不均匀；病灶边界清晰，大小约为 3.4cm×3.6cm。增强扫描可见不均匀明显强化。左侧肾上腺大小、形态及信号未见明显异常，所示双肾未见明显异常信号灶。

【影像印象】右侧肾上腺嗜铬细胞瘤。

第九章　骨骼肌肉系统

　　骨骼肌肉系统疾病首选的影像检查方法为 X 线检查。对于一些解剖结构比较复杂的部位或以显示软组织病变为主时，可优先考虑 CT 检查。MRI 的临床应用范围越来越多，在骨骼肌肉系统主要用于一些隐匿性骨折的诊断及关节软骨、纤维软骨（半月板、椎间盘等）、滑膜、韧带、肌腱的检查，对于骨及软组织良恶性肿瘤的鉴别亦具有重要价值。

第一节　检查技术

一、X 线检查

（一）手部

1. 手后前位

【摄影体位】受检者侧坐于摄影台前，被检侧肘部屈曲 90°，手指稍分开，手掌向下，平放于探测器上，第 3 掌骨远端置探测器中心（图 9-1a）。

【中心线】中心线对准第 3 掌骨头垂直射入探测器。

【照片显示】图 9-1b 显示全部掌、指骨及腕关节，第 3 掌指关节位于照片正中，第 2~5 掌、指骨呈正位像，拇指的掌、指骨呈斜位像，舟骨为轴位，豌豆骨与三角骨重叠，钩骨的钩突与体部重叠，其他骨的邻接面多有重叠。

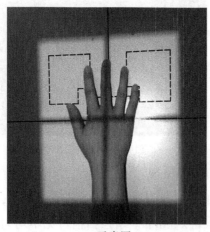 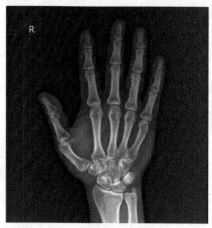

a. 示意图　　　　　　　　　　　　　　b. 显示图

图 9-1　手后前位摄影

2. 手侧位

【摄影体位】受检者坐于摄影台前，被检侧肘部屈曲90°，腕部及手指伸直，拇指位于其余四指前方，小指及第5掌骨紧贴探测器，使手掌垂直探测器，第5掌骨头位于探测器中心（图9-2a）。

【中心线】中心线经第2掌骨头垂直射入探测器。

【照片显示】图9-2b为手的侧位像，第2~5掌、指骨重叠。

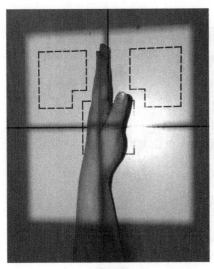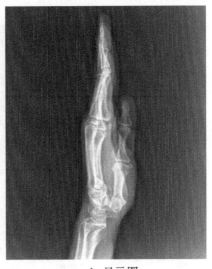

a. 示意图　　　　　　　　　　　　　　b. 显示图

图9-2　手侧位摄影

（二）腕部

1. 腕关节后前位

【摄影体位】受检者坐于摄影台前，被检侧手呈半握拳状或伸直，掌面向下，腕部置于探测器照射区中心（图9-3a）。

【中心线】中心线经尺桡骨茎突连线的中点垂直射入探测器。

【照片显示】图9-3b显示腕骨、掌骨基底部，尺骨及桡骨远端呈正位影像，各腕骨多有重叠，腕桡关节面清晰。

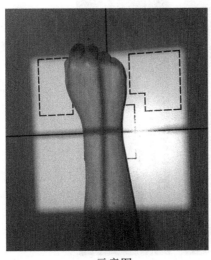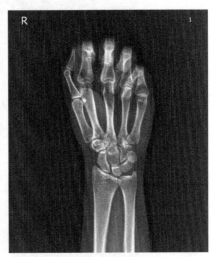

a. 示意图　　　　　　　　　　　　　　b. 显示图

图9-3　腕关节后前位摄影

2. 腕关节侧位

【摄影体位】受检者坐于摄影台前,掌内旋90°,将第5掌骨和尺骨紧贴探测器,尺骨茎突置于探测器中心(图9-4a)。

【中心线】中心线经桡骨茎突垂直射入探测器。

【照片显示】图9-4b为尺桡骨远端、腕骨和掌骨基底部侧位影像,腕骨多重叠,月骨显示较清晰,与桡骨组成的腕桡关节显示较好。

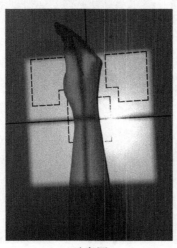 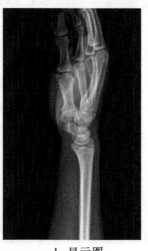

a. 示意图　　　　　　　　b. 显示图

图9-4　腕关节侧位摄影

(三)前臂

1. 前臂前后位

【摄影体位】受检者侧坐于摄影台一端,被检侧上臂抬高,前臂伸直。背侧向下平放探测器上。上端包括肘关节,下端包括腕关节(图9-5a)。

【中心线】中心线经前臂中部垂直射入探测器。

【照片显示】尺、桡骨基本分开且平行,仅近端桡骨粗隆部凸向尺侧,与尺骨少量重叠。远端尺桡关节与月骨稍有重叠。尺骨茎突居尺骨部远端,桡骨茎突位于桡侧(图9-5b)。

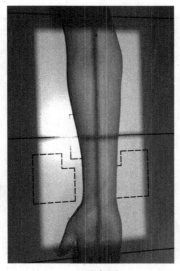 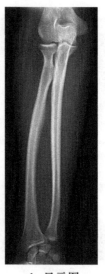

a. 示意图　　　　　　　　b. 显示图

图9-5　前臂前后位摄影

2. 前臂侧位

【摄影体位】受检者坐于摄影台一端，尺侧在下，肘部弯曲成90°，使前臂侧立探测器上，尽量使肩与肘部相平，上端包括肘关节，下端包括腕关节（图9-6a）。

【中心线】中心线经桡骨外侧面中点垂直射入探测器。

【照片显示】图9-6b为尺骨、桡骨、腕部、肘部及前臂软组织侧位影像，尺骨冠突与桡骨头有部分重叠。手掌垂直时，尺、桡骨远端约有1/3相重叠。手掌稍内旋时，尺、桡骨远端重叠减少，腕关节呈斜位像。

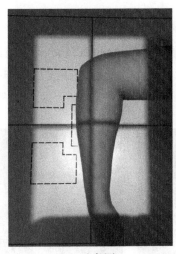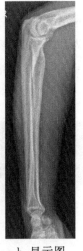

a. 示意图　　　　　　b. 显示图

图9-6　前臂侧位摄影

（四）上臂及肩部

1. 上臂前后位

【摄影体位】受检者仰卧，被检侧上肢伸直并略外展20°~30°，掌面向上，使肩、肘与台面平行，上臂中段居探测器中心，上下两端包括肩关节与肘关节（图9-7a）。

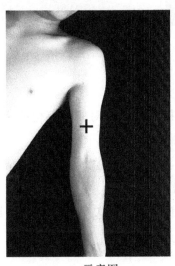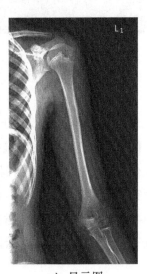

a. 示意图　　　　　　b. 显示图

图9-7　上臂前后位摄影

【中心线】中心线经上臂中点垂直射入探测器。

【照片显示】图9-7b为肱骨正位影像，大结节向外突出呈切线位，小结节与肱骨重叠，肱骨头向内上突出与肩胛骨关节盂组成关节。肱骨干皮质清晰，中段骨质粗糙处为桡骨三角肌隆突。近端呈肘关节正位像，关节间隙则显示略窄。

2. 上臂侧位

【摄影体位】受检者仰卧，被检侧上臂稍外展，屈肘呈90°，向内旋，手置腹前，将上臂内侧靠近探测器，使肱骨内、外上髁连线与探测器垂直，探测器上部包括肩关节，下部包括肘关节（图9-8a）。

【中心线】中心线经上臂中部垂直射入探测器。

【照片显示】图9-8b为肱骨侧位影像，肱骨的前面及背面呈切线位，内面与外面相重叠，皮质与髓质层次清晰，肱骨头下部与大结节重叠，上方圆球部与肩胛骨关节盂相接，远端显示肘关节侧位像。

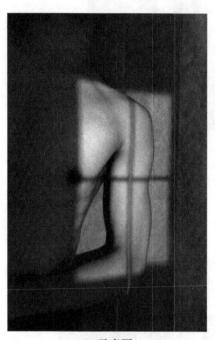

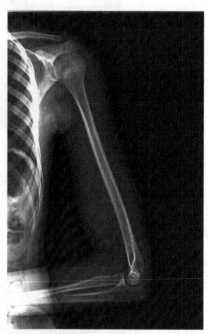

a.示意图　　　　　　　　　　　　　b.显示图

图9-8　上臂侧位摄影

3. 肩关节前后位

【影摄体位】受检者仰卧摄影台上或立于摄影架前，对侧肩部稍垫高。被检侧上肢伸直稍外展，掌面向前，探测器位于肩背部，喙突对准探测器中点（图9-9a）。

【中心线】中心线经喙突垂直射入探测器。中心线垂直投射的影像应包括肱骨上端，锁骨外部，肩胛骨的肩峰、喙突和关节盂。

【照片显示】图9-9b影像显示肩关节盂前后重叠，关节间隙清晰，肱骨外展时相接部分可相应上移，肱骨小结位于肱骨头外1/3处显示。

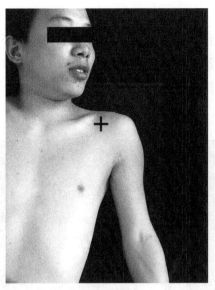
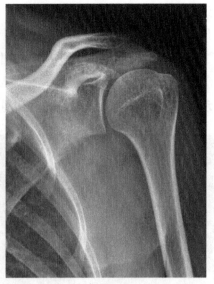

| a. 示意图 | b. 显示图 |

图 9-9　肩关节前后位摄影

（五）足部

1. 足正位

【摄影体位】受检者坐于摄影台上，患侧膝屈曲，足底平踏探测器相应曝光区，足趾包括在探测器内（图 9-10a）。

【中心线】①中心线经舟骰关节垂直射入探测器；②中心线经第 2~3 跖骨基底部之间，向跟部倾斜 10°。

【照片显示】图 9-10b 为足正位像，显示各趾骨、跖骨、骰骨、楔骨、舟骨、距骨的头部及跟骨的前外部。跖趾关节较清晰，其他关节往往显示不清。

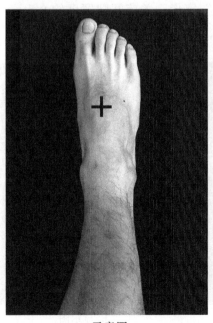
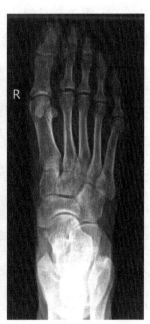

| a. 示意图 | b. 显示图 |

图 9-10　足正位摄影

2.跟骨侧位

【摄影体位】受检者以足侧位姿势坐于摄影台上，探测器置被检侧跟骨外缘下，跟骨隆突在探测器边缘的1cm内。双侧对照时，使足底相对置探测器上（图9-11a）。

【中心线】中心线经内踝下2cm处垂直射入探测器。

【照片显示】图9-11b为跟骨侧位像，跟骨、跟距关节、跟骰关节显示清晰。

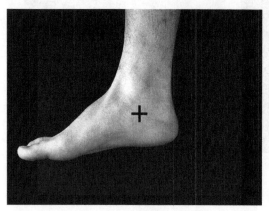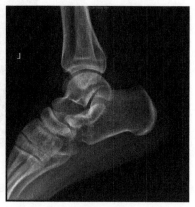

a.示意图　　　　　　　　　　　　b.显示图

图9-11　跟骨侧位摄影

（六）小腿及踝部

1.踝关节正位

【摄影体位】受检者坐摄影台上，被检下肢伸直，足尖向上并内旋10°~15°。小腿用沙袋固定，将内、外踝连线上1cm处置探测器中心（图9-12a）。若重点观察胫腓关节，可增大内旋角度至30°。

【中心线】中心线经内、外踝连线中点向上1cm处垂直射入探测器。

【照片显示】图9-12b踝关节呈倒"U"字形，关节间隙宽度约0.5cm，中部胫骨前后唇与关节间隙有淡的重叠影，胫腓关节稍有重叠，踝部软组织层次分明。

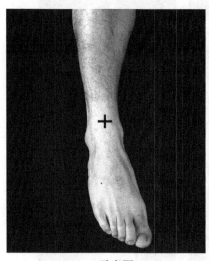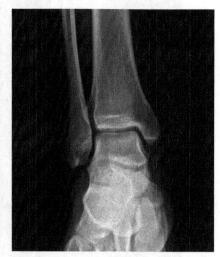

a.示意图　　　　　　　　　　　　b.显示图

图9-12　踝关节位摄影

2. 踝关节侧位

【摄影体位】受检者坐或侧卧摄影台上，被检下肢腓侧在下，屈膝，将外踝紧靠探测器，内踝上方 1cm 置于探测器中心（图 9-13a）。

【中心线】中心线经内踝上方 1cm 垂直射入探测器。

【照片显示】图 9-13b 为踝关节侧位像，内、外踝部分重叠，软组织层次清晰。

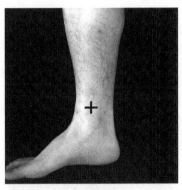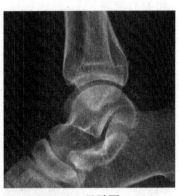

a.示意图　　　　　　　　　　　　　　　　b.显示图

图 9-13　踝关节侧位摄影

（七）股部及膝部

1. 膝关节前后位

【摄影体位】受检者坐摄影台上，患肢平直，足尖向上并稍内旋，使髌骨在上，居股骨内、外髁之间（图 9-14a）。探测器置膝部腘窝下，探测器中心对髌骨下缘。膝关节不能伸直者，可取侧卧水平投射或后前位。

【中心线】中心线经髌骨下缘垂直射入探测器，后前位时可使中心线对腘窝横折线中点。

【照片显示】图 9-14b 为膝关节正位像，显示股骨远端、胫腓骨近端，髌骨重叠于股骨两髁间。关节间隙、骨质纹理影像清晰。胫腓关节被胫骨遮挡。膝部软组织层次丰富。

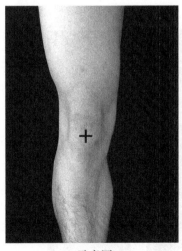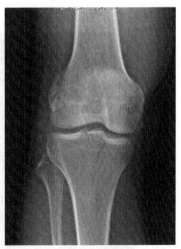

a.示意图　　　　　　　　　　　　　　　　b.显示图

图 9-14　膝关节前后位摄影

2. 膝关节侧位

【摄影体位】受检者被检侧在下，侧卧摄影台上，膝关节屈曲约呈 135°，对侧下肢置于患肢前方（图9-15a）。探测器放在腓侧，与下肢冠状面垂直。探测器中心平腘窝折线，髌骨在探测器缘2cm内。

【中心线】中心线经髌骨下缘与腘窝折线之中点垂直射入探测器。

【照片显示】图9-15b为膝关节侧位像。股骨两髁重叠，近片侧较对侧的影像放大较小。髌骨位于髁的前方，呈菱形。胫骨两髁重叠，形态后倾，胫骨粗隆为切线位向前突出。腓骨在胫骨后方，腓骨小头稍被遮挡。膝关节清晰。

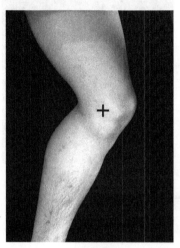
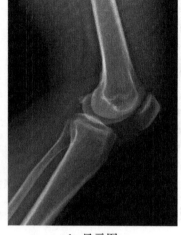

a.示意图　　　　　　　b.显示图

图9-15　膝关节侧位摄影

3.股部前后位

【摄影体位】受检者仰卧摄影台上，下肢伸直，足尖稍内旋，使髌骨水平向上（图9-16a）。探测器置于股骨下方，上缘包括股骨头，下缘包括膝关节。

【中心线】中心线经患部中点垂直射入探测器。

【照片显示】图9-16b为股部正位像。股骨头、颈、体、髁部的骨质，股部软组织形态、层次，均显示清晰。

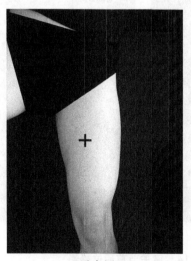
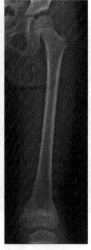

a.示意图　　　　　　　b.显示图

图9-16　股骨前后位摄影

4.股部侧位

【摄影体位】受检者仰卧摄影台上，对侧臀部垫高，身体向患侧旋转，使患肢股部外侧向下，膝部屈曲呈135°，髌骨呈内外垂直位（图9-17a）。探测器置于股部外侧，上缘包括股骨头，下缘包括膝关节。

【中心线】中心线经被摄部中点垂直射入探测器。

【照片显示】图9-17b为股骨头、颈、体、髁部与髌骨膝关节侧位影像，膝部的内、外髁难以全部重叠。软组织阴影层次清晰。

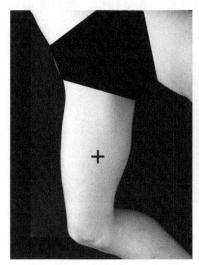

a.示意图　　　　　　　　b.显示图

图 9-17　股骨侧位摄影

（八）髋关节

1.髋关节前后位

【摄影体位】患者仰卧摄影台上，下肢伸直，被检侧腹股沟中点置摄影台中线上，足尖内旋20°，使两趾接触（图9-18a）。由同侧髂前上棘与耻骨联合上缘连线的中点，向外下作垂线，5cm处为髋关节定位点，此定位点对探测器中心。

【中心线】中心线经定位点垂直射入探测器。

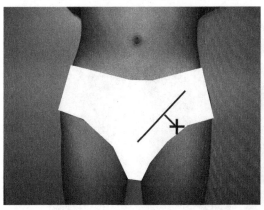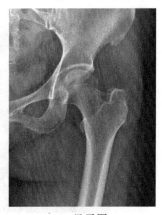

a.示意图　　　　　　　　b.显示图

图 9-18　髋关节前后位摄影

【**照片显示**】图 9-18b 为髋关节正位像，基本与股骨颈前后位相似。因中心线偏上，所以关节间隙清晰。关节周围应包括髂前上棘，大、小粗隆，股骨颈及其延续的一段股骨体，小骨盆内壁，耻骨，坐骨，闭孔（对小儿检查股骨头脱臼尤为必要）。

2. 髋关节侧位

【**摄影体位**】受检者仰卧摄影台上，健侧腿伸直，患侧膝关节、髋关节各屈曲 90°，使患侧外部靠近台面。摄影台中线对腹股沟处（图 9-19a）。

【**中心线**】中心线向头端倾斜 25°，经腹股沟中点射入探测器中心。

【**照片显示**】图 9-19b 为髋关节侧斜位像，股骨头、颈呈侧位，髋臼为斜位。

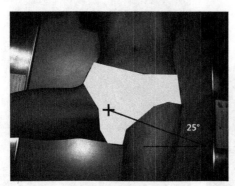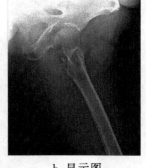

a. 示意图　　　　　　　　　　b. 显示图

图 9-19　髋关节侧位摄影

（九）肋骨

1. 膈上肋骨后前位

【**摄影体位**】受检者面对摄影架直立，身体矢状面与探测器垂直，双肘屈曲，手背放于髋上，两肩内收紧贴探测器（图 9-20a）。胸壁外缘在探测器缘内 3cm，探测器上缘超出肩部 5cm，下缘超出剑突 3cm。

【**中心线**】中心线经第 7 胸椎（肩胛下角水平）射入探测器。

【**屏气情况**】深吸气后屏气曝光。

【**照片显示**】图 9-20b 为肋骨正位像。可显示膈上 1~7 前肋与 1~10 后肋，肋骨从后向前下弯曲，肋横突关节显示不清，腋中线部弯曲重叠较多，肋软骨不显影（钙化者可显示）。

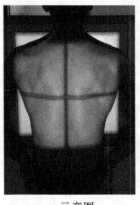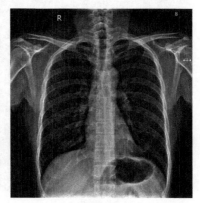

a. 示意图　　　　　　　　　　b. 显示图

图 9-20　膈上肋骨后前位摄影

2. **肋骨斜位**　分右前斜位和左前斜位。

【摄影体位】右前斜位（图9-21a）：受检者面向摄影架直立，两足分开，使身体站稳，右前胸壁紧贴探测器，右肘弯曲，手背置于髋部，左手上举抱头，左胸远离探测器，使身体冠状面与探测器呈35°~45°。探测器与照射野范围包括整个胸部。左前斜位体位相反。

【中心线】经第7胸椎体水平垂直射入探测器中心。

【屏气情况】膈上肋骨病变时深吸气后屏气曝光，膈下肋骨病变时深呼气后曝光。

【照片显示】图9-21b为右前斜位肋骨影像。左侧肋骨前部可避免与心脏重叠，便于观察左前肋病变；右侧肋骨后外部展平，肋骨颈部显示清晰，便于观察右后肋病变。

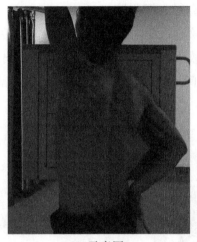 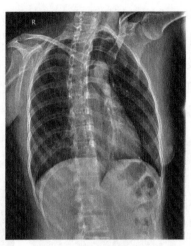

a.示意图　　　　　　　　　　　　　　b.显示图

图9-21　肋骨斜位摄影

（十）脊柱

1. 第3~7颈椎前后位

【摄影体位】受检者坐或立于摄影架前，面向球管，两臂下垂置于身旁，身体正中矢状面垂直台面或探测器，并与台面中线或探测器长轴中线重合，头稍向上仰，使听鼻线垂直台面（图9-22a）。探测器上缘包括外耳孔平面，下缘抵颈静脉切迹。

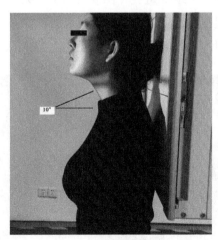 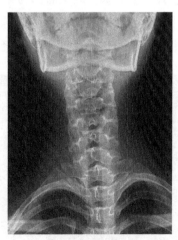

a.示意图　　　　　　　　　　　　　　b.显示图

图9-22　第3~7颈椎前后位摄影

【**中心线**】中心线向头端倾斜 10°，经甲状软骨射入探测器。

【**照片显示**】图 9-22b 为第 3~7 颈椎正位影像，第 1、2 颈椎因下颌骨遮挡而显示不清。第 3 颈椎至第 2 胸椎椎体和横突骨质清晰，棘突投影于正中线上，椎弓根呈轴位投影于椎体与横突相接处，横突向左、右突出。

2. 第 1、2 颈椎张口位

【**摄影体位**】受检者立于摄影架前，身体正中矢状面与台面垂直，头稍向上仰。口尽量张大，不能持久者衔以软木塞，使上颌切牙咬合面中点与乳突尖连线垂直于台面（图 9-23a）。上下切牙连线中点对探测器中心。

【**中心线**】中心线经上颌切牙咬合面中心垂直射入探测器。

【**照片显示**】图 9-23b 为寰椎与枢椎正位影像，显示在上、下牙列之间。因中心线垂直通过上颌切牙咬合面及枕骨下缘（与乳突尖平齐），故两者重叠，最大限度地显示出第 1、2 颈椎体。其影像为上颌牙列下可见齿突位于寰椎两侧块之间，寰椎的横突位于侧块的外部，其下方枢椎的骨质、棘突、椎弓及寰枢关节均清晰。

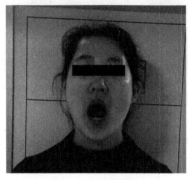
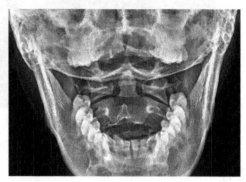

a. 示意图　　　　　　　　　　　　b. 显示图

图 9-23　第 1~2 颈椎张口位摄影

3. 颈椎侧位

【**摄影体位**】受检者侧立于摄影架前。下颌上仰使听鼻线与冠状面垂直，以避免下颌支部与上部颈椎重叠。两肩尽量下垂，避免肩部与第 6、7 颈椎重叠（图 9-24a），矢状面与探测器平行，探测器上缘包括外耳孔，下缘至胸骨柄颈静脉切迹。

【**中心线**】中心线与身体矢状面垂直，经甲状软骨处颈部前后缘中点射入探测器。

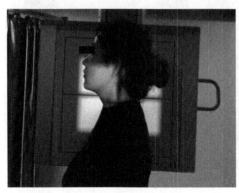
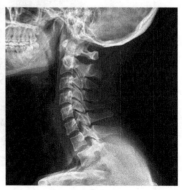

a. 示意图　　　　　　　　　　　　b. 显示图

图 9-24　颈椎侧位摄影

【照片显示】图9-24b为第1~7颈椎侧位影像，上部包括部分枕骨及下颌骨，前部包括喉部软组织及颈椎前后的其他软组织，椎体排列呈前弓形。各椎体左右缘重合，应无双缘出现，枕骨与寰椎间关节间隙清晰，第7颈椎与第1胸椎间隙应不被肩部遮挡。

4. 颈椎斜位

【摄影体位】受检者面向摄影架站立，左前斜位时面向右侧旋转，使冠状面与探测器台面呈45°。右前斜位时相反。颈椎长轴与探测器长轴平行，两肩下垂（图9-25a）。探测器上缘达枕外隆凸，下缘包括颈静脉切迹。

【中心线】中心线向足端倾斜15°，经第4颈椎（甲状软骨平面）射入探测器。

【照片显示】图9-25b为第1~7颈椎斜位影像。椎间孔呈椭圆状显示于椎体与棘突之间，其上缘为上位椎弓的下缘，其下缘为下位椎弓的上缘，其后缘为上、下关节突及其关节。

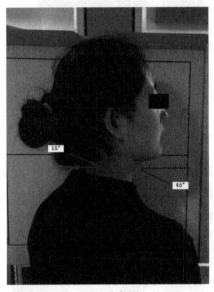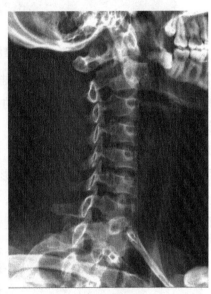

a. 示意图　　　　　　　　　　　b. 显示图

图9-25　颈椎斜位摄影

5. 腰椎前后位

【摄影体位】受检者仰卧摄影台上，身体正中矢状面垂直台面并与其中心重合，两髋关节及膝关节屈曲，双足踏台面上，使腰部靠近台面，减少其生理弯曲度。两臂伸直置身旁或上举过头（图9-26a）。探测器上缘包括第12胸椎，下缘包括上部骶骨。因腰部前后方向上厚、下薄，故应使上部对着X线管阴极。

【中心线】中心线经第3腰椎（脐上3cm处）垂直射入探测器。

【屏气情况】深呼气后屏气曝光。

【照片显示】图9-26b为第1~5腰椎正位影像。椎体排列于照片长轴中部，棘突重叠于其椎体中下部，横突伸向左右两侧，椎弓根呈轴位投影于横突内端，椎间隙清晰。

6. 腰椎侧位

【摄影体位】受检者侧卧摄影台上，两臂屈曲，向前上举起，分别抱头部两侧，两髋及膝屈曲，使侧卧位稳定，保持身体冠状面与台面垂直（图9-27a）。探测器上缘包括第12胸椎，下缘包括上部骶骨。

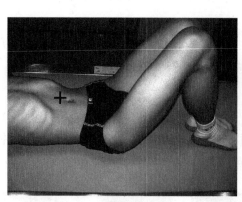
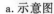
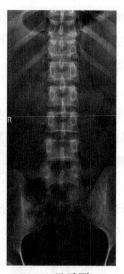

a. 示意图   b. 显示图

图 9-26　腰椎前后位摄影

【**中心线**】①脊柱较平者经第 3 腰椎垂直射入探测器。②脊柱向下弯曲者（侧弯者凸出侧向下），按脊柱倾斜方向，使中心线向距台面高的一侧（一般髋部较高）倾斜 5°~10°。腰椎侧位应使阴极端对应于下腰椎。

【**屏气情况**】深呼气后屏气曝光。

【**照片显示**】图 9-27b 为第 1~5 腰椎侧位影像。椎体投影为略扁方形，椎管位于椎体后缘，可见椎间孔，上下关节突重叠，横突与椎弓重叠，棘突伸向后方，各部骨质较清晰，椎体边缘锐利，关节间隙较宽而清晰，有的腰椎上部与肋骨稍重叠，第 5 腰椎与髂骨重叠。

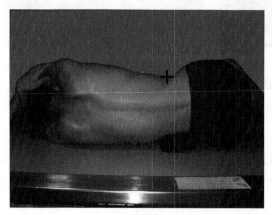
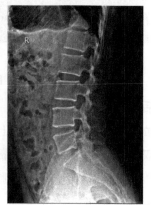

a. 示意图   b. 显示图

图 9-27　腰椎侧位摄影

7. 腰椎斜位

【**摄影体位**】受检者仰卧摄影台上，被检侧在下，使身体冠状面与台面呈 45°，髋及膝部屈曲支撑身体，头、背及骶部用棉垫支撑。棘突后缘垂直位于探测器中线外约 4cm 处。探测器上缘包括第 12 胸椎，下缘包括骶骨上部（图 9-28a）。

【**中心线**】中心线经第 3 腰椎垂直射入探测器。

【**屏气情况**】平静呼吸后屏气曝光。

【**照片显示**】图 9-28b 为腰椎斜位影像。椎体在前，其他部分在后，组成如"狗状"形态。

近片侧如"狗头"，横突投影为"嘴"，椎弓为"眼"，上关节突如"耳"，其下关节突如"前足"，远片侧的下关节突为"后足"，横突为"狗尾"，"狗颈"则为近片侧的椎弓峡部，"耳"与"前足"间的窄隙为近片侧的关节突关节间隙。

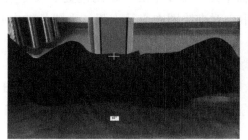
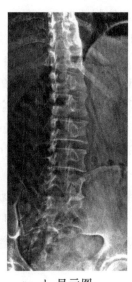

a.示意图　　　　　　　　　b.显示图

图 9-28　腰椎斜位摄影

二、CT 检查

1. **骨关节扫描**　根据不同部位、不同病变扫描层厚和层距可适当改变，一般用层厚 5~10mm，层距 5~10mm，根据需要做二维或三维图像重组。脊柱扫描（图 9-29）需使扫描层面与脊柱垂直。常规需照骨窗和软组织窗，一般骨窗宽 1000~1500HU，窗位 250~350HU；软组织窗宽 300~500HU，窗位 40~60HU。

2. **椎间盘扫描**　椎间盘扫描（图 9-30）时扫描层面需与椎间隙平行。颈椎间盘一般层厚和层距 2~3mm，腰椎间盘一般层厚和层距用 3~5mm。腰椎间盘扫描时，根据病变的好发部位，一般扫腰 3~4、腰 4~5 和腰 5~骶 1 三个椎间盘。椎间盘窗宽 500~700HU，窗位 50~80HU；骨窗宽 1000~1500HU，窗位 250~350HU。

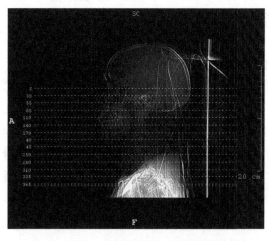
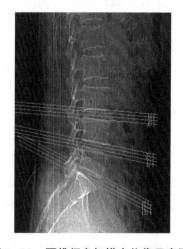

图 9-29　颈椎椎体扫描定位像示意图　　　　**图 9-30　腰椎间盘扫描定位像示意图**

三、MRI 检查

1.基本原则　根据病变性质及部位选择在主要优势方位上同层厚、同层间隔扫描的 2~3 个不同序列，主要用于定性诊断，辅以另外 2 个方位的 1~2 个序列，用于辅助定位诊断。骨骼、软骨、滑膜病变以质子脂肪抑制（PDWI-fs）、T2WI、T1WI、三维梯度回波序列组合为主，软组织病变以 fs-T2WI、T2WI、T1WI 序列组合为主。

2.上臂、前臂、大腿、小腿的 MRI 技术要点及要求

（1）线圈：四肢关节软线圈、正交线圈、心脏或体部相控阵线圈。

（2）体位：仰卧位，头先进。被检侧上肢尽量置于床中心（身体半侧卧于检查床偏外侧），定位中心对准线圈中心及上臂、前臂长轴中点、ROI 中心。单侧检查下肢尽量置于床中心，双侧检查身体位于床中心，脚尖向前，定位中心对准线圈中心及大腿、小腿长轴中心或 ROI 中心，线圈至少包含邻近 1 个关节。

（3）方位及序列：平扫轴面、矢状面及冠状面 fs-T2WI、T1WI，根据 fs-T2WI 序列，选择显示病变最佳的方位扫描 1 个方位即可，若见异常高信号，需要在同方位加扫 fs-T1WI；冠状面及矢状面 FOV 应包含 1 个邻近关节。增强扫描时，fs-T1WI 轴面、冠状面及矢状面均需扫描。静脉注射常规剂量钆对比剂。

（4）技术参数：小 FOV、薄层、高分辨率扫描，根据病变性质和部位选择以轴面为主（冠状面和矢状面为辅）或相反。轴面层厚 5.0~8.0mm，冠状面及矢状面层厚 ≤ 5.0mm，层间隔 ≤ 层厚 ×20%，矩阵 ≥ 288×224。

3.肩关节 MRI 技术要点及要求

（1）线圈：肩关节专用线圈、四肢关节软线圈或体部相控阵线圈。

（2）体位：仰卧位，头先进，被检侧肩关节对侧身体抬高 30°，使被检侧肩关节紧贴检查床并尽量位于床中心。定位中心对准线圈中心及肱骨头。

（3）方位及序列：平扫时，轴面快速自旋回波 PDWI-fs 或梯度回波 T2*WI 序列，扫描基线垂直于关节盂及肱骨长轴，扫描范围覆盖肩锁关节至关节盂下缘；斜冠状面 fs-T2WI 及 T1WI，扫描基线在轴面像上垂直于关节盂或平行于冈上肌腱长轴，范围包含肩关节软组织前后缘或病变区域；斜矢状面 PDWI-fs，扫描基线在轴面上平行于关节盂或垂直于冈上肌腱长轴，范围覆盖肱骨头外侧软组织至关节盂内侧或病变区域。增强扫描时，轴面、斜冠状面及斜矢状面 fs-T1WI 均需扫描。

（4）技术参数：薄层、高分辨率扫描。二维序列层厚 ≤ 4.0mm，层间隔 ≤ 层厚 ×10%，FOV（160~200）mm×（160~200）mm，矩阵 ≥ 256×224。

4.膝关节 MRI 技术要点及要求

（1）线圈：膝关节专用线圈或用软线圈包裹。

（2）体位：仰卧位，头先进或足先进。被检侧膝关节屈曲 10°~15°，使前交叉韧带处于拉直状态。定位中心对准线圈中心及髌骨下缘。

（3）方位及序列：平扫冠状面时使用 PDWI-fs 或轻度 fs-T2WI，扫描基线在轴面像上平行于股骨内、外侧髁后缘连线，在矢状面像上平行于膝关节上下长轴。扫描范围覆盖髌骨前缘至关节软组织后缘或病变 ROI；矢状面使用 T1WI 及 PDWI-fs 或轻度 fs-T2WI，扫描基线垂直于膝关节冠状面，扫描范围覆盖股骨内、外侧髁或膝关节软组织内外侧缘。轴面使用 PDWI-fs 或轻度 fs-T2WI，扫描基线平行于胫骨平台关节面，扫描范围覆盖髌骨上缘至腓骨小头或病变区域。如果常规矢状面显示交叉韧带不佳，可考虑加扫斜矢状面 PDWI-fs 或轻度 fs-T2WI，扫描基线在轴面上向前内方向倾斜 10°~15°，大致与股骨外髁外缘平行；如果主要观察关节软骨，也可加扫三维梯度回波 fs-T1WI 序列。增强扫描时，冠状面、斜矢状面、轴面 fs-T1WI 均需扫描。

（4）技术参数：扫描方位包括矢状面、冠状面及轴面，行小 FOV、薄层、高分辨率扫描（尤其是关节软骨、滑膜病变）。二维序列层厚 3.0~4.0mm，层间隔≤层厚 ×10%，FOV（160~200）mm×（160~200）mm，矩阵≥ 256×224。三维序列层厚 0.5~2.0mm，无间隔扫描，FOV（160~200）mm×（160~200）mm，矩阵≥ 288×256。fs-T2WI TE 40~60ms。

5. 踝关节 MRI 技术要点及要求

（1）线圈：踝关节专用线圈或用软线圈包裹。

（2）体位：仰卧位，足先进，被检侧踝关节脚尖向前。定位中心对准线圈中心及内外踝连线。

（3）方位及序列：平扫轴面轻度 fs-T2WI 或 PDWI-fs，扫描基线在矢状面上平行于踝关节间隙，在冠状面上平行于内、外踝连线，扫描范围覆盖胫腓关节至跟骨；冠状面 T1WI 及 PDWI-fs 或轻度 fs-T2WI，扫描基线平行于内、外踝的连线及胫骨长轴，扫描范围覆盖踝关节前后缘；矢状面 PDWI-fs 或轻度 fs-T2WI，扫描基线垂直于内、外踝连线及平行于胫骨长轴，扫描范围包含踝关节（内、外踝）。增强扫描时，轴面、冠状面及矢状面 fs-T1WI 均需扫描。

（4）技术参数：扫描方位以冠状面、矢状面为主，辅以轴面，行小 FOV、薄层、高分辨率扫描。二维序列层厚 3.0~4.0mm，层间隔≤层厚 ×10%，FOV（160~200）mm×（160~200）mm，矩阵≥ 256×224。三维序列层厚 0.5~2.0mm，无间隔扫描，FOV（160~200）mm×（160~200）mm，矩阵≥ 288×256。

第二节　正常表现

一、骨关节正常 X 线表现

（一）骨骼

骨质按照其结构分为密质骨和松质骨，密质骨有骨皮质和颅骨的内外板，松质骨由骨小梁组成，骨小梁间隙充以骨髓。X 线上小儿长骨由骨干、干骺端、骺板和骨骺四部分组成（图 9-31）；成人长骨由骨干和骨端两部分组成（图 9-32）。

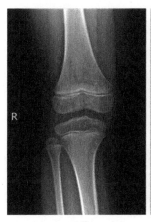 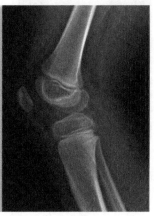 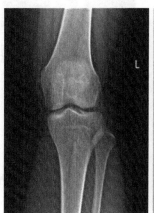 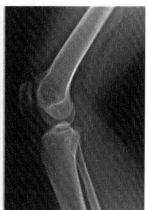

a. 正位	b. 侧位	a. 正位	b. 侧位

图 9-31　小儿膝关节 X 线片　　　　　**图 9-32　成人膝关节 X 线片**

1. **骨皮质** 为致密骨，X线表现为密度均匀的致密影。

2. **骨松质** 为骨小梁和骨髓构成，X线表现为细密的网状影，密度低于骨皮质。

3. **干骺端** 为骨干两端较粗大部分，主要由骨松质构成，X线表现为网状阴影。

4. **骺板** 为骨骺与干骺端间的软骨板，X线表现为横行透明的带状或线状阴影。

5. **骨膜** 在X线片上不能辨认。

（二）关节

X线片上滑膜关节由骨性关节面、关节间隙及关节囊构成。

1. **骨性关节面** X线片上的关节面为关节软骨深层的菲薄钙化带和其下方的薄层致密骨质。

2. **关节间隙** X线上关节间隙代表关节软骨和解剖上真正的关节腔。因此X线关节间隙宽度因年龄、部位而异，新生儿关节间隙较宽，随着年龄增长，间隙逐渐变窄，待骨骼发育完成，则同成人宽度。

（三）脊柱

（1）脊柱包括7个颈椎，12个胸椎，5个腰椎和骶尾椎及椎间盘，其中5个骶椎和4个尾椎分别连成骶骨和尾骨（图9-33）。

（2）每个椎骨分椎体和椎弓两部分，椎弓由椎弓根、椎弓板、棘突、横突和关节突组成，同侧上、下两个关节突组成椎间小关节。

（3）椎体间的椎间盘X线表现为横行透明影，称为椎间隙。

（4）脊柱侧位显示有4个生理弯曲：颈椎段前突、胸椎段后突、腰椎段前突、骶骨和尾骨向后突。

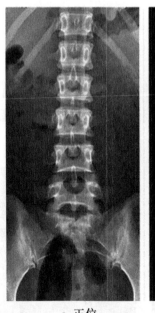 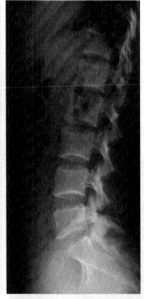

a. 正位　　　　　　　　　　b. 侧位

图9-33 腰椎正侧位X线片

二、脊柱正常CT表现（图9-34）

1. **脊柱骨质结构** 椎体和附件，用骨窗观察。表面的骨皮质表现为均匀致密线影，内部骨松质密度较低，且不均匀，其内可见骨小梁结构，有时可见低密度的椎基静脉的血管沟。

2. **椎间盘**　CT表现为与相邻椎体形态、大小一致、密度均匀的软组织影（80~120HU）。颈段：圆形，后缘平直；胸段：后缘深凹；腰段：后缘浅凹，腰 5/ 骶 1 后缘平直或稍后凸。

3. **椎管**　前壁为椎体、椎间盘、后纵韧带，后壁为椎板、黄韧带，侧壁为椎弓根、椎间孔。椎管前后径一般不小于 10mm。侧隐窝为神经根的通道，位于椎管前外侧，前后径大于 3mm。

4. **黄韧带**　软组织密度，正常厚度 2~4mm。

5. **椎骨内结构**　硬膜外脂肪、硬膜囊（硬脊膜和软脊膜包围形成的囊，内有蛛网膜下腔和脊髓）、脊髓、神经根（硬膜囊前外侧方的小圆形软组织密度影）。

6. **椎小关节**　上关节突在下关节突的前方，间隙 2~4mm。

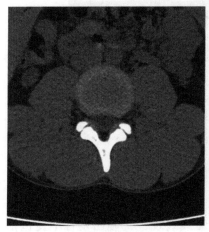 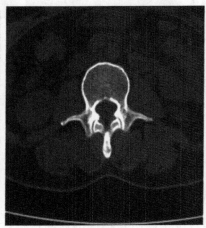 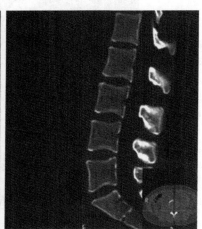

a. 椎间盘轴位　　　　　　　　　b. 椎体轴位　　　　　　　　c. 椎体矢状位 MPR 重组

图 9-34　腰椎 CT 影像显示图

三、骨关节结构的 MRI 表现

1. **骨皮质**　因骨皮质中自由水氢质子含量很少，用此在 MRI 上各序列均表现为低信号。

2. **骨髓**　在 T1WI 上黄骨髓的信号大致等于脂肪的信号，红骨髓信号介于皮下脂肪信号和肌肉信号之间。在 T2WI 上，红、黄骨髓信号相似，高于肌肉信号但低于水信号。

3. **关节软骨**　由软骨细胞、胶原纤维、水和蛋白多糖等成分构成。sE 序列 T1WI-fs 最好观察，呈高信号，此时关节积液呈等信号，软骨下骨板及骨髓为低信号。T1WI 及 PDWI 呈等信号，T2WI 呈相对低信号。

4. **滑膜**　正常较薄，常规难以显示。

5. **软组织**　关节盘、半月板、关节唇由纤维软骨构成，绝大多数序列呈低信号。正常肌腱在所有序列上均为低信号。韧带由于成分与肌腱组成相似，在所有序列上亦呈低信号。

6. **椎间盘**（图 9-35）　在 MRI 图像上 T1WI 呈较低信号，分不清髓核与纤维环；T2WI 除周边纤维环呈低信号外，均呈高信号。随着年龄的增长、椎间盘含水量减少，正常椎间盘在 T2WI 上信号逐渐降低。在 30 岁以上的患者中，大部分在 T2 矢状面图像上相当于椎间盘的中央可见到一呈水平走向的低信号，此为纤维组织所造成，属正常表现。椎间盘最外缘纤维环在 T1WI 和 T2WI 上均呈低信号，椎间盘的后缘及与其相贴的后纵韧带在信号上不能与其区别。

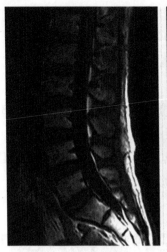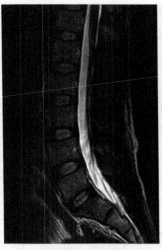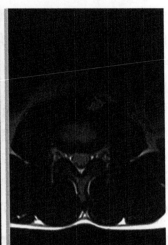

| a.T1WI 矢状位 | b.T2WI 矢状位 | c.T2WI 轴位 |

图 9-35 腰椎 MRI 图

第三节 常见病诊断

一、骨关节发育畸形

（一）先天性髋关节脱位

【影像诊断要点】股骨头是否位于髋臼是本病的诊断依据。X线表现：①髋臼发育不良包括髋臼与股骨头不匹配，髋臼位置异常和包容不充分；②股骨颈前倾角过大；③髋关节脱位。常用的评价方法有：Shenton 线、Perkin 方格等。CT 和 MRI 表现同 X 线，但在显示髋关节囊、圆韧带及髋臼窝内脂肪组织填充情况明显优于 X 线。

【病例】患者，男，2岁，步态异常就诊（图9-36）。

【X线报告示范】双侧髋臼窝变浅，髋臼顶部呈斜坡状改变，髋臼角增大，以左侧更为明显；左侧股骨头向外上方移位达髂前下棘水平；右侧股骨近端稍向外上方移位，Shenton 线不连续。左侧股骨头颈部较右侧细小，骨质密度未见异常；周围软组织内未见异常密度。

【影像印象】左髋关节完全性脱位，右髋关节半脱位。

（二）椎体融合

【影像诊断要点】X线、CT 及 MRI 表现：①先天性椎体融合又称阻滞椎，常见于腰椎和颈椎；②完全性椎体联合，椎间盘消失，联合的椎体高径不变或稍增加，前后径稍变短。

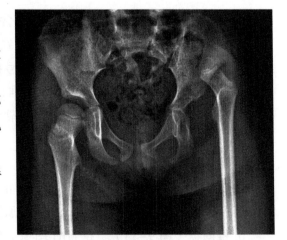

图 9-36 骨盆正位 X 线片

【病例】患者，女，34岁，颈部疼痛（图9-37）。

【X线报告示范】颈 3、4 椎体及附件融合，椎体前后径稍变窄，椎间隙基本消失，椎体高度无明显改变；各椎体骨质无破坏；颈 5、6 椎体前缘变尖，椎间隙前部可见小点状高密度灶；颈椎生理曲度变直。

【影像印象】①颈 3、4 先天性椎体融合；②颈椎退行性变。

（三）脊椎滑脱

【影像诊断要点】X 线表现：①绝大多数发生于第 5 腰椎；②测量方法很多，麦尔丁测量方法简单、实用，即腰椎侧位片上将骶椎上缘由后向前分为四等份，根据第 5 腰椎后下缘在骶椎上缘的位置，将脊椎滑脱分为四度；③真性滑脱伴椎弓峡部不连或缺损，斜位片显示"狗颈"不连。CT 和 MRI 均能清晰显示椎弓峡部不连。

【病例】患者，女，42 岁，下腰部疼痛不适（图 9-38）。

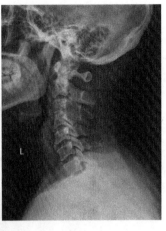

图 9-37　颈椎侧位 X 线片

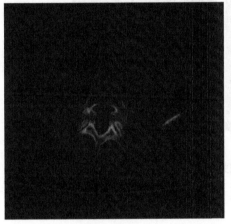

a. 轴位骨窗

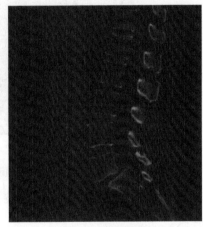

b. 矢状位骨窗

图 9-38　腰椎 CT 图

【CT 报告示范】腰椎生理曲度存在，椎体边缘可见唇样骨质增生。骨窗示腰 5 椎两侧椎弓峡部断裂形成假关节，边缘轻度增生硬化；MPR 矢状位重组显示腰 5 椎体向前移位约 1/4。

【影像印象】腰 5 双侧椎弓峡部裂并椎体向前 I° 滑脱；腰椎轻度骨质增生。

二、骨折

（一）Colles 骨折

【影像诊断要点】X 线表现：①桡骨远端距关节面 2~3cm 处的横向或粉碎性骨折，骨折线可波及关节面；②远侧断端向背侧移位，向掌侧成角；③常伴有尺骨茎突撕脱骨折和下尺桡关节分离。

【病例】患者，女，52 岁，不慎摔倒，右手掌撑地（图 9-39）。

【X 线报告示范】右桡骨远端折断，骨折远端向背侧稍移位，两断端向掌侧稍成角。右侧尺骨茎突骨质不连续。余所示诸骨未见骨折。右腕关节未见脱位，周围软组织稍肿胀。

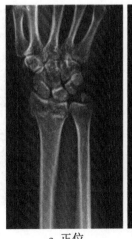
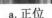
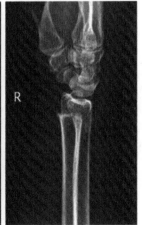

a. 正位　　　　　　b. 侧位

图 9-39　右腕关节正侧位 X 线片

【**影像印象**】右 Colles 骨折伴尺骨茎突撕脱骨折。

（二）儿童骨折

1. 青枝骨折

【**影像诊断要点**】X 线表现：在儿童，骨骼柔韧性较大，外力不易使骨质完全断裂，仅表现为局部骨皮质和骨小梁的扭曲，而看不见骨折线或只引起骨皮质发生褶皱、凹陷或隆突，即青枝骨折。

【**病例**】患者，男，14 岁，被摩托车撞伤左手（图 9-40）。

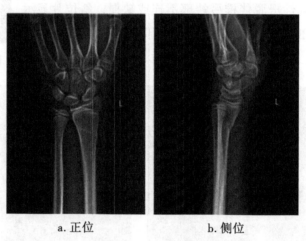

a. 正位　　　　　　　b. 侧位

图 9-40　左腕关节正侧位 X 线片

【**X 线报告示范**】左桡骨远段骨皮质褶皱，稍向背侧弯曲、变形。尺骨及腕关节未见异常。周围软组织稍肿胀。

【**影像印象**】左桡骨远段青枝骨折。

2. 骨骺分离

【**影像诊断要点**】X 线表现：①骨折发生在儿童长骨，由于骨骺尚未与干骺端结合，外力可经过骺板达干骺端而引起骨骺分离，即骺离骨折。②由于骨骺软骨不能显影，所以它的骨折线并不能显示，X 线片上只显示为骺线增宽或骺与干骺端对位异常。

【**病例**】患者，男，13 岁，骑自行车摔倒，右手掌着地（图 9-41）。

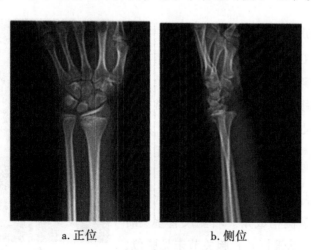

a. 正位　　　　　　　b. 侧位

图 9-41　右腕关节正侧位 X 线片

【X线报告示范】右桡骨远端骨骺相对干骺端向背侧移位，干骺端背侧局部骨皮质不连续，腕部软组织肿胀。余所示未见异常。

【影像印象】①右桡骨远端骨骺分离；②右桡骨远侧干骺端骨折。

（三）肱骨外科颈骨折

【影像诊断要点】X线表现：①肱骨外科颈部位横向或粉碎性骨折；②内收型表现肱骨干内收，内侧骨皮质重叠或嵌入，两断端形成向外成角畸形；③外展型表现肱骨干外展，外侧骨皮质重叠或嵌入，两端间形成向内成角畸形；④常合并肱骨大结节撕裂骨折。

【病例】患者，女，64岁，车祸撞伤左肩（图9-42）。

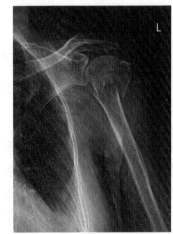

【X线报告示范】左肱骨外科颈见不规则骨折线，骨折两断端未见明显移位，稍向内侧成角；左肱骨大结节骨质不连续，稍向外上方移位，邻近软组织肿胀；左肩关节未见脱位；余所示诸骨未见明显异常。

【影像印象】左肱骨外科颈骨折伴肱骨大结节撕脱骨折。

（四）肱骨髁上骨折

【影像诊断要点】多见于10岁以下的小儿，其次为老年人。X线表现：①伸直型，多见于儿童，表现为远侧断端向背侧倾斜，致骨折向掌侧成角；②屈曲型，多见于老年人，表现为远侧断端向掌侧倾斜，致骨折向背侧成角；③常伴有旋转移位。

图9-42 左肩关节正位X线片

【病例】患者，女，5岁，玩耍时摔伤右肘（图9-43）。

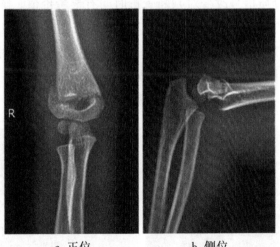

a. 正位　　　　b. 侧位

图9-43 右肘关节正侧位X线片

【X线报告示范】右肱骨髁上见不规则横向骨折线，骨折远侧断端稍向背侧移位、向掌侧成角，周围软组织肿胀。右肘关节未见脱位。

【影像印象】右肱骨髁上骨折。

（五）股骨颈骨折

【影像诊断要点】髋关节创伤中最常见的类型，多见于老年人。X线表现：①股骨颈头下、中部或基底部可见骨折线；②骨折断端错位或相互嵌入；③关节囊内骨折容易发生不愈合或股骨头缺血坏死。部分嵌入型骨折X线摄片显示不明显，可结合CT或MRI观察。

【病例】患者，女，58岁，不慎摔倒后不能站立（图9-44）。

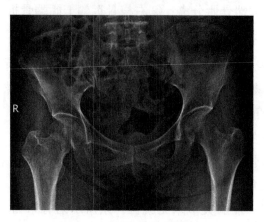

图9-44　骨盆正位X线片

【X线报告示范】右股骨颈骨质断裂，股骨颈缩短，骨折两断端相嵌入，两断端未见明显移位及成角。右髋关节未见脱位。余所示诸骨未见明显异常。

【影像印象】右股骨颈骨折。

（六）脊柱骨折

【影像诊断要点】X线、CT表现：①压缩或楔形骨折，表现为椎体前侧上部终板塌陷，骨皮质断裂，而后柱正常，致使椎体呈楔形；椎间隙正常。②爆裂骨折，椎体上和/或下部终板粉碎骨折；前中柱都受累，并有碎骨片突入椎管；可有椎板骨折，椎弓间距加大（后柱骨折）。MRI表现：除显示椎体形态改变外，骨质信号改变对判断骨折时间有参考价值。陈旧性骨折因脂肪沉积表现为T1WI及T2WI高信号，T2WI脂肪抑制无信号异常。而新发骨折则表现为T1WI呈中等低信号，T2WI呈中等高信号，T2WI脂肪抑制序列呈明显高信号。另外，MRI对显示椎体移位情况、椎管狭窄程度、脊髓及椎旁软组织损伤情况亦优势明显。

【病例1】患者，男，55岁，从高处坠下，腰痛就诊（图9-45）。

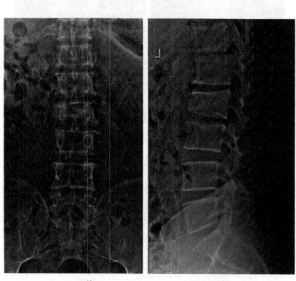

a. 正位　　　　　　　　b. 侧位

图9-45　腰椎正侧位X线片

【**X线报告示范**】腰椎生理曲度变直；第2腰椎椎体呈楔形，椎体前中部被压缩约1/3，椎体前缘骨皮质断裂；所示椎体边缘可见骨质增生，椎间隙未见明显变窄。椎旁软组织密度未见明显异常。

【**影像印象**】①第2腰椎压缩骨折；②腰椎骨质增生。

【**病例2**】患者，男，36岁，腰部外伤后畸形、疼痛及活动受限（图9-46）。

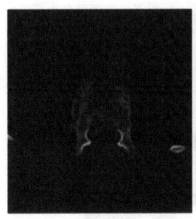 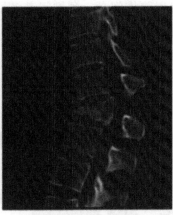 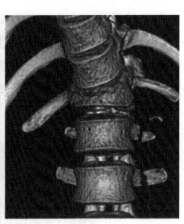

a.轴位骨窗　　　　　　　　b.矢状位骨窗　　　　　　　　c.VR

图9-46　腰椎CT图

【**CT报告示范**】脊柱胸腰段以胸12椎体为中心后凸畸形；胸12椎体变扁、椎体被压缩约3/4，可见多发骨折线，部分碎骨片突入椎管，相应平面椎管前后径约9mm。另可见腰1、腰2左侧横突骨质不连续，远端稍向外下方移位。

【**影像印象**】①胸12椎体爆裂骨折伴同平面骨性椎管狭窄；②腰1、腰2左侧横突骨折。

【**病例3**】患者，女，47岁，外伤后腰痛（图9-47）。

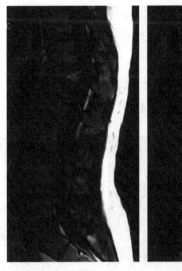 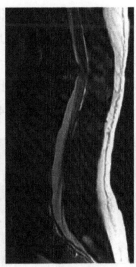 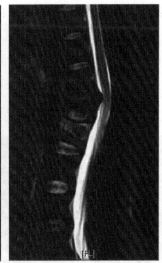

a.T1WI　　　　　　　　b.T2WI　　　　　　　　c.T2WI脂肪抑制

图9-47　腰椎MRI矢状位图

【**MRI报告示范**】胸腰段以腰1椎体为中心向后凸；腰1椎体呈楔形改变，椎体被压缩约4/5，T1WI及T2WI呈不均匀稍高信号，T2WI脂肪抑制信号未见明显异常，相应平面脊髓受压变形、信号未见异常。腰2椎体上部轻度压缩，局部骨质信号异常，T1WI呈中等低信号，T2WI呈不均匀稍高信号，T2WI脂肪抑制呈中等高信号。T2WI示腰4~5、腰5~骶1椎间盘信号减低并向后突出、约3mm，相应硬膜囊受压。余所示未见明显异常。

【影像印象】①腰2椎体新发压缩性骨折；②腰1椎体陈旧性压缩骨折伴脂肪沉积；③腰4~5、腰5~骶1椎间盘变性并向后突出。

（七）椎间盘突出

【影像诊断要点】椎间盘突出以腰椎间盘、颈椎间盘多见，根据突出位置可分为后正中型、后外侧型、外侧型、韧带下型和游离型。X线平片表现无特异性。CT检查直接征象是突出于椎体后缘的局限性软组织密度影；间接征象是硬膜外脂肪层受压、变形甚至消失，硬膜囊受压和一侧神经根受压。MRI能更好地显示椎间盘突出的类型、程度，以及硬膜囊、脊髓及神经根受压情况。

【病例1】患者，男，34岁，腰痛，直腿抬高试验阳性（图9-48）。

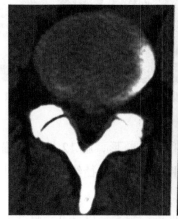 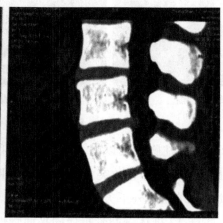

a.轴位　　　　　　　　　　　　　b.矢状位重组

图9-48　腰椎间盘CT图

【CT报告示范】腰椎生理曲度存在，椎序连续，腰4椎体前上缘可见唇样骨质增生影。腰4~5椎间盘向正后方突出约5mm，硬膜囊前缘受压，椎管前后径变窄约11mm。黄韧带无肥厚，腰椎小关节清晰。所示椎旁软组织未见异常。

【影像印象】①腰4~5椎间盘向正后方突出；②腰4前上缘轻度骨质增生。

【病例2】患者，男，38岁，腰痛并右下肢麻木（图9-49）。

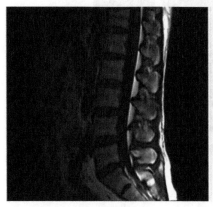 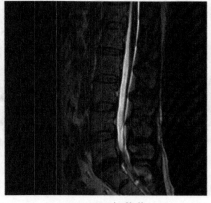 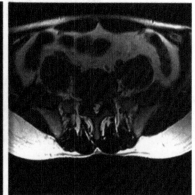

a.T1WI 矢状位　　　　　　　b.T2WI 矢状位　　　　　　　c.T2WI 轴位

图9-49　腰椎 MRI 图

【MRI 报告示范】腰椎生理曲度变直，椎体大小、形态及信号未见异常。T2WI 示腰 5~骶 1 椎间盘信号减低，腰 5~骶 1 椎间盘向右后外侧突出、约 4.5mm，同层面硬膜囊受压，腰 5~骶 1 右侧椎间孔及侧隐窝变窄、神经根受压，椎管未见明显狭窄。腰椎小关节及椎旁软组织信号未见异常。

【影像印象】腰 5~骶 1 椎间盘变性并向右后外侧突出。

三、关节创伤

（一）肩关节脱位

【影像诊断要点】肩关节脱位以前脱位最多见。X 线、CT 表现：①肱骨头与肩胛盂分离；②肱骨头向喙突下、锁骨下或关节盂下移位；③常合并肱骨大结节撕脱骨折。

【病例】患者，男，28 岁，打球时撞伤致右手臂不能动弹（图 9-50）。

【X 线报告示范】右侧肱骨头向前内下方移位，脱出关节盂。余显示诸骨未见明显异常。

【影像印象】右肩关节前下脱位。

（二）肘关节脱位

【影像诊断要点】肘关节脱位常为后脱位。X 线表现：①肘关节分离，结构紊乱；②尺桡骨上端向前或后外方移位；③前脱位同时伴有尺骨鹰嘴骨折。

【病例】患者，女，44 岁，坐摩托车摔伤右肘（图 9-51）。

【X 线报告示范】右肘关节分离，尺桡骨相对肱骨向后上方移位；所示诸骨未见明显骨折征象，周围软组织内未见异常密度影。

【影像印象】右肘关节后脱位。

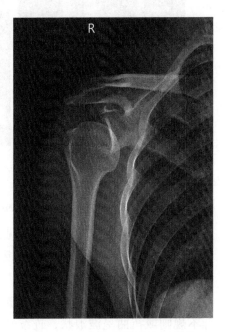

图 9-50 右肩关节正位 X 线片

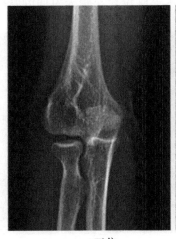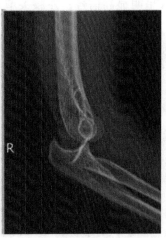

a. 正位　　　　　　　　b. 侧位

图 9-51 右肘关节正侧位 X 线片

（三）半月板、韧带及肌腱损伤

1. 半月板损伤

【影像诊断要点】MRI表现：①形态异常，正常半月板的三角状或领结状形态消失。②信号异常，正常半月板在一般序列都呈低信号，若半月板内出现线形高信号影延伸至其表面，且在两个扫描方位以上均可见，则诊断半月板撕裂；而线形或球形高信号影未延及其表面，则提示半月板变性。

【病例】患者，男，37岁，右膝关节疼痛不适（图9-52）。

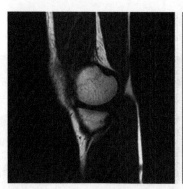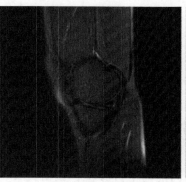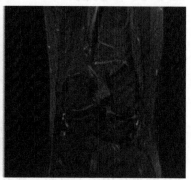

a.T1WI 矢状位　　　　　　b.PDWI-fs 矢状位　　　　　　c.PDWI-fs 冠状位

图9-52　右膝关节 MRI 图

【MRI 报告示范】右膝内侧半月板后角见线形高信号影与关节面相连；所示韧带、肌腱及关节骨质形态、信号未见异常；未见关节积液；周围肌肉未见异常信号。

【影像印象】右膝内侧半月板后角撕裂。

2. 韧带撕裂

【影像诊断要点】MRI 为首选影像学方法，表现韧带局限性或弥漫性增厚、显示不清晰、轮廓不规则或扭曲呈波浪状，连续性中断。在 T2WI 或 PDWI-fs 呈局灶性或弥漫性高信号。

【病例】患者，女，38岁，左膝关节外伤后肿胀、疼痛，伴活动障碍（图9-53）。

【MRI 报告示范】左膝前交叉韧带前下部连续性中断，断裂处 T1WI 呈稍低信号、PDWI-fs 信号明显增高；左侧股骨髁及胫骨髁可见少许斑点状 T1WI 稍低信号灶、PDWI-fs 呈中等高信号，骨皮质信号连续；左膝关节半月板形态及信号未见异常；左膝关节腔内及髌上囊可见积液，T1WI 呈稍低信号，PDWI-fs 呈明显高信号；左膝关节未见脱位；左膝关节周围软组织稍肿胀。

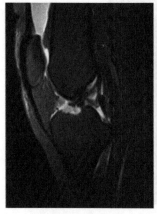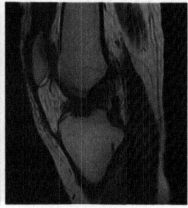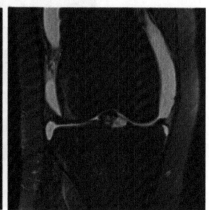

a.PDWI-fs 矢状位　　　　　b.T1WI 矢状位　　　　　　c.PDWI-fs 冠状位

图9-53　左膝关节 MRI 图

【影像印象】①左膝前交叉韧带前下部撕裂；②左股骨髁及胫骨髁少许骨挫伤；③左膝关节腔及髌上囊积液。

3. 肌腱断裂

【影像诊断要点】MRI 为首选影像学方法，影像表现基本同韧带断裂；表现肌腱局限性或弥漫性增厚、显示不清、轮廓不规则或扭曲呈波浪状，连续性中断。在 T2WI 或 PDWI-fs 呈局灶性或弥漫性高信号。

【病例】患者，男，18 岁，剧烈运动后左跟部疼痛，不能做足踝运动、站立及行走（图 9-54）。

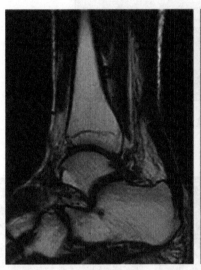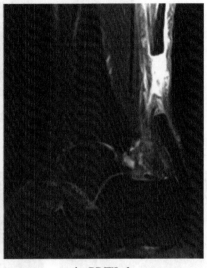

a. T1WI　　　　　　　　　　　b. PDWI-fs

图 9-54　左踝关节 MRI 矢状位图

【MRI 报告示范】左跟腱连续性中断，两断端回缩、间隙约 37mm，局部被异常信号填充，T1WI 呈稍高信号、PDWI-fs 信号呈明显增高；邻近软组织肿胀；所示诸骨形态及信号未见异常；左踝关节无脱位。

【影像印象】左跟腱断裂。

四、骨坏死

（一）成人股骨头缺血性坏死

【影像诊断要点】X 线表现：早期股骨头形态正常，内部可有斑点状密度增高区，局部骨小梁结构模糊，以股骨头前上方多见。中晚期股骨头碎裂、变形，碎骨片间呈形态不整的囊状低密度区。晚期正常骨结构消失，代之以斑片状骨质增生硬化，骨性关节面塌陷，其下方出现透亮带。CT 检查主要用于明确 X 线平片阴性或可疑的股骨头缺血坏死征象。MRI 能显示平片无明显异常的早期股骨头坏死，表现为股骨头前上部边缘的异常条带影，T1WI 上为低信号，T2WI 可表现为低信号或内高外低两条并行信号带，即"双线征"，为较特异性诊断征象。

【病例 1】患者，男，40 岁，右髋疼痛，活动受限（图 9-55）。

【X 线报告示范】右侧股骨头见地图样骨质密度异常区，骨小梁模糊，周边见不规则走行硬化带，其内部可见不规则低密度区，未见明确股骨头塌陷征象；左侧股骨头形态及密度未见异常；双侧髋关节间隙及邻近软组织未见异常。

【影像印象】右侧股骨头缺血性坏死。

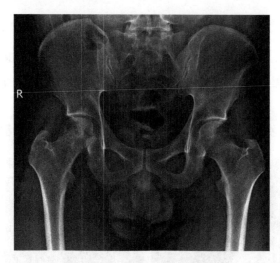

图 9-55　骨盆正位 X 线片

【病例 2】患者，男，50 岁，长期大量饮酒，双髋疼痛，跛行（图 9-56）。

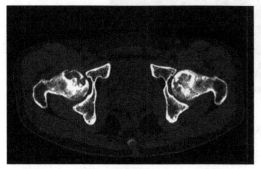

a. 轴位骨窗

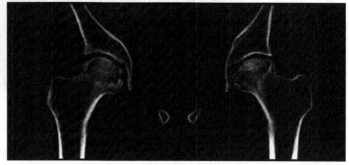

b. 冠状位骨窗

图 9-56　骨盆 CT 图

【CT 报告示范】双侧股骨头变扁，前上方塌陷，股骨头骨质呈不均匀高、低混杂改变，骨小梁显示模糊，部分呈磨玻璃样改变；双侧髋关节间隙稍变窄。余组成骨盆各骨及软组织未见异常。

【影像印象】双侧股骨头缺血性坏死。

【病例 3】患者，男，54 岁，左髋疼痛、不适（图 9-57）。

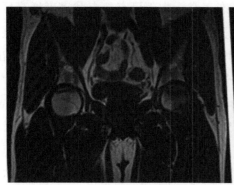

a.T1WI

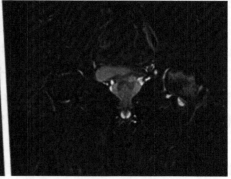

b.T2WI 脂肪抑制

图 9-57　双髋关节 MRI 冠状位图

【MRI报告示范】左股骨头形态欠规则、表面毛糙，外上部可见不规则T1WI低信号，T2WI脂肪抑制呈高信号，累及关节面；股骨头颈部骨质内可见散在片状T1WI稍低信号，T2WI脂肪抑制呈高信号，边缘模糊；左髋关节可见少量积液，外上部间隙稍变窄。右股骨头外上方可见线样T1WI低信号，T2WI脂肪抑制呈高信号，边界清晰，未见累及关节面；右髋骨未见异常。

【影像印象】①左侧股骨头坏死（Ⅲ期）；②右侧股骨头坏死（Ⅰ期）。

（二）胫骨结节骨软骨病（Osgood-Schlatter病）

【影像诊断要点】①好发于10~15岁男性；②早期局部软组织肿胀，以髌韧带的增大、增厚为特征；③胫骨结节骨质密度不均匀、密度增高、碎裂、分离。

【病例】患者，男，14岁，左膝关节外伤后疼痛1个月，胫骨前部软组织轻度肿胀，压痛明显（图9-58）。

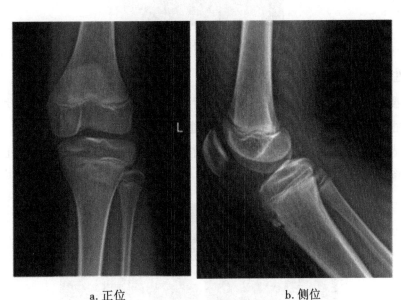

a.正位　　　　　　　　　　　　b.侧位

图9-58　左膝关节正侧位X线片

【X线报告示范】左胫骨结节密度不均匀增高，呈碎裂状，前方软组织肿胀；余所示诸骨未见明显异常；左膝关节间隙未见异常。

【影像印象】左胫骨结节骨软骨病。

五、骨髓炎

（一）急性化脓性骨髓炎

【影像诊断要点】X线表现：①发病7~10天后，主要表现为软组织肿胀，可出现局限性骨质疏松；②进展期呈虫蚀样骨质破坏，死骨形成、骨膜新生骨，并伴破坏区周围骨质增生。CT检查能发现X线片不能显示的小破坏区、小的死骨。MRI在显示骨髓水肿和软组织肿胀方面具有明显的优势，病灶一般在T1WI上呈低或中等信号，在T2WI上呈不均匀高信号，死骨呈低信号。

【病例】患者，男，15岁，左大腿疼痛，软组织肿胀，皮肤温度增高（图9-59）。

【X线报告示范】左股骨干见散在溶骨性骨质破坏区，骨皮质连续，边缘可见条带状骨膜增生，病变区软组织肿胀，左膝关节未累及。

【影像印象】左股骨急性化脓性骨髓炎。

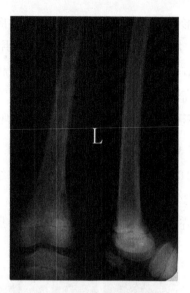

图 9-59　左股骨正侧位 X 线片

（二）慢性化脓性骨髓炎

【**影像诊断要点**】X 线、CT 表现：慢性化脓性骨髓炎的特点为广泛的骨质增生、脓腔和死骨存在。MRI 可以很好地显示炎性组织、脓肿、窦道或瘘管。

【**病例**】患者，男，42 岁，右胫腓骨骨折，行胫骨内固定术后，内固定器已取出，左小腿肿胀不适、流脓（图 9-60）。

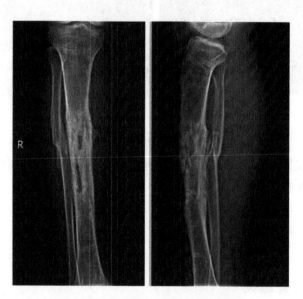

图 9-60　右胫腓骨正侧位 X 线片

【**X 线报告示范**】右胫骨可见多处退螺钉隧道影，边缘骨质硬化；右胫骨中段骨质密度不均匀增高，其内可见多发骨质缺损区，部分内可见小条状高密度影，周边骨皮质增厚，周围软组织稍肿胀；右腓骨中上段局部形态不规则，骨质密度稍增高。

【**影像印象**】①右胫骨中段慢性骨髓炎，右胫骨内固定取出术后状；②右腓骨中上段陈旧性骨折、畸形愈合。

六、脊柱结核

【影像诊断要点】X 线表现：①椎体骨质破坏、压缩呈楔形；②椎间隙变窄或消失；③脊柱后突或侧弯畸形；④椎旁冷脓肿形成。CT 显示椎体及附件的骨质破坏、死骨和椎旁脓肿优于 X 线平片。MRI 对显示脊柱结核病灶骨质破坏及其累及范围具有明显优势，能发现 X 线、CT 表现无异常的早期结核灶，对观察软组织改变和向椎管内侵犯优于 CT，病灶在 T1WI 呈低信号，T2WI 多呈混杂信号，增强扫描多呈不均匀环形强化。

【病例 1】患者，男，18 岁，背部不适，低热（图 9-61）。

【X 线报告示范】胸 10~11 椎间隙变窄，邻近椎体见不规则骨质破坏区，边缘不清，椎旁见软组织肿物影，呈弧形向两侧突出。余所示未见明显异常。

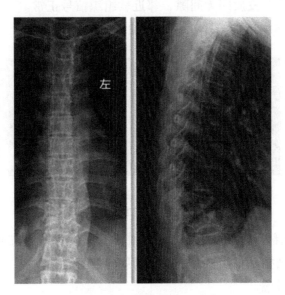

图 9-61　胸椎正侧位 X 线片

【影像印象】胸 10~11 椎体结核并椎旁冷脓肿形成。

【病例 2】患者，女，20 岁，既往有肺结核病史，现腰痛、腹胀半年余（图 9-62）。

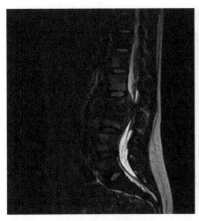 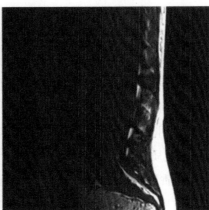 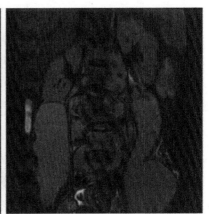

a.T2WI 矢状位　　　　　　　　b.T1WI 矢状位　　　　　　　　c.T2WI 冠状位脂肪抑制

图 9-62　腰椎 MRI 图

【MRI 报告示范】胸 12~ 腰 5 椎体信号异常，T1WI 呈不均匀等信号、低信号，T2WI 呈不均匀高信号；腰 2~3 椎间盘破坏、椎间隙消失，邻近椎体骨质破坏，椎旁见不均匀 T1WI 等、低信号，

T2WI 不均匀高信号灶，腰 2、腰 3 椎体平面硬膜囊受压变形，椎管变窄。双侧腰大肌内见囊状异常信号，T1WI 呈不均匀低信号，T2WI 呈明显高信号，向盆腔内蔓延；所示脊髓信号未见异常。

【影像印象】胸 12~腰 5 脊椎结核（以腰 2、腰 3 为著）并椎旁冷脓肿形成。

七、骨肿瘤及肿瘤样病变

（一）骨瘤

【影像诊断要点】X 线、CT 表现：①好发于颅骨、颌骨，多见于颅骨外板和鼻窦壁；②一般单发，多为致密型，表现为半球形、分叶状边缘光滑的高密度影，内部骨结构均匀密实，基底与颅骨外板或骨皮质相连。MRI 表现：致密型骨瘤在 T1WI 和 T2WI 上均呈边缘光滑的低信号或无信号影，与邻近骨皮质一致，与宿主骨皮质间无间隙，邻近软组织信号正常。

【病例】患者，女，48 岁，鼻部不适多年，加重 1 天（图 9-63）。

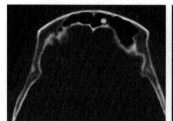 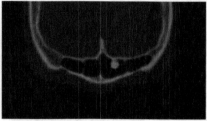 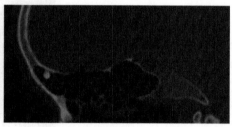

a.轴位　　　　　　　　　　b.冠状位　　　　　　　　　　c.矢状位

图 9-63　颅骨 CT（骨窗）图

【CT 报告示范】左侧额窦上壁可见球形致密影，密度与邻近骨皮质一致，直径约 12mm，突入窦腔，边界清晰，邻近结构未见异常；余所示未见异常密度。

【影像印象】左额窦骨瘤。

（二）骨样骨瘤

【影像诊断要点】X 线、CT 表现：①多见于 30 岁以下青少年，多发生于长管状骨骨干皮质内，以胫骨、股骨多见，85% 发生在骨皮质；②肿瘤多有圆形或卵圆形透亮区即为瘤巢，直径一般小于 1.5cm，常可见瘤巢内的钙化或骨化影；③位于骨皮质时，周围骨质硬化明显，往往超过瘤巢本身较多。MRI 表现：瘤巢表现为单发、直径 <2cm 的圆形或椭圆形异常信号区，在 T1WI 上呈等信号、低信号，T2WI 上呈等信号、高信号，STIR 序列 T2WI 上呈明显高信号；瘤巢内钙化或骨化影在所有序列中均呈低信号，瘤巢边缘见环形线样低信号，边界清晰，边缘光整，在 T2WI 及 STIR 上可呈特征性的"牛眼征"。

【病例】患者，女，16 岁，近 3 个月来，行走时右髋部轻度疼痛，夜间较明显（图 9-64）。

【CT 报告示范】右股骨上段内侧骨皮质内可见椭圆形低密度灶，大小约 10mm×12mm×12mm，其中央小点子骨样密度影，边缘骨皮质明显增厚。右侧髋关节可见铸型低密度影，CT 值约为 12HU；周围软组织内未见异常密度灶；余所示结构未见异常。

【影像印象】①右股骨上段内侧骨皮质内骨样骨瘤；②右侧髋关节积液。

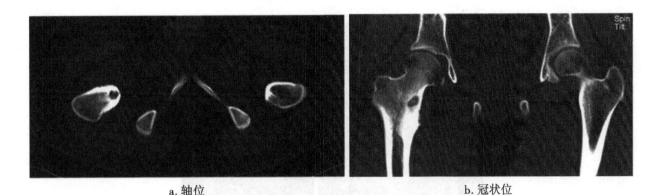

a.轴位　　　　　　　　　　　　　　　　　b.冠状位

图 9-64　髋关节 CT（骨窗）图

（三）骨肉瘤

【影像诊断要点】骨肉瘤常见于 20 岁以下年轻人，好发于长骨干骺端，尤其是股骨远端和胫骨近端。X 线、CT 表现：①骨质破坏；②肿瘤骨，可呈云絮状、象牙状、针状，是骨肉瘤的本质表现；③肿瘤软骨钙化，表现为小点状、环形或半环形钙化影；④骨膜新生骨和骨膜三角；⑤软组织肿块。以 X 线表现分为成骨型、溶骨型和混合型。MRI 上溶骨型骨肉瘤表现为 T1WI 呈不均匀低信号，T2WI 呈不均匀高信号，肿块外形不规则，边界多不清晰；成骨型骨肉瘤则 T1WI 及 T2WI 均表现为低信号；混合型骨肉瘤则各序列均表现为高、低混杂信号。

【病例 1】患者，男，16 岁，右胫骨上段疼痛、进行性加重，局部皮肤温度升高（图 9-65）。

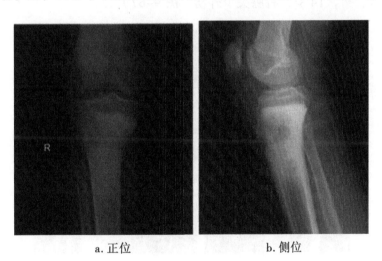

a.正位　　　　　　　　　　　　　　b.侧位

图 9-65　右膝关节正侧位 X 线片

【X 线报告示范】右胫骨上段骨质密度明显不均匀增高，累及长度约 63mm，内侧边缘可见少许骨膜新生骨，邻近软组织密度稍增高。余所示诸骨未见明确异常，关节间隙未见异常。

【影像印象】右胫骨上段骨肉瘤。

【病例 2】患者，女，25 岁，右股骨进行性疼痛、肿胀（图 9-66）。

【MRI 报告示范】右股骨中下段可见不均匀异常信号区，累及长度约 198mm，T1WI 呈不均匀中等低信号影，T2WI 脂肪抑制呈不均匀高信号影，骨髓腔及外侧软组织肿块内见多发不规则 T1WI、T2WI 脂肪抑制明显低信号灶；病灶与邻近肌肉分界不清；右膝关节未见受累。

【影像印象】右股骨下段恶性病变：考虑骨肉瘤。

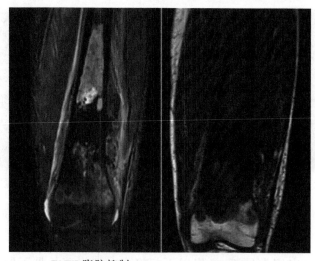

a.T2WI 脂肪抑制　　　　b.T1WI

图 9-66　右股骨 MRI 冠状位图

（四）骨软骨瘤

【影像诊断要点】骨软骨瘤好发于长骨干骺端，单发多见。X 线、CT 表现：以细蒂或宽基底与母骨相连的骨性突起，常背离关节生长。当软骨帽钙化时，表现为顶部点状、环形更高密度灶。MRI 能更好地显示软骨帽，表现为 T1WI 等或低信号，T2WI 呈稍高信号。

【病例 1】患者，男，14 岁，右膝关节外伤（图 9-67）。

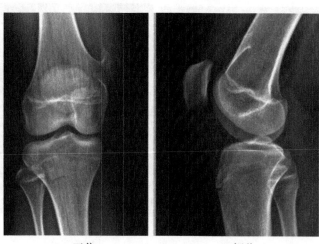

a. 正位　　　　　　b. 侧位

图 9-67　右膝关节正侧位 X 线片

【X 线报告示范】右股骨下段内侧见一长约 28mm 之条状骨样突起，其骨皮质、骨小梁与股骨相连续，呈背离关节生长；股骨未见骨质破坏；软组织无肿胀；其他未见异常。

【影像印象】右股骨下段内侧骨软骨瘤。

【病例 2】患者，女，26 岁，无意间触及右膝关节内上方硬块（图 9-68）。

【MRI 报告示范】右股骨内侧髁后上部可见长约 37mm 骨性突起，背离关节生长，基底部信号与邻近骨质一致；尖端呈 T1WI 稍低信号，T2WI 脂肪抑制呈中等高信号，边界清晰。其他未见异常。

【影像印象】右股骨内侧髁骨软骨瘤。

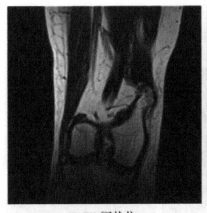 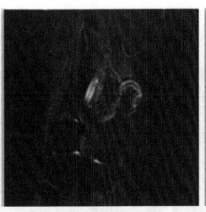 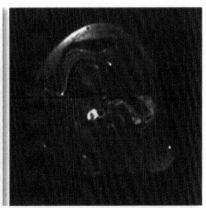

| a.T1WI 冠状位 | b.T2WI 冠状位脂肪抑制 | c.T2WI 轴位脂肪抑制 |

图 9-68 右膝关节 MRI 图

（五）内生软骨瘤

【影像诊断要点】X 线、CT 表现：常见于短骨，边缘整齐、呈椭圆形透亮区。一般为中心性膨胀性生长，邻近的骨皮质变薄，周围可见薄层骨质增生硬化现象。肿瘤内可有多数间隔及散在的沙粒样钙化点。可产生病理骨折，骨折后的骨折片不进入透光区。MRI 表现：未钙化的瘤软骨呈 T1WI 低信号，T2WI 高信号。已钙化部分均呈低信号，但 MRI 较难显示较小的钙化灶。

【病例 1】患者，女，54 岁，左手中指外伤后疼痛、肿胀（图 9-69）。

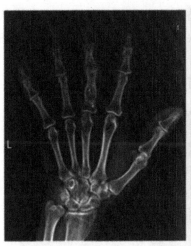 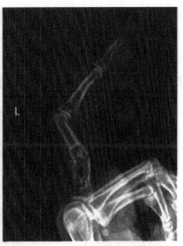

| a. 正位 | b. 侧位 |

图 9-69 左手中指正侧位 X 线片

【X 线报告示范】左手中指近节近中段轻度膨大，可见范围约 21mm×12mm 骨质破坏区，其内可见散在小点状高密度钙化影，边缘骨质轻度硬化；病灶区骨皮质变薄并可见骨折线，两断端未见移位、稍向掌侧成角。余所示左手诸骨骨质密度减低，骨小梁稀疏；部分指间关节边缘可见骨质增生、关节间隙变窄，关节面不光滑。软组织内未见异常密度灶。

【影像印象】左手中指近节近中段内生软骨瘤合并病理性骨折；左手骨质疏松及部分指间关节退变。

【病例 2】患者，男，54 岁，左大腿根部轻微疼痛，局部无肿胀（图 9-70）。

【MRI 报告示范】左股骨上段骨髓腔内见类椭圆形异常信号影，大小约 31mm×20mm×21mm，

T1WI 呈高、低混杂信号，T2WI 脂肪抑制病灶边缘部分见多发小点状高信号、中央可见散在低信号影，病灶边界清晰、可见低信号环绕，邻近骨质及软组织信号未见异常。

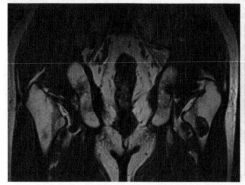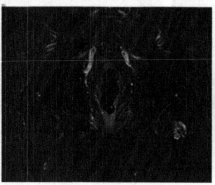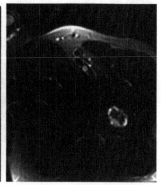

a.T1WI 冠状位	b.T2WI 冠状位脂肪抑制	c.T2WI 轴位脂肪抑制

图 9-70　骨盆 MRI 图

【影像印象】左股骨上段骨髓腔内异常信号灶：考虑内生软骨瘤。

（六）骨巨细胞瘤

【影像诊断要点】骨巨细胞瘤又称破骨细胞瘤，是一种有局部侵袭性的肿瘤，大部分为良性。好发于 20~40 岁成人，骨骺线已闭合的四肢长骨骨端，以股骨下端、胫骨上端和桡骨下端最常见。X 线、CT 表现：多位于长骨骨端、单发、体积较大的溶骨性破坏区，边界清晰，边缘无硬化。病变常直达骨性关节面下，病灶内常可见纤细骨嵴，呈多房状，甚至呈"皂泡状"外观，具有一定的特异性。当骨皮质破坏中段，局部软组织肿块形成时，常提示为恶性骨巨细胞瘤。多数肿瘤在 MRI 图像上边界清晰，周围无低信号环，瘤体信号无特异性。

【病例 1】患者，女，32 岁，右膝外侧压痛（图 9-71）。

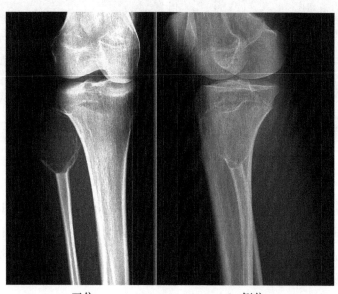

a. 正位　　　　　　　　　　b. 侧位

图 9-71　右侧胫腓骨正侧位 X 线片

【X 线报告示范】右腓骨上段可见膨胀性骨质破坏区，大小约 46mm×35mm，呈多房状改变，病变区骨皮质变薄，部分不连续，无明显硬化边，边界清晰；邻近软组织未见明显异常密度影；其他未见异常。

【影像印象】右腓骨上段骨巨细胞瘤。

【病例2】患者，男，27岁，右股骨下端疼痛、压痛（图9-72）。

【MRI报告示范】右侧股骨下端关节面上方偏内侧见囊状膨胀性骨质破坏区，边界清晰，范围约67mm×65mm×45mm，信号不均，T1WI呈等、低混杂信号，T2WI呈高、低混杂信号，T2WI脂肪抑制可见液-液分层现象，内部多发分隔，周围骨皮质变薄，无明显骨膜反应，未突破关节面；右膝关节间隙清楚，周围软组织层次结构清晰，无软组织团块影。

【影像印象】右股骨下端异常信号灶：考虑骨巨细胞瘤。

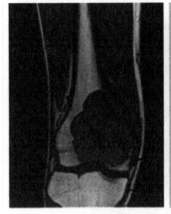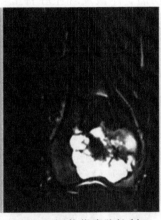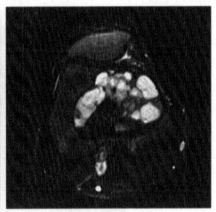

a.T1WI 冠状位　　　　　b.T2WI 冠状位脂肪抑制　　　　　c.T2WI 轴位脂肪抑制

图 9-72　右股骨 MRI 图

（七）多发性骨髓瘤

【影像诊断要点】多发性骨髓瘤多见于40~70岁，男多于女，好发于富含红骨髓的颅骨、脊椎、肋骨、骨盆等骨。X线表现：广泛性骨质疏松，病理性骨折常见；多发性骨质破坏，呈穿凿状、鼠咬状，无硬化边和骨膜反应；破坏区周围可出现软组织肿物。CT密度分辨率较X线平片高，能更早显示骨质疏松和细微骨质破坏。MRI能直接显示骨髓，是检测骨髓瘤最敏感的影像学检查方法，多表现为T1WI低信号，T2WI中等高信号。

【病例】患者，女，62岁，全身性骨骼疼痛（图9-73）。

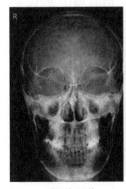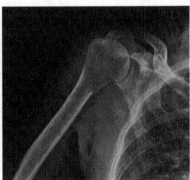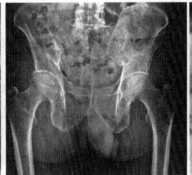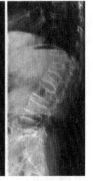

a. 颅骨正位　　　　　b. 右肩正位　　　　　c. 骨盆正位　　　　　d. 腰椎侧位

图 9-73　多部位 X 线片

【X线报告示范】颅骨、骨盆、股骨、脊椎、右侧肱骨可见多个穿凿样低密度骨质破坏影，边缘未见硬化带；胸11、腰1~腰2椎体压缩变扁；所示胸腰椎边缘可见骨质增生影，周围软组织密度未见异常。

【影像印象】多发性骨髓瘤；胸 11、腰 1~ 腰 2 压缩性骨折；胸、腰椎退行性变。

（八）纤维性骨皮质缺损

【影像诊断要点】X 线、CT 表现：好发年龄为 6~15 岁，典型部位是股骨远侧和胫骨近侧干骺端，尤以股骨内、后壁皮质内多见；皮质表层圆形或长圆形骨缺损，多小于 2cm，无膨胀，边界清晰，有薄层硬化边，无骨膜反应。MRI 在 T1WI、T2WI 上均呈等信号或低信号，边缘可见低信号硬化边，边界清晰。

【病例】患者，男，8 岁，半年前外伤后，体检发现左胫骨上段内侧有异常密度灶（图 9-74）。

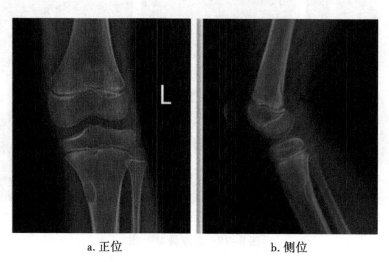

a. 正位　　　　　　　　　　　　　　b. 侧位

图 9-74　左膝关节正侧位 X 线片

【X 线报告示范】左胫骨近侧干骺端内侧可见椭圆形低密度影，大小约 14mm×7mm，病灶主要位于骨皮质内，边界清晰，边缘可见硬化带；左膝关节间隙未见异常；周围软组织内未见异常密度影。

【影像印象】左胫骨近侧干骺端内侧纤维性骨皮质缺损。

（九）骨转移瘤

【影像诊断要点】骨转移瘤多为血行转移，好发于富含红骨髓的胸椎、腰椎、骨盆等部位。X 线、CT 表现：成骨型较少见，绝大多数原发病灶为前列腺癌，病灶区骨质密度增高。溶骨型多见于肺癌、乳腺癌、肾癌、甲状腺癌，以骨质破坏为主，表现为骨质密度局部减低和软组织肿块。混合型为骨质破坏与成骨二者兼有。MRI 上大多数转移性肿瘤 T1WI 呈低信号，T2WI 脂肪抑制呈高信号；而成骨型肿瘤 T1WI、T2WI 均表现为低信号。MRI 相对 CT 而言，显示骨皮质破坏的敏感性较低，但对肿瘤在骨髓腔内浸润范围及软组织侵犯情况较 CT 有明显的优势。

【病例 1】患者，男，57 岁，前列腺癌患者，胸背部疼痛（图 9-75）。

【CT 报告示范】胸、腰椎生理曲度存在，椎体边缘可见骨质增生影。多个胸椎、腰椎及髂骨可见成骨型及溶骨型骨质破坏；胸 7 椎体上缘骨质断裂，椎体轻度压缩，骨性椎管未见变窄。肝脏内多发小点状低密度灶，呈不均匀强化。

【影像印象】多发骨转移（混合型）；胸 7 椎体压缩性骨折；胸、腰椎骨质增生；肝内多发转移灶。

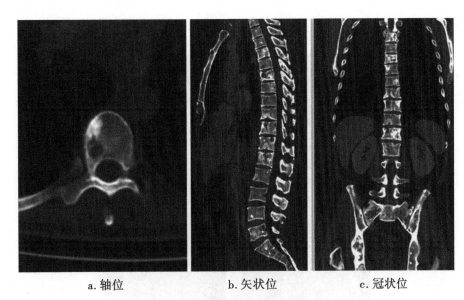

a.轴位　　　　　　　　b.矢状位　　　　　　　c.冠状位

图 9-75　胸腰椎 CT 平扫骨窗图

【**病例 2**】患者，女，47 岁，左侧乳腺癌术后 4 年，背部疼痛（图 9-76）。

【**MRI 报告示范**】胸 1~ 腰 1 椎体及附件内可见多发骨质信号异常，T1WI 呈中等低信号，T2WI 呈中等高信号；腰 1 椎体上缘压缩变扁。所示脊髓内未见异常信号影；椎旁软组织内未见肿块形成。

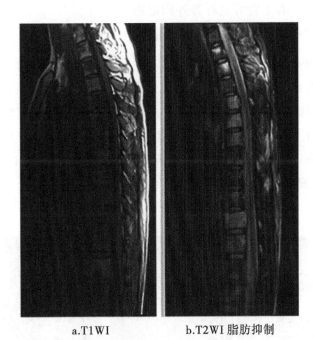

a.T1WI　　　　　　　　b.T2WI 脂肪抑制

图 9-76　腰椎 MRI 矢状位图

【**影像印象**】多发椎体骨转移并腰 1 椎体压缩性骨折。

（十）骨囊肿

【**影像诊断要点**】骨囊肿常见于 11~20 岁的儿童和青少年，发病部位多见于肱骨和股骨近端。多数于外伤、骨折后经 X 线检查发现。X 线表现：通常为骨干或干骺端的囊状膨胀性骨质破坏区，边缘光整、骨质硬化，多延骨干长轴发展，常合并病理性骨折。MRI 囊内容物在 T1WI 上呈低信号，在 T2WI 上呈高信号，如果其内有出血或者含胶样物质，则在 T1WI 和 T2WI 上均为高信号。

【病例】患者，男，13岁，被同学轻推后右上臂疼痛（图9-77）。

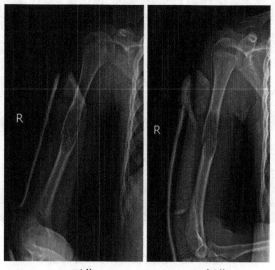

a. 正位   b. 侧位

图9-77　右肱骨正侧位X线片

【X线报告示范】右肱骨中段可见长约62mm×20mm椭圆形低密度骨质破坏区，轻度膨胀，呈纵向生长；病变区骨皮质菲薄并可见骨折线，骨折两断端未见明显移位及成角，碎骨片向内"陷落"；周围软组织稍肿胀。右上臂可见石膏外固定物。

【影像印象】右肱骨中段骨囊肿并病理性骨折。

（十一）骨纤维异常增殖症

【影像诊断要点】X线表现：四肢躯干骨以股骨、胫骨、肋骨和肱骨发病多见，颅面骨以下颌骨、颞骨和枕骨好发；四肢躯干骨病变可表现为囊状膨胀性改变、磨玻璃样改变、丝瓜瓤状改变、地图样改变；颅骨病变主要表现为内外板和板障的骨质膨大、增厚和/或囊状改变，最常见颅面骨不对称、呈极高密度影。CT能更精确显示骨病变的范围及特点。MRI多表现为T1WI低信号，T2WI信号不均匀，多呈高、低或混杂信号。

【病例】患者，男，4岁，外伤后左股骨疼痛、畸形（图9-78）。

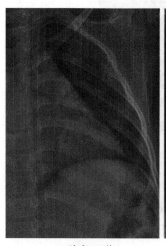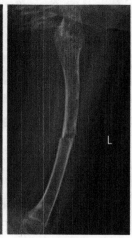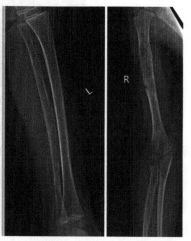

a. 胸部正位   b. 左股骨侧位   c. 左胫腓骨侧位   d. 右上肢正位

图9-78　多部位X线片

【X线报告示范】左侧第3肋骨、股骨、腓骨及右侧肱骨、桡骨局部轻度膨胀，部分呈磨玻璃样改变；左侧股骨干断裂，未见明显错位；所示软组织内未见异常密度灶，关节未见异常。

【影像印象】①多骨骨质异常：考虑骨纤维异常增殖症；②左侧股骨病理性骨折。

八、慢性关节病

（一）退行性骨关节病

【影像诊断要点】X线表现：多出现在承重的大关节中，以髋关节、膝关节和脊柱常见，关节间隙出现不同程度的狭窄；关节骨端轮廓清晰，关节面增生硬化，其边缘有骨赘突出；关节面下方常伴有囊变区，偶有相当大者如囊肿；关节腔内常可见游离体。CT在检查复杂关节时扫描面与关节面垂直显示病变较好。MRI是唯一可以显示关节软骨的影像方法。早期软骨肿胀，在T2WI上呈高信号，以后软骨内可出现小囊、表面糜烂和小溃疡，后期软骨变薄甚至剥脱，局部纤维化在T2WI上呈低信号。

【病例】患者，女，50岁，行走后右膝关节疼痛，休息缓解（图9-79）。

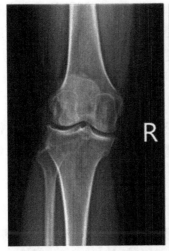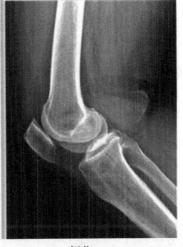

a.正位　　　　　　　　b.侧位

图9-79　右侧膝关节正侧位片

【X线报告示范】右膝关节构成骨边缘可见骨质增生影，胫骨髁间棘变尖；关节间隙变窄，关节面边缘毛糙；右膝关节周围软组织未见异常。

【影像印象】右膝关节退行性骨关节病。

（二）类风湿关节炎

【影像诊断要点】X线、CT表现：女性多见，多对称性侵犯手、足小关节；早期关节周围软组织肿胀、骨质疏松；中期关节面骨质破坏、糜烂呈小囊样改变，关节间隙变窄；晚期骨质疏松显著，关节半脱位或全脱位、畸形，关节纤维性强直，软组织萎缩。MRI显示病灶敏感，在侵蚀灶出现之前，即可出现炎性滑膜强化，多在T1WI上呈低信号，在T2WI上呈高信号。

【病例】患者，女，50岁，双手肿胀不适、畸形多年（图9-80）。

【X线报告示范】双手骨质密度弥漫性减低，双手、腕小关节多发对称性侵蚀性骨质破坏，关节间隙变窄，腕骨呈融合状；双手小关节处软组织肿胀。

【影像印象】双手、腕类风湿关节炎。

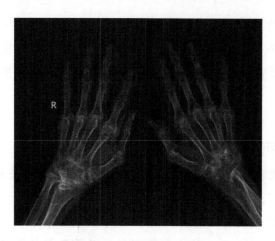

图 9-80 双手正位 X 线片

（三）强直性脊柱炎

【**影像诊断要点**】X 线表现：骶髂关节为最早受累关节，以双侧对称性发病为特征，骶髂关节骨质破坏以髂侧为主，开始髂侧关节面模糊，以后侵蚀破坏，呈鼠咬状，边缘增生硬化，关节间隙假增宽。随后关节间隙变窄，最后骨性强直，硬化消失。骶髂关节炎发病后，逐渐上行性侵及脊柱，形成"方椎"，脊柱呈竹节状改变；病变晚期，关节囊、黄韧带、棘间和棘上韧带均可骨化。CT 主要行骶髂关节扫描，显示病灶较 X 线更清晰更早期。MRI 显示病灶在 T1WI 呈低信号，T2WI 呈高信号，是最敏感的影像学检查方法。

【**病例**】患者，男，28 岁，腰背部不适多年，不能弯腰（图 9-81）。

【**X 线报告示范**】双侧骶髂关节间隙不均匀变窄，关节面边缘毛糙；腰椎生理曲度笔直，椎体呈"方形"改变，腰椎小关节呈融合状；左侧髋关节间隙消失，可见骨小梁通过；右侧髋关节边缘可见明显骨质增生，关节间隙变窄。

【**影像印象**】强直性脊柱炎。

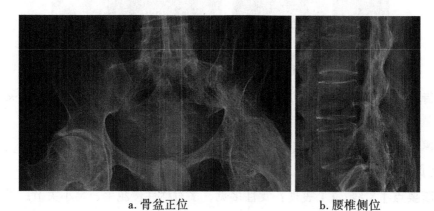

a. 骨盆正位　　　　　　　　　　b. 腰椎侧位

图 9-81 骨盆及腰椎 X 线片

（四）痛风

【**影像诊断要点**】X 线、CT 表现：早期仅表现为关节软组织肿胀，多始于第 1 跖趾关节，其典型表现为界限较分明的卵圆形，密度略高于一般软组织的结节阴影，常偏于关节的一侧，其中偶可见钙化；相应部位可出现穿凿状骨破坏或出现骨内透光区，破坏区周围有骨质硬化。MRI 一般表现为 T1WI 低信号，T2WI 高信号或等信号。

【病例】患者，男，50岁，尿酸高，右足疼痛（图9-82）。

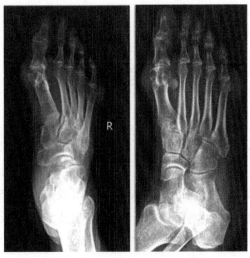

a.正位　　　　　b.斜位

图9-82　右足正斜位X线片

【X线报告示范】右足第1、5跖趾关节处可见稍高密度软组织肿块影；第1跖趾关节处可见多发穿凿样骨质破坏区，边缘骨质硬化；余所示诸骨骨质密度未见异常。

【影像印象】右足第1、5跖趾关节痛风性关节炎。

（五）滑膜骨软骨瘤病

【影像诊断要点】X、CT表现：多见于青壮年，膝关节最常受累；表现为关节内多发圆形、类圆形钙化或骨化影，除非合并退行性骨关节病，否则关节间隙一般正常。MRI既可以显示病灶的分布，还可以显示未钙化的结节。

【病例】患者，男，24岁，左膝关节疼痛、活动受限5年（图9-83）。

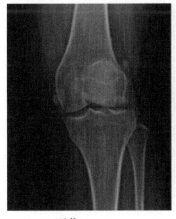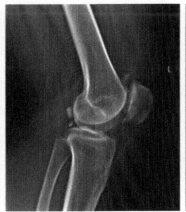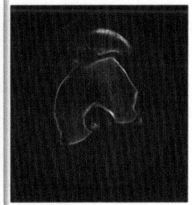

a.正位　　　　　　　　　b.侧位　　　　　　　c.左膝关节CT轴位骨窗

图9-83　左膝关节正侧位

【影像报告示范】左膝关节边缘可见骨质增生影，内侧关节间隙稍变窄；左膝关节腔及邻近滑囊区域可见多个结节状钙化影，最大者约13mm×7mm，边界清晰；左膝关节腔内可见液性低密度影，CT值约为14HU；邻近肌肉密度未见异常。

【影像印象】①左膝关节滑膜骨软骨瘤病；②左膝关节退行性变及关节少量积液。

参考文献

［1］韩萍，于春水.医学影像诊断学.4版.北京：人民卫生出版社，2017

［2］徐可，龚启勇，韩萍.医学影像学.8版.北京：人民卫生出版社，2018

［3］余建明.实用医学影像技术.北京：人民卫生出版社，2015

［4］王志强.医学影像检查技术学.长沙：湖南科学技术出版社，2015

［5］李真林，宋彬，刘荣波.多层螺旋 CT 成像技术.北京：人民卫生出版社，2014

［6］张龙江，卢光明.全身 CT 血管成像诊断学.北京：人民军医出版社，2012

［7］唐光健，秦乃姗.现代全身 CT 诊断学.3版.北京：中国医药科技出版社，2013

［8］王志强，孙静.医学影像综合实践教程.2版.西安：世界图书出版公司，2013

［9］杨正汉，冯逢，王霄英.磁共振成像技术指南.北京：人民军医出版社，2010

［10］郭启勇，实用放射学.3版.北京：人民卫生出版社，2007

［11］中华医学会影像技术分会，中华医学会放射学分会.数字 X 线摄影检查技术专家共识.中华放射学杂志，2016，50（7）：483-494

［12］中华医学会影像技术分会，中华医学会放射学分会.CT 检查技术专家共识.中华放射学杂志，2016，50（12）：916-928

［13］中华医学会影像技术分会，中华医学会放射学分会.MRI 检查技术专家共识.中华放射学杂志，2016，50（10）：724-739